全国高等教育护理专业规划教材

供护理(含助产)、康复等专业使用

U0325824

护理管理学

HULI GUANLIXUE

主编◎李　荣

郑州大学出版社

郑　州

图书在版编目(CIP)数据

护理管理学/李荣主编. —郑州:郑州大学出版社,2012.3
全国高等教育护理专业规划教材
ISBN 978-7-5645-0648-3

Ⅰ.①护⋯ Ⅱ.①李⋯ Ⅲ.①护理学:管理学–教材 Ⅳ.①R47

中国版本图书馆 CIP 数据核字(2011)第 240634 号

郑州大学出版社出版发行

郑州市大学路 40 号   邮政编码:450052

出版人:王 锋   发行部电话:0371-66966070

全国新华书店经销

河南省公安厅文印中心印制

开本:787 mm×1 092 mm   1/16

印张:19.75

字数:455 千字

版次:2012 年 3 月第 1 版   印次:2012 年 3 月第 1 次印刷

书号:ISBN 978-7-5645-0648-3   定价:35.00 元

作者名单

主　　编　李　荣

副 主 编　赵美玉　杨　磊　张全英　刘英敏

编　　委　(以姓氏笔画为序)

卢　颖　新乡医学院护理学院

兰赛玉　山西医科大学汾阳医学院

刘英敏　邢台市人民医院

李　荣　新乡医学院护理学院

杨　磊　新乡医学院护理学院

杨红艳　北京市中西医结合医院

张全英　新乡医学院一附院

陈若冰　辽宁中医药大学职业技术学院

易　红　黄河三门峡医院

赵美玉　广东嘉应学院医学院

前　言

　　护理管理的水平直接影响医疗护理服务质量和医院的全面发展。护理管理学是将管理学理论和方法应用于护理实践并逐步发展起来的一门应用学科。护理管理学是护理专业教育的重要组成部分,对促进护理服务质量和整体护理水平的提高具有非常重要的作用。

　　本教材主要介绍了管理学的基本理论和社会对护理服务的新要求,紧密结合临床护理工作和护理专业教学的实际,内容分为十章:绪论、计划、组织、人力资源管理、领导、控制、护理业务技术管理、护理质量管理、护理经济管理、护理管理与法学等,附录介绍了《医疗事故处理条例》和《护士条例》等。每章之前列"学习目标"、之后设置了"思考题",部分章节选编了阅读材料和案例,目的是便于学生掌握理论要点和结合社会实践。护理人力资源是以促进疾病康复、促进全民健康、延长寿命为目标的国家卫生计划所需要的一种人力资源,科学地培养、配备和使用护理人员,是医院护理质量的重要保证,是适应新时期医疗行业改革发展的需要。因此,本教材第四章重点介绍了人力资源管理,强调了护理专业人员的作用。第七章到第十章,对护理业务技术及护理质量管理等做了详细阐述,目的是使读者在了解管理的理论和方法以及护理管理的组织结构、特点和任务的基础上,能够运用管理基本理论和技能解决护理管理实际问题。

　　本教材参考了国内外有关护理管理文献中的新理论、新知识、新经验和新方法,力求博采众长,在内容上充分体现先进性和实用性。在此谨向有关作者表示崇高的敬意和感谢!

　　由于编写时间较为仓促,疏漏与不足之处在所难免,恳请各位读者和老师提出宝贵的意见和建议。

编　者
2012 年 1 月

目 录

第一章 绪论 …………………………………………………… 1
  第一节 管理概述 …………………………………………… 1
    一、管理的概念及其基本特征 …………………………… 1
    二、管理的基本特征 ……………………………………… 4
    三、科学管理的基本方法和特性 ………………………… 5
    四、管理学及其研究内容 ………………………………… 7
  第二节 管理学的理论和基本原理 ………………………… 8
    一、古典管理理论 ………………………………………… 8
    二、行为科学理论 ………………………………………… 12
    三、现代管理理论 ………………………………………… 16
    四、管理学发展的特点 …………………………………… 19
    五、管理的基本原理 ……………………………………… 20
  第三节 护理管理学概述 …………………………………… 24
    一、护理管理学的概念 …………………………………… 25
    二、影响护理管理的因素 ………………………………… 25
    三、护理管理者的任务 …………………………………… 27
    四、医院护士长的角色功能 ……………………………… 29
    五、护理管理者的基本素质 ……………………………… 31
  第四节 护理管理面临的挑战 ……………………………… 32
    一、护理模式改变产生的深远影响 ……………………… 32
    二、人才竞争对护理管理的挑战 ………………………… 33
    三、新知识新技术对护理管理的挑战 …………………… 34
    四、临床护理管理面临与护理教育不相适应的严重挑战 ……… 34
    五、不断完善的护理法律法规使护理管理面临新的课题 ……… 34
第二章 计划 …………………………………………………… 36
  第一节 概述 ………………………………………………… 36
    一、计划的基本概念及种类 ……………………………… 36
    二、计划的形式和意义 …………………………………… 38

第二节　计划工作的步骤 ………………………………… 40
　一、分析形势 …………………………………………… 40
　二、确定目标 …………………………………………… 41
　三、评估组织现有的条件和潜力 ……………………… 42
　四、拟定可选方案 ……………………………………… 42
　五、比较各种方案 ……………………………………… 42
　六、选定最佳方案 ……………………………………… 42
　七、制订辅助计划 ……………………………………… 43
　八、编制预算 …………………………………………… 43
第三节　目标和目标管理 ………………………………… 43
　一、目标 ………………………………………………… 43
　二、目标管理 …………………………………………… 45
第四节　时间管理 ………………………………………… 49
　一、时间管理的含义 …………………………………… 49
　二、时间运用情况的评估 ……………………………… 50
　三、时间管理的方法 …………………………………… 51
　四、时间管理的艺术 …………………………………… 52

第三章　组织 ……………………………………………… 54
第一节　概述 ……………………………………………… 54
　一、组织的一般概念和基本要素 ……………………… 54
　二、组织的基本原则和作用 …………………………… 56
　三、正式组织和非正式组织 …………………………… 58
第二节　组织管理理论 …………………………………… 59
　一、古典组织理论 ……………………………………… 59
　二、行政组织理论 ……………………………………… 59
　三、社会系统组织理论 ………………………………… 60
第三节　组织设计和组织结构 …………………………… 61
　一、组织设计 …………………………………………… 61
　二、组织结构 …………………………………………… 63
第四节　组织文化 ………………………………………… 66
　一、组织文化的概念、内容和作用 …………………… 66
　二、组织文化建设的原则 ……………………………… 69
　三、组织文化的意义 …………………………………… 69
　四、医院文化对护理管理的作用 ……………………… 70
第五节　我国医疗卫生组织系统 ………………………… 73
　一、我国卫生组织系统 ………………………………… 73
　二、我国医院组织系统 ………………………………… 75

三、我国护理组织系统 ……………………………………………………… 81

第四章　人力资源管理 ……………………………………………… 85

第一节　人力资源管理概述 ……………………………………… 85
一、人力资源管理的概念 ……………………………………………… 85
二、现代人力资源管理与传统人事管理的区别 ……………………… 86
三、人力资源管理的主要职能和任务 ………………………………… 87
四、人力资源管理的意义 ……………………………………………… 87

第二节　人员招聘 ………………………………………………… 88
一、概述 ………………………………………………………………… 88
二、人员招聘的原则 …………………………………………………… 89
三、人员招聘的基本程序 ……………………………………………… 89

第三节　人员配置 ………………………………………………… 91
一、人员配置的原则 …………………………………………………… 91
二、护理人员配置依据和方法 ………………………………………… 93
三、护理人力资源分配 ………………………………………………… 95
四、护理管理岗位职责及任职资格 …………………………………… 97

第四节　人员发展 ………………………………………………… 99
一、职业生涯规划 ……………………………………………………… 99
二、护理人员培训 ……………………………………………………… 103

第五节　绩效评估与报酬 ………………………………………… 105
一、绩效评估 …………………………………………………………… 105
二、人员薪酬管理 ……………………………………………………… 109
三、护理人员的晋升 …………………………………………………… 111

第五章　领导 ………………………………………………………… 112

第一节　概述 ……………………………………………………… 112
一、领导的概念 ………………………………………………………… 112
二、领导者的影响力 …………………………………………………… 113
三、领导者的基本素质要求 …………………………………………… 115

第二节　领导理论及其应用 ……………………………………… 117
一、特征领导理论 ……………………………………………………… 117
二、行为领导理论 ……………………………………………………… 118
三、权变领导理论 ……………………………………………………… 121

第三节　激励理论及其应用 ……………………………………… 124
一、激励及激励过程 …………………………………………………… 124
二、激励理论 …………………………………………………………… 125

第四节　冲突 ……………………………………………………… 131
一、概述 ………………………………………………………………… 131

二、冲突的基本过程 ……………………………………………… 133

三、通过谈判解决冲突 …………………………………………… 135

四、护理管理者处理冲突的策略 ………………………………… 136

第五节　沟通 ………………………………………………………… 137

一、概述 …………………………………………………………… 137

二、沟通的形式、方法和原则 …………………………………… 138

三、组织角色与沟通技巧 ………………………………………… 142

第六节　人际关系 …………………………………………………… 146

一、人际关系的概念 ……………………………………………… 146

二、影响人际关系的因素 ………………………………………… 147

三、管理系统中的人际关系 ……………………………………… 148

四、改善人际关系的途径 ………………………………………… 150

第七节　护理管理的领导艺术 ……………………………………… 152

一、领导艺术的概念与特征 ……………………………………… 152

二、领导艺术的功能 ……………………………………………… 153

三、护理管理中的领导艺术 ……………………………………… 153

第六章　控制 ……………………………………………………………… 157

第一节　控制概述 …………………………………………………… 157

一、控制的含义 …………………………………………………… 157

二、控制的基本特征和基本程序 ………………………………… 161

三、控制在护理管理中的应用 …………………………………… 167

第二节　控制的基本方式 …………………………………………… 172

一、控制的分类 …………………………………………………… 172

二、控制基本原则 ………………………………………………… 177

三、实现控制应注意的问题 ……………………………………… 179

第三节　控制技术 …………………………………………………… 180

一、控制系统 ……………………………………………………… 180

二、控制对象 ……………………………………………………… 180

三、控制技术 ……………………………………………………… 181

第七章　护理业务技术管理 ……………………………………………… 185

第一节　护理业务技术管理的重要性 ……………………………… 185

一、护理业务技术管理是提高护理质量的重要保证 …………… 185

二、护理业务技术管理是医学科学管理发展的需要 …………… 186

三、护理业务技术管理是护理教育管理的需要 ………………… 186

第二节　护理业务技术管理的内容 ………………………………… 186

一、护理管理制度 ………………………………………………… 186

二、基础护理管理 ………………………………………………… 189

三、专科护理管理 ·· 190
四、新业务、新技术护理管理 ························· 192
第三节 护理业务技术管理的方法 ·················· 192
一、分级管理制度 ·· 193
二、目标管理在护理业务技术中的应用 ········· 194
三、技术循环管理在护理业务技术中的应用 ··· 194
第四节 护理信息管理 ··································· 196
一、信息的一般概念及特点 ·························· 196
二、护理信息分类及其来源 ·························· 197
三、护理信息管理内容 ································· 198
四、护理信息管理的措施 ····························· 199
第五节 健康教育工作管理 ··························· 200
一、健康教育概述 ·· 200
二、医院健康教育的内容、形式和方法 ········· 201
三、医院健康教育的组织实施 ······················ 204
四、健康教育工作的科学管理 ······················ 204
第六节 护理学科学技术研究管理 ·················· 209
一、护理学科学技术研究的特点与任务 ········· 209
二、临床护理科学技术研究的组织、实施与管理 ··· 210

第八章 护理质量管理 ································ 215
第一节 概述 ··· 215
一、质量管理与护理质量管理的概念 ············· 215
二、护理质量管理的特点和原则 ··················· 220
三、护理质量管理的任务 ····························· 222
四、护理质量管理的意义 ····························· 222
第二节 护理质量管理体系 ··························· 223
一、护理质量管理体系的概念 ······················ 223
二、护理质量管理体系的基本要素 ················ 223
三、护理质量管理体系的组成 ······················ 225
四、护理质量管理体系文件 ·························· 225
五、护理质量管理体系的建立与实施 ············· 226
第三节 护理质量管理的基本方法 ·················· 227
一、加强质量管理的基础工作 ······················ 227
二、护理质量管理的方法 ····························· 228
第四节 护理质量管理内容 ··························· 234
一、护理人员的质量管理 ····························· 234
二、临床护理活动的质量管理 ······················ 238

三、护理差错事故的管理 …………………………………………… 241

四、临床护理服务质量管理 ………………………………………… 242

第九章　护理经济管理 ………………………………………………… 245

第一节　护理管理中经济管理的方法 ………………………………… 245

一、经济管理方法概述 ……………………………………………… 245

二、经济管理方法运用的形式 ……………………………………… 246

三、经济方法在护理管理中运用需注意的问题 …………………… 260

第二节　护理成本核算 ………………………………………………… 261

一、护理成本概述 …………………………………………………… 262

二、护理成本核算 …………………………………………………… 264

三、护理成本核算现状和发展趋势 ………………………………… 268

第十章　护理管理与法学 ……………………………………………… 271

第一节　法学的基本知识 ……………………………………………… 271

一、法的概念、职能与特征 ………………………………………… 272

二、卫生法的概述 …………………………………………………… 275

第二节　护理管理中法规的应用 ……………………………………… 276

一、相关的卫生、护理法规 ………………………………………… 276

二、护理工作中潜在的法律问题 …………………………………… 278

三、用法规规范护理行为 …………………………………………… 282

附录一　医疗事故处理条例 …………………………………………… 285

附录二　护士条例 ……………………………………………………… 294

附录三　护理专业高级技术职务任职资格申报、评审条件 ………… 299

参考文献 ………………………………………………………………… 302

第一章

绪　论

【学习目标】

◆ 掌握　管理的概念及职能。
◆ 熟悉　管理的基本特征;管理学的理论和基本原理;影响护理管理的基本
　　　因素。
◆ 了解　护理管理面临的挑战。

　　人类的管理实践活动源远流长,从某种意义讲,有了人类就有了管理活动。然而,自
觉讨论人类的活动及其规律是在近代出现的,护理管理学也只有 100 多年的历史。护理
管理学是管理科学在护理管理事业中的具体应用,学习护理管理学就是要总结前人的管
理经验,在管理学原理原则指导下,通过对管理的含义、内容、方式以及管理活动规律的
系统研究,实现对医院护理工作的有效管理。合格的护理管理者必须掌握护理管理的科
学规律,了解当今国际先进的管理理论和方法,提高自己的管理能力和水平,在管理实践
中不断探索和创新,建立完善的适合我国医院工作实际的护理管理理论和方法。

第一节　管理概述

一、管理的概念及其基本特征

(一)管理的概念

　　管理即管辖和处理。广义上讲,管理是人类的一种有意义的、有目的的活动,即人类
的一种文化活动。狭义上讲,管理是通过一系列有效的活动,来提高系统功效或组织效
率的一个过程。

　　管理(management)是管理者通过计划、组织、人事、领导、控制等各项职能工作,合理
有效利用和协调组织管理所拥有的资源要素,与被管理者共同实现组织目标的过程。对
这一概念的准确理解,需要明确以下三点:①管理的对象是组织管理所拥有的资源,包括

人、财、物、信息、空间和时间六个方面。其中人是管理的主要对象,人际关系是管理的核心问题,由于时间具有不可逆性,所以时间是管理过程中最稀有、最特殊的资源;②管理要解决的基本矛盾是有限的资源与互相竞争的多种目标之间的矛盾;③管理是为实现组织管理目标服务的,是管理者有效利用组织资源,充分发挥管理职能,来提高管理功效,达到组织管理目标的过程。管理过程,如图1-1所示。

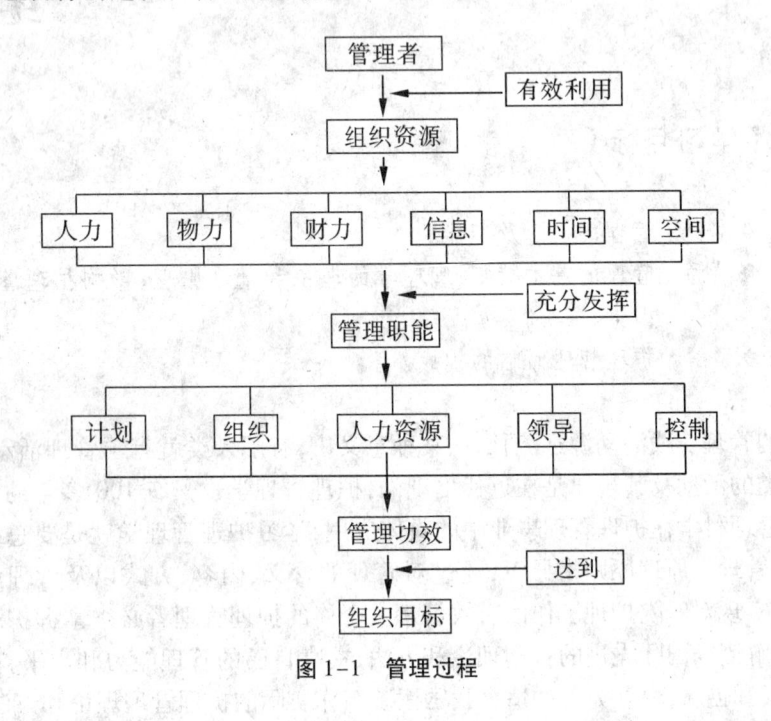

图1-1　管理过程

(二)管理职能

管理的职能,也就是管理的作用或功能,与管理者的职能是统一的。管理的职能还有另外一种含义,即它是管理过程中的基本要素或主要步骤。人们对管理的职能有多种不同的划分,教材将从计划、组织、人力资源管理、领导和控制五个方面来论述管理职能。

1.计划　计划是为实现组织管理目标而对未来行动方案做出选择和安排的工作过程。虽然计划工作不可能完全准确地预测未来,但是如果没有计划,组织管理活动就会陷入盲目状态,组织目标的实现也就没有保障。好的计划可以促进和保证管理人员在工作中开展有效的管理,有助于将预期目标变成现实。

2.组织　“组织”一词具有双重的含义:作名词用,主要指组织形态;作动词用,即指组织工作,是指对人员角色安排和任务分配。组织职能的主要内容包括组织设计和组织结构、人员配备等。组织是分配和安排组织成员之间的工作、权力和资源、实现管理目标的过程。不同的目标有不同的组织结构。组织职能使管理当中的各种关系结构化,从而保证计划得以实行。

3.人力资源管理　人力资源管理职能是指管理者根据组织管理内部的人力资源供求状况所进行的人员选择、使用、评价、培训的活动过程,目的是保证组织任务的顺利完成。人力资源管理作为一项独立的管理职能,是由原来的人事管理——人力配备演变而来的。近年来已得到越来越多的管理理论家和实际工作者的认同,并且把人员配备职能的含义扩展为选人、用人、评人、育人和留人等五个方面。随着管理理论研究和实践的不断深入,这一职能已经发展成为一门独立的管理科学分支——人力资源管理学。

4.领导 领导是指导和督促组织成员去完成任务的一项管理职能。管理的领导职能就是管理者带领和指导被管理者同心协力实现组织目标的过程。领导工作成功的关键在于创造和保持一个良好的工作环境,激励下属努力工作,提高组织工作效率。由于领导职能在管理工作中的重要作用,许多学者对领导内涵进行了大量研究和探讨,并逐渐形成了领导科学,成为管理科学一个新的分支。

5.控制 控制是为实现组织目标,管理者对被管理者的行为活动进行的规范、监督、调整等管理过程。控制职能与计划职能密不可分。计划是控制的前提,它为控制提供了目标和标准;控制是实现计划的手段,没有控制,计划就不能顺利实现。

计划、组织、人力资源管理、领导、控制这五项职能在具体的管理实践活动中的次序不是一成不变的,多项职能常同时进行。它们既相互联系、相互影响,又互为条件、共同发挥管理作用。在管理过程中计划是基础,组织是保证,人力资源是关键,领导是核心,控制是手段。

(三)管理的对象

管理对象,也称管理要素,指管理过程中管理者所作用的对象,是管理的客体。管理对象包括组织中的所有资源,其中人是组织最重要的管理资源。

1.人力资源 人具有思维和创造性,是组织中最重要的资源。如何使人的主动性、积极性、创造性得以充分发挥,提高组织劳动生产率,是管理者面临的最大的管理挑战。另外,人具有感情,其工作效率和劳动积极性的发挥都会受到感情因素的影响,从而增加了管理的复杂性。人力资源管理不仅强调以人为本,做到事得其人,人尽其才,同时还注重通过有效的人力资源的开发和人员职业生涯规划达到提高组织人力资本价值的目的。

2.财力资源 财力资源是一个组织在一定时期内所掌握和支配的物质资料的价值表现。在市场经济中,财力资源既是各种经济资源的价值体现,又是具有一定独立性和运动规律的特殊资源。任何组织都可以通过从财力资源有效运用的角度来达到提高管理水平与成效的目的。财力资源管理目标就是通过管理者对组织财力资源的科学合理管理,做到财尽其力,以财生财,用有效的财力资源为组织创造更大的社会效益和经济效益。

3.物力资源 物是人们从事社会实践活动的基础,所有组织的生存与发展都离不开物质基础。物力资源不仅包括组织的有形资产,还包括无形资产。在无形资产中,有相当一部分是与人力资源紧密相结合的。在进行组织物力管理时,管理者要遵循事物发展的客观规律,根据组织管理目标和实际情况,对各种物力资源进行最优配置和最佳的组合利用,做到物尽其用,提高利用率。

4.信息资源 信息是物质属性和关系的表征,是具有新内容、新知识的消息。宇宙中的万事万物都是通过各自的信息来显示其固有特征的。信息是管理中不可缺少的构成要素。随着信息社会的到来,广泛地收集信息、精确地加工和提取信息、快速准确地传

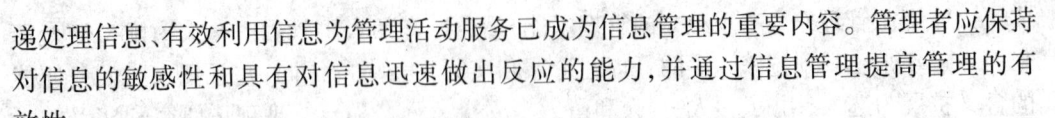

递处理信息、有效利用信息为管理活动服务已成为信息管理的重要内容。管理者应保持对信息的敏感性和具有对信息迅速做出反应的能力，并通过信息管理提高管理的有效性。

5. 时间资源　时间是运动着的物质存在形式，表现为速度、效率，由过去、现在、将来构成连绵不断的系统。时间是无形的，但却是有价值的。管理者要善于管理和安排时间，做到在最短的时间内完成更多的事情，创造更多的财富。

6. 空间资源　空间是运动着的物质的活动范围，是客观存在的。任何的组织机构都有其相对固定的管辖范围和支配空间。航空、航天、交通、通信等更是离不开对空间资源的支配。随着科学技术不断进步和发展，人类将走出地球飞上太空，和平利用太空资源已越来越引起各国政府的关注。

二、管理的基本特征

(一) 管理的二重性

管理具有二重性，一是自然属性，二是社会属性。管理的自然属性是指对人、财、物、信息、时间、空间等资源进行组合、协调和利用，有效地组织社会生产力的管理过程，包含着许多客观的、不因社会制度和社会文化的不同而变化的规律和特性。管理的这种只与生产力发展水平相关的属性，就是其自然属性。管理的社会属性是管理所具有的监督劳动、维护生产关系的特性，即是指人们在一定的生产关系条件下和一定的社会政治、经济、文化制度中必然要受到生产关系的制约和影响的特性。不同的生产关系、不同的社会文化和经济制度都会使管理思想、管理目的以及管理的方式方法呈现出一定的差别，从而使管理具有特殊性和个性，这就是管理的社会属性。

管理的自然属性为我们学习、借鉴发达国家管理经验提供了理论依据，使我们能够大胆地引进国外成熟的管理经验，以便迅速提高我国的管理水平。而管理的社会属性则告诉我们，不能全盘照搬国外做法，必须结合国情，建立有中国特色的管理模式。

(二) 管理的科学性和艺术性

1. 管理的科学性　管理活动的科学性是指管理者在管理活动中遵循管理的原理原则，按照管理客观规律解决管理中的实际问题的行为活动过程。表现在管理活动的过程可以通过管理活动的结果来衡量，同时它是通过行之有效的研究方法和研究步骤来分析问题、解决问题。科学是反映自然社会和思维等客观规律的知识体系。管理的理论是由一系列概念、原理、原则和方法构成的知识体系，这些知识是从假设、实验和分析发展而成的。管理活动具有其内在、共同的规律性，具有普遍适用的一般性原则；是一项专门的业务活动，管理活动必须建立在科学基础之上才能有效进行。

2. 管理的艺术性　管理的艺术性是管理者熟练地运用管理知识，针对不同的管理情景采用不同的管理方法和技能达到预期管理效果的管理行为。表现在管理的实践中发挥管理人员的创造性，并因地制宜地采取措施，为有效地进行管理创造条件。管理活动的动态发展变化决定了管理的随机性和灵活性。管理的艺术性还体现在管理活动中管理者个人在解决管理问题时采用方法的创新性和多样性。有成效的管理艺术是以对管理学理论知识的理解和应用为基础的。

管理实践活动是一门艺术,而指导这种实践活动的知识体系——管理学则是一门科学。所以,管理既是科学又是艺术,是科学性和艺术性的辩证统一。

(三)管理的普遍性与目的性

管理广泛存在于人类各种活动之中,表现为管理活动是协作活动,涉及社会每一个角落,与人们的各项社会活动、组织活动息息相关。管理同其他社会实践活动一样,都是有意识、有目的的活动,管理的一切活动都要为实现组织目标服务。正是因为有了共同的目标,不同的管理职能、管理活动才能成为一个整体,组织才能求得生存和发展。

(四)管理和管理人员任务的一致性

管理过程就是要设计和维持一种系统,使得在这一系统中共同工作的人们,用尽可能少的支出(包括人力、物力、财力、信息、时间以及空间),去实现组织预定的目标。虽然管理人员处于不同的层次,执行的任务也不尽相同,但管理和管理人员的基本职能(包括计划、组织、人力资源、领导和控制)是相同的。不同的是上层主管(如护理部主任)比基层主管(如护士长)更侧重计划职能。但是,所有的成员都需要为组织创造一种环境,使人们在其中可以通过努力去实现目标,这便是他们共同的任务。

三、科学管理的基本方法和特性

社会经济活动的发展是推动管理学发展的主要因素,在现实的管理活动中管理者运用的管理方法和管理手段则体现出明显的特色。

(一)科学管理的基本方法

1. 行政方法 行政方法是指在一定的组织内部,以组织的行政权力为依据,运用行政手段,按照行政隶属关系来执行管理职能,实施管理的一种方法。

行政方法的特点:①具有一定的强制性,时效性强,见效快,以组织的行政权力为基础,以下级服从上级为原则。②具有明确的范围,即它只能在行政权力所能管辖的范围内起作用。③不平等性,行政管理方法是以组织权力为基础,以服从为原则,下级在执行上级命令中不能讨价还价。

2. 经济方法 经济方法是指以人们的物质利益需要为基础,按照客观经济规律的要求,运用各种物质利益手段来执行管理职能,实现管理目标的方法。

经济方法的特点:①利益性,经济方法主要利用人们对经济利益和物质利益的需求来引导被管理者。②交换性,经济方法实际上是以一定的交换为前提的。管理者运用一定的报酬、奖励手段来影响被管理者去完成所承担的任务。③关联性,经济方法使用的范围十分广泛,影响面宽,与各个方面都有着直接或者是间接的联系。经济方法虽然具有多方面的积极意义,但也有一定的局限性。因为人们的需求不可能仅仅只有物质利益,决定人们行为积极性的也并非只有对经济利益的追求,管理者在具体的实践中要注意这一点。否则,会导致"一切向钱看"的倾向。

3. 教育方法 教育是按照一定的目的、要求对受教育者从德、智、体诸方面施加影响,使受教育者改变行为的一种有计划的活动。

教育方法的特点:①教育是一个缓慢的过程,教育以转变人的思想意识、价值观为特征,以提高人的素质为目的。②教育是一个互动过程,在教育的过程中,教育者和受教育者都在提高,是一个相互学习、相互影响的活动。③教育形式的多样性,教育的具体方法很多,如思想政治工作、企业文化建设、工作岗位培训、对员工的感情投资等都是行之有效的教育方法。

管理发展史表明,教育虽然不是万能的,但缺少教育的管理也是不行的。因为人们在任何一个社会组织中,除了具有一定的物质利益、社会归属、自我价值的实现需要之外,还有自身成长、自我完善的需求。这些方面的要求是报酬、职位所不能满足的。对员工进行教育,是提高管理效率、增强组织凝聚力、调动员工积极性的重要方法和途径。

4. 数量分析方法　数量分析方法是建立在现代系统论、信息论、控制论等科学基础上的一系列数量分析、决策方法。在现代管理中数量分析的方法运用越来越普遍。它既可以提高管理的科学性、决策的准确性,在组织物力资源、财力资源和人力资源的管理中也有广阔的运用空间。

数量分析方法的特点:①模型化,指在假定的前提条件下,运用数理逻辑分析,针对需要解决的问题建立起一定的模型。②客观性强,在使用这些方法时,除了假定前提条件和选择分析的数量分析方法之外,在建立模型和进行推导过程中,基本上不受人为因素的影响,具有较强的客观性。

(二)科学管理的基本特性

1. 管理制度化　制度是一个组织要求成员共同遵守的办事规程及行动准则。管理的制度化就是在一个正式组织管理中制定、公布、推行成文的规章制度,形成人人在制度约束下工作,事事有制度规范的工作局面。管理制度确立的作用有:规定组织成员行为准则,保证组织工作的正常运转,明确组织成员权利、义务与职责,界定组织成员行为活动的范围。制度化管理的关键是制度面前人人平等,必须坚决贯彻制度的落实,不允许个人擅自更改制度和规定,强化监督检查,纠正违规错误。

2. 管理程序化　程序化是指事情的运行要按照先后次序。管理的程序化是指对拟定完成的工作制定周密的程序,并按照程序进行操作的管理模式。程序化管理的重要作用是通过制定科学的程序,严格履行程序,保证每个环节的工作质量,保证预期的工作效果。程序化管理有助于对管理过程进行控制,防止权力滥用,保证合理分工提高管理效率。

3. 管理的数量化　管理的数量化是指在管理中普遍运用量化指标,对工作的要求与标准予以说明,并以此作为对员工工作进行考核和奖惩的管理方法。量化指标体系是科学管理的重要标志。量化管理的积极作用是使员工能准确把握对工作的具体要求与衡量标准,管理者能准确评价员工的贡献。

4. 管理的人性化　管理的人性化是指所有的管理活动要力求符合人性的要求,体现以人为本,尊重人性,有助于人的全面发展。人性化管理的实现包括:树立人格平等的管理理念,建立组织与成员共同发展的管理目标,使用有利于成员生理心理健康的管理模式。美国管理学家哈罗德·孔茨(Harold Koontz)认为,"管理就是通过设计并保持一种良好环境,使人在群体里高效率地完成既定目标的过程"。管理实践证明:任何组织离开了实践的主体——人,都是无法进行的。所以,无论从理论还是从实践看,管理都应具有很强的人本性,处理好组织中人与人之间的行动和关系;处理好人性化与制度化管理关系,"以钢铁般的纪律管理企业,用慈母般的爱心关怀员工"。

四、管理学及其研究内容

(一)管理学的概念

管理学(management)是一门系统研究管理过程的普遍规律、基本原理和一般方法的科学,它是自然科学和社会科学相互交叉而产生的一门综合性应用科学。管理学发展到今天,已经形成一个庞大的管理学体系,几乎每一个专门领域都已经形成了专门的管理学。例如,为企业经营要求形成的企业管理学以及为医院护理管理服务的护理管理学等。

(二)管理学研究的内容

管理的普遍性决定了管理学研究内容的广泛性。根据管理的性质和管理学的研究对象与特点,管理学研究的内容主要有以下几方面:

1. 生产力 主要研究如何合理规划组织生产力,包括如何合理分配和充分利用组织中的人、财、物、时间、信息,以适应组织目标及社会发展的需求,求得最佳经济效益和社会效益。

2. 生产关系 主要研究如何建立和完善组织机构和管理体制,如何正确处理组织中人与人之间的相互关系,如何有效地实施激励,最大限度地调动各方面积极性和创造性,实现组织目标。

3. 上层建筑 主要研究如何使组织内部环境与外部环境相适应的问题,即如何使组织中各项规章制度、劳动纪律、文化氛围与社会政治、经济、法律、道德等上层建筑保持一致,从而维持正常的生产关系,促进生产力的发展。

另外,管理学研究的内容还有:①从历史的角度出发研究管理实践、管理思想及管理理论的形成、演变和发展;②从管理者工作或职能出发来系统研究管理活动的原理、规律和方法。包括:从管理职能着手研究管理过程;从各项管理职能涉及的要素研究管理过程;从执行职能中应遵循的原理、采取的方法及程序和技术出发研究管理过程;从执行职能过程遇到的障碍和阻力,以及如何克服这些障碍和阻力着手研究管理过程。

(三)管理学的特点

1. 实践性 管理学的理论直接来源于管理的实践活动,并且直接为管理实践活动提供指导。管理学是通过对众多的管理实践活动进行深入的分析、总结,并在此基础上形成理论的科学。

2. 综合性 人们的管理活动,除了受生产力、生产关系、上层建筑等因素的影响之外,还要受到自然、心理甚至感情等因素的影响。要做好管理工作,提高管理的效率,管理者必须考虑组织内外存在的各种影响因素,掌握多种学科的知识,如心理学、行为学、社会学、经济学、政治学等。同时,要综合运用现代自然科学、社会科学的理论和方法分析解决社会发展给管理活动带来的各种复杂性难题。

3. 社会性　管理学研究的是管理活动中的各种关系及其一般规律。在管理活动中，人既是管理的主体，也是管理的客体。人是社会群体的组成部分，组织是社会系统的子系统，组织中人际关系与管理活动有效性的关系是管理学研究的重点内容，这就决定了管理学必然带有很强的社会性。

第二节　管理学的理论和基本原理

管理活动的产生与发展是与人类的自觉共同劳动、分工协作和公共生活联系在一起的，它对共同劳动和公共生活起着筹划、指挥、领导和监督的作用。人类的这种管理活动可以追溯到原始社会的氏族社会时期。随着管理活动的产生，人类形成了有关管理的思想。

到封建社会后期，特别是资本主义生产关系和市场经济方式的确立，形成了社会化大生产，对生产过程的协调和指挥成为需要解决的重要问题。在这一背景下，产生了现代意义上的管理思想和管理理论。工业革命后，生产力水平发展到了空前的高度，如何通过改进管理的制度和方法来进一步提高生产的效率，发挥技术革命的潜能，成为社会生产的重要课题。19 世纪末 20 世纪初，管理科学应运而生，形成了独立的科学学科。

自管理科学成为独立的学科以来，大体经历了三个发展阶段：古典管理理论阶段、行为科学理论阶段、现代管理理论阶段。

一、古典管理理论

古典管理理论阶段的管理学观点注重管理的科学性、精确性、法理性和纪律性，把管理的对象视为被动的受支配者、理性经济人及机器的附属物。这一阶段的管理理论以泰勒的科学管理理论、法约尔的管理过程理论和韦伯的行政组织理论为代表。

(一) 泰勒的科学管理理论

美国的弗雷德里克·泰勒(Frederick Taylor, 1856—1915 年)，是科学管理学派奠基人。19 世纪末 20 世纪初，针对美国工厂中管理落后、工人劳动生产率低下的状况，泰勒进行了一系列的探索研究。泰勒的研究和理论侧重于管理的生产过程方面，主要解决如何提高工人的劳动生产率和提高组织的管理效率这两个问题。他的研究主要反映在 3 个最有名的实验中：搬运铁块实验、铁锹实验和金属切削实验。通过实验研究，他提出了提高劳动生产率、改进管理制度和方法的一整套"科学管理"的理论，将管理工作从一般事务性工作中解脱出来，成为一门科学。1911 年，泰勒出版了《科学管理原理》一书，成为管理科学正式产生的标志，他的科学管理理论成为管理学的基础，泰勒也因此被称为"科学管理之父"。

实验 1：搬运铁块实验

1898 年，泰勒从伯利恒钢铁厂开始他的实验。这个工厂的原材料是由一组记日工搬运的，工人每天的标准工资是 1.15 美元，每天搬运的铁块重量有 12 ～ 13 吨，对工人的奖励和惩罚的方法就是找工人谈话或者开除,有时也可以选拔一些较好的工人到车间里做等级工,并且可得到略高的工资。泰勒观察研究了75名工人,从中挑出了4人进行研究,调查了他们的背景习惯和抱负,最后挑了一个叫施密特的人,这个人非常爱财并且很小气。泰勒要求这个人按照新的要求工作,每天给他1.85美元的报酬,使其转换各种工作因素,来观察他们对生产效率的影响。例如,有时工人弯腰搬运,有时他们又直腰搬运,后来他又观察了行走的速度,持握的位置和其他的变量等。通过长时间的观察试验,他发现,把劳动时间和休息时间很好地搭配起来,工人每天的工作量可以提高到47吨,同时并不会感到太疲劳。同时他采用了计件工资制,工人每天搬运量达到47吨后,工资也升到1.85美元。这样施密特开始工作后,第一天很早就搬完了47.5吨,拿到了1.85美元的工资。于是其他工人也渐渐按照这种方法来搬运,劳动生产率提高了很多。

泰勒把这项试验的成功归结为四个核心点:①精心挑选工人;②让工人了解到这样做的好处,让他们接受新方法;③对他们进行训练和帮助,使他们获得足够的技能;④按科学的方法工作会节省体力。

泰勒相信,即使是搬运铁块这样的工作也是一门科学,可以用科学的方法来管理。

实验2:铁锹实验(也称铁砂和煤炭的挖掘实验)

早先工厂里工人干活是自己带铲子,铲子的大小也就各不相同,而且铲不同的原料时用的都是相同的工具,那么在铲煤时合适的铲子,在铲砂时就不一定适用了。

泰勒研究发现每个工人的平均负荷是21磅,后来他就不让工人自己带工具了,而是准备了一些不同的铲子,每种铲子只适合铲特定的物料,这不仅使工人的每铲负荷都达到了21磅,也是为了让不同的铲子适合不同的情况。为此他还建立了一间大库房,里面存放各种工具,每个的负重都是21磅。同时他还设计了一种有两种标号的卡片,一张说明工人在工具房所领到的工具和该在什么地方干活,另一张说明他前一天的工作情况,上面记载着干活的收入。工人取得白色纸卡片时,说明工作良好,取得黄色纸卡片时就意味着要加油了,否则的话就要被调离。

将不同的工具分给不同的工人,就要进行事先的计划,要有人对这项工作专门负责,需要增加管理人员,但是尽管这样,工厂也是受益很大的,据说这一项变革可为工厂每年节约8万美元。

泰勒因这项实验提出了新的构想:①将实验的手段引进经营管理领域;②计划和执行分离;③标准化管理;④人尽其才,物尽其用,这是提高效率的最好办法。

实验3:金属切削实验

在米德韦尔公司,为了解决工人的怠工问题,泰勒进行了金属切削试验。泰勒已具备一些金属切削的作业知识,于是他对车床的效率问题进行了研究,开始了预期6个月的试验。在用车床、钻床、刨床等工作时,要决定用什么样的刀具、多大的速度等来获得最佳的加工效率。这项试验非常复杂和困难,原来预定为6个月实际却用了26个年头,花费了巨额资金,耗费了80多万吨钢材。最后在巴斯和怀特等十几名专家的帮助下,取得了重大的进展。这项试验还获得了一个重要的副产品——高速钢,并取得了专利。

泰勒的三个实验通过生产过程或工具的改进在提高组织劳动生产率方面都取得了很大成功。正是这些科学实验为他的科学管理思想奠定了坚实的基础,使管理成了一门

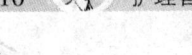

真正的科学。泰勒的科学管理理论的主要内容包括：

1.效率至上　科学管理的中心问题是提高劳动生产率。泰勒通过对工人工作的工时和动作进行详细分析，制定科学工作定额，以谋求最高的工作效率。

2.挑选一流的人员　根据工作的要求，挑选最适合该项工作的一流人员，实现工作人员的能力与所从事的工作最佳匹配，并根据岗位要求培训人员。

3.实行奖励性的报酬制度　根据对工人劳动工时和动作的分析制定科学的定额标准，按照标准使用刺激性的报酬制度——"差别工资制"。差别工资制度是根据工人的实际工作表现支付酬金，其目的是调动工人劳动积极性，提高产量。

4.实行标准化管理　在科学分析的基础上确定有关标准，使工人的操作方法标准化，包括使用的工具、机器和材料标准化，工作环境标准化，从而提高劳动生产率，这就是泰勒著名的3S管理。

5.劳资双方共同协作　在劳动过程中，雇主关心的是成本的降低，而工人关心的是高工资。泰勒认为，劳资双方必须变相互指责、怀疑、对抗为互相信任，共同为提高劳动生产率而努力，从而使双方受益。

6.实行"职能工长制"　泰勒认为，职能工长应具有9种素质，但是一个工长不可能同时具备9种素质，为了使工长职能有效地发挥，就要更进一步细化，使每个工长只承担一种管理的职能，管理人员职能明确，容易提高效率。

7.实行计划职能与执行职能的分离　计划职能归专门的计划部门，计划部门在科学研究的基础上制订计划工作，并对工人发布命令、进行控制；工人则专门从事执行职能，而且必须按照计划规定的标准执行。

8.提出例外原则　即高级管理人员把例行事务授权给下级管理人员，自己只处理例外事务。这种例外原则，至今仍是管理中极为重要的原则之一。

(二)法约尔的管理过程理论

法国的亨利·法约尔(Henri Fayol,1841—1925年)是欧洲一位杰出的经营管理思想家。他在一个煤矿担任了30多年的总经理，通过自己的管理实践从更广泛的角度研究可普遍适用于较高层次管理工作的原则，创立了管理过程理论，被称为"管理过程之父"。法约尔的"管理过程理论"的主要观点集中体现在他于1916年出版的《工业管理与一般管理》一书中，主要内容可概括为三个方面：

1.管理的基本职能　法约尔认为，就一般企业而言，其主要活动有6项：技术活动、商业活动、财务活动、会计活动、安全活动和管理活动。他认为，管理活动在企业的6项活动中处于核心地位，是关系到其他活动能否顺利进行的关键。他进一步分析认为，管理活动可以划分为不同的职能性活动，由5项基本职能组成，即计划、组织、指挥、协调和控制。

2.管理的一般原则　围绕着管理活动和职能，法约尔提出了管理者应遵循的14项原则，即管理分工原则；权力与责任联系原则；确立和遵守纪律原则；命令的统一性原则；指挥和领导的统一性原则；个人利益服从整体利益原则；公平支付报酬原则；集权与分权相适应原则；管理划分等级系列原则；秩序原则；公平公正管理原则；保持组织成员稳定原则；首创精神原则；团结协作原则。

3.管理的技巧和能力 法约尔认为管理人员应该具有特别的能力和品质:①身体条件:健康、精力充沛,谈吐清楚,表达明确。②智力条件:具有理解和学习能力、判断能力、精神饱满和适应能力。③精神条件:有干劲、坚定不移、愿意承担责任、主动、忠诚、刚毅、有尊严。④通用知识:熟悉各方面的知识,不限于所从事的职业,还包括职业之外的领域。⑤专门知识:技术活动、商业活动、财务活动、安全活动、会计活动和管理活动所特有的知识。⑥经验:从本职工作中获得的知识,即把个人从工作中吸取的经验教训加以整理。

法约尔还用图表来说明各种人员在管理中所处的地位不同,其必须具备的能力相对重要性也不同。对工人来说,技术是最重要的;而对于管理人员来说,随着管理等级不断上升,其管理知识就显得更为重要。

(三)韦伯的行政组织理论

德国的马克思·韦伯(Max Weber,1864—1920 年),是经济学家和社会学家,他的研究和理论侧重于行政组织在管理中的作用,目的是解决管理组织结构优化问题。他提出了"理想行政组织体系",他认为行政组织是"对人群进行控制的最理性的、众所周知的手段"。只有高度结构的、正式的、理性化的理想行政组织体系,才是对员工进行强制性管理的合理手段,才是达到目标,提高劳动效率最有效的形式,并在精确性、稳定性、纪律性和可靠性方面优于其他组织形式。他为官僚的行政机构建立了一个理想的结构体系模型,从而创立了全新的组织理论。

韦伯的研究主要集中在行政管理方面,他从行政管理的角度对管理的组织结构体系进行了深入的研究,其主要思想和理论集中体现在他的代表作《社会和经济组织的理论》一书中。韦伯在组织管理方面的思想主要有:

1.权力与权威是组织形成的基础 韦伯认为组织中存在三种纯粹形式的权力与权威:一是法定的权力与权威,是以组织内各级领导职位所赋予的正式权力为依据的;二是传统的权力,是以传统的不可侵犯性和执行这种权力的人的地位的正统性为依据的;三是超凡的权力,是以对别人的特殊的、神圣英雄主义或模范品德的崇拜为依据的。韦伯强调,组织必须以法定的权力与权威作为组织体系的基础。

2."理想行政组织体系"的特点

(1)明确的职位分工 组织内存在明确的分工,每个职位的权利和责任都应有明确的规定。

(2)自上而下的权力等级系统 组织内的各个职位,按照等级原则进行法定安排,形成自上而下的等级系统。

(3)人员的考评和教育 组织中人员的任用,要根据职位的要求,通过正式的教育、培训,考核合格等程序来实现。

(4)管理人员职业化 建立管理人员职业化的制度,使之有固定的薪金和明文规定的升迁制度。组织成员的任用必须一视同仁,严格掌握标准。

(5)遵守规则和纪律 管理人员必须严格遵守组织中规定的规则、制度和纪律。

(6)组织中人员之间的关系 组织中人员之间的关系完全以理性准则为指导,不受个人感情的影响。

古典管理理论通过运用科学方法和管理手段使工作专业化并推动了生产力发展。但也存在管理过于机械化的缺陷。这种仅仅将工人看成是机器齿轮、忽略人类基本需求的管理观点引起管理学家的重视。

二、行为科学理论

自20世纪20年代开始,随着生产力的发展,组织结构日益复杂,许多学者开始思考、尝试用心理学和社会理论方面的知识来研究管理行为。管理的行为科学产生于对人的本性的关注,就是通过对管理过程中人的行为、动机以及这些行为产生的原因进行分析研究,了解人的本性问题,以求对人的特性进行全面把握,通过改善组织中人与人之间的关系,激励人的积极性,实现提高管理效率的目的。行为科学管理研究内容包括:人的本性和需要、人的行为动机、工作中的人际关系等。

(一)梅奥的人际关系学说

乔治·梅奥(George Elton Mayo,1880—1949年),美国哈佛大学教授,他通过著名的"霍桑实验"而创立了"人际关系学说"。他的代表作是1933年出版的《工业文明中的问题》。

由美国行为科学家乔治·梅奥主持,发生于1924—1932年的"霍桑实验"是在西方电器公司所属的霍桑工厂,为测量各种因素对生产效率的影响程度而进行的一系列实验。这些实验使人们进一步认识到行为科学在管理中的应用,管理者要重视行为因素和社会因素对管理的作用和影响。"霍桑实验"最引人注目之处就是提出了"人是社会人"的管理观点。

霍桑实验历时8年,共分4个阶段:

1.照明实验　时间是从1924年11月至1927年4月。

实验假设是"提高照明度有助于减少疲劳,使生产效率提高"。可是经过两年多的实验发现,照明度的改变对生产效率并无影响。具体结果是:当实验组照明度增大时,实验组和控制组都增产;当实验组照明度减弱时,两组依然都增产,甚至实验组的照明度减至0.06烛光时,其产量亦无明显下降;直至照明减至如月光一般、实在看不清时,产量才急剧降下来。研究人员面对此结果感到茫然,失去了信心。从1927年起,以梅奥教授为首的一批哈佛大学心理学工作者将实验工作接管下来,继续进行。

2.福利实验　时间是从1927年4月至1929年6月。

实验目的总的来说是查明福利待遇的变换与生产效率的关系。但经过两年多的实验发现,不管福利待遇如何改变(包括工资支付办法的改变、优惠措施的增减、休息时间的增减等),都不影响产量的持续上升,甚至工人自己对生产效率提高的原因也说不清楚。

后经进一步的分析发现,导致生产效率上升的主要原因如下:①参加实验的光荣感。实验开始时6名参加实验的女工曾被叫进部长办公室谈话,她们认为这是莫大的荣誉。这说明被重视的自豪感对人的积极性有明显的促进作用。②成员间良好的相互关系。

3.访谈实验　时间是从1928年至1931年。

研究者在工厂中开始了访谈计划。此计划的最初想法是要工人就管理当局的规划和政策、工头的态度和工作条件等问题做出回答,但这种规定好的访谈计划在进行过程中却大出意料之外,得到意想不到的效果。工人想就工作提纲以外的事情进行交谈,工人认为重要的事情并不是公司或调查者认为意义重大的那些事。访谈者了解到这一点,及时把访谈计划改为事先不规定内容,每次访谈的平均时间从 30 min 延长到 1~1.5 h,多听少说,详细记录工人的不满和意见。访谈计划持续了两年多。

工人们长期以来对工厂的各项管理制度和方法存在许多不满,无处发泄,访谈计划的实行恰恰为他们提供了发泄机会。发泄过后心情舒畅,士气提高,使产量得到提高。

4. 群体实验　时间是从 1931 年至 1932 年。

梅奥等人在这个实验中选择了 14 名男工人在单独的房间里从事绕线、焊接和检验工作。对这个班组实行特殊的工人计件工资制度。实验者原来设想,实行这套奖励办法会使工人更加努力工作,以便得到更多的报酬。但观察的结果发现,产量只保持在中等水平上,每个工人的日产量平均都差不多,而且工人并不如实地报告产量。深入地调查发现,这个班组为了维护他们群体的利益,自发地形成了一些规范。他们约定,谁也不能干得太多,突出自己;谁也不能干得太少,影响全组的产量,并且约法三章,不准向管理当局告密,如有人违反这些规定,轻则挖苦谩骂,重则拳打脚踢。进一步调查发现,工人们之所以维持中等水平的产量,是担心产量提高,管理当局会改变现行奖励制度,或裁减人员,使部分工人失业,或者会使干得慢的伙伴受到惩罚。这一实验表明,为了维护班组内部的团结,工人可以放弃物质利益的引诱。由此提出"非正式群体"的概念,认为在正式的组织中存在着自发形成的非正式群体,这种群体有自己的特殊的行为规范,对人的行为起着调节和控制作用,同时,加强了内部的协作关系。

根据霍桑实验,梅奥等人得出结论:

1. 工人是社会人　实验结果证明,工人除了有物质、金钱收入方面的需求外,还有社会、心理等需求,如人际感情、安全、归属和受人尊重等方面的需求。工人是"社会人"而不是"经济人",他们的情绪对生产率有直接的影响,管理者要重视提供机会让工人述说内心不满。

2. 组织存在着非正式组织　非正式组织是组织成员在工作和长期接触中,由于相互了解和感情加深,从而形成的一种相对稳定的非正式群体。非正式组织具有特定的规范和规则,它影响着组织的运行和组织成员的行为,从而影响劳动生产率的提高与降低。管理活动必须重视这种人际关系形成的非正式组织。

3. 新型领导重视提高工人的满意度　管理者要善于倾听和沟通,对工人的行为特别是集体行为要做到真正了解和把握。管理者按照社会人的要求对待和激励工人、善于理解工人、多方面满足工人的需求、提高工人的满足感,是提高管理效率的途径。

梅奥等人的霍桑实验奠定了管理的行为科学的基础,其通过实验得出的结论构成了管理中的人际关系学说。

此后,许多管理学家、社会科学家和心理学家展开了对于管理过程中的行为研究,形成了一系列的理论,使得行为科学成为管理科学发展的重要阶段。这些研究主要集中在研究个体行为、团体行为与组织行为方面。

(二) 马斯洛的人类需要层次理论

亚伯拉罕·马斯洛(A. H. Maslow,1908—1970 年),是一位著名的心理学家和行为学家。他在管理学上的主要贡献是进一步发展了亨利·默里把人的需要分为 20 种的分析研究,提出了人类的基本需要等级论,即需要层次理论。其代表作《人类动机的理论》和《激励与个人》,对人的行为的动机进行了深入研究,提出人的动机是由需要决定的,这些需要按照人的生存和发展的重要性以及发生的先后次序排列,可以划分为 5 个层次,即生理的需要、安全的需要、社交的需要、尊重的需要和自我实现的需要。

第 1 级:生理的需要　包括维持生活和繁衍后代所必需的各种物质上的需要,如衣、食、住、行、性等。这些是人类最基本的,因而也是推动力最强的需要。在这一级需要没有满足前,各级更高的需要就不会发挥作用。

第 2 级:安全的需要　这是有关免除危险和威胁的各种需要,如防止工伤事故和有伤害的威胁、资方的无理解雇、生病或养老、储蓄和各种形式的保险等。

第 3 级:社交的需要　包括和家属、朋友、同事、上司等保持良好的关系,给予别人并从别人那里得到友爱和帮助,自己有所归属,即成为某个集体公认的成员等。这类需要更精致、更难捉摸,但对大多数人来讲是很强烈的一类需要,如果得不到满足,会导致精神不健康。

第 4 级:尊重的需要　包括自尊心、自信心、能力、知识、成就和名誉地位的需要,能够得到别人的承认和尊重等。这类需要很少能得到满足,因为它是无止境的。

第 5 级:自我实现的需要　这是最高一级的需要,指一个人需要做他最适宜做的工作,发挥他最大的潜力,实现理想,并能不断地自我创造和发展。

马斯洛认为,人们只有在满足了低层次的需要后才会追求更高层次的需要,因此,在管理中,只有从满足不同的需要入手,才能激励被管理者的积极性。当然这些需要的层次并不一定完全一样,在实践中,管理者要依据所管人员的具体情况进行不同的分析对待。

在马斯洛的人类需要层次论基础上,美国著名心理学家赫茨伯格(Frederick Herzberg)提出了"双因素理论"。他认为引起职工不满的因素主要有金钱、地位、安全、工作环境、人际关系等,并称这类因素为"保健因素";另一类因素为激励积极性的因素,包括工作成就感,事业上能得到发展。他认为"保健因素"得到满足能平息不满,"激励因素"能激发积极性,提高效率(详见第五章领导职能)。

克莱顿·奥尔德弗(Clayton Alderfer)在 1973 年提出一种关于需要和激励的理论,也是对马斯洛理论的一种修正。他在大量调查的基础上指出人的基本需要不是马斯洛讲的 5 种,而是 3 种。他们是:生存(existence)的需要、相互关系(relatedness)的需要和成长发展(growth)的需要。因而这一理论被称为 ERG 理论。生存的需要与人们基本的物质生存需要有关,它与需要层次理论的生理和安全需要相对应。第二种需要是相互关系的需要,即指人们对于保持重要的人际关系的要求。这种社会和地位需要的满足是在与其他需要相互作用中达成的,它们与马斯洛需要层次理论的社会需要和自尊需要分类中的外在部分是相对应的。最后,奥尔德弗把成长发展的需要独立出来,它表示个人谋求发展的内在愿望,与需要层次理论的自尊需要分类中的内在部分和自我实现层次中所包含的内容相对应。

除了用 3 种需要替代了 5 种需要以外,与马斯洛的需要层次理论不同的是,奥尔德弗的 ERG 理论还表明了:人在同一时间可能不止一种需要起作用;如果较高层次需要的满足受到抑制的话,那么人们对较低层次的需要的渴望会变得更加强烈。因此,管理措施应该随着人的需要结构的变化而做出相应的改变,并根据每个人不同的需要制定出相应的管理策略。

(三)人性管理理论

人性管理和人类的需要层次理论一样,都侧重于对个体行为的研究。人性管理研究的代表性成果是麦格雷戈的 X-Y 理论。

美国社会心理学家、行为学家道格拉斯·麦格雷戈(Donglas McGregor,1906—1964年)认为:管理方式取决于管理者对人性的看法,以及管理者对人们对待工作态度的认识。他在进行大量研究的基础上,于1957 年提出了两大类可供选择的人性观。

1. X 理论 这种观点对人性的假设是:①人生来好逸恶劳,不愿工作,所以常常逃避工作;②人生不求上进,不愿负责,宁愿让别人领导;③人生以自我为中心,漠视组织需要;④人习惯于保守,反对改革,把个人安全看得高于一切;⑤只有少数人才具有解决组织问题所需要的想象力和创造力;⑥人缺乏理性,易于受骗,随时被煽动者当做挑拨是非的对象,做出一些不适宜的举动。

基于以上假设,以 X 理论为指导的管理工作的要点是:①管理者应以利润为出发点来考虑对人、财、物等生产要素的运用;②严格的管理制度和法规,处罚和控制是保证组织目标实现的有效手段;③管理者要把人视为物,把金钱当做人们工作的最主要的激励手段。

2. Y 理论 这种观点对人性的假设是:①人并非天生懒惰,要求工作是人的本能;②一般人在适当的鼓励下,不但能接受责任而且愿意担负责任后果;③外力的控制和处罚不是使人们达到组织目标的唯一手段,人们愿意通过实行自我管理和自我控制来完成相应目标;④个人目标和组织目标是可以统一的,有自我实现要求的人往往以达到组织目标为个人报酬;⑤一般人具有相当高的解决问题的能力和想象力,只是他们的智力潜能没有得到充分发挥。

基于以上假设,以 Y 理论为指导的管理工作要点是:①管理要通过有效地综合运用人、财、物等要素来实现组织目标;②人的行为管理任务在于给人安排具有吸引力和富有意义的工作,使个人需要和组织目标尽可能地统一起来;③鼓励人们参与自身目标和组织目标的制定,信任并充分发挥下属的自主权和参与意识。

(四)群体行为理论

群体行为理论是以非正式组织以及人与人的关系为主要研究对象。群体动力学理论的代表人物是德国心理学家卡特·卢因(Kurt Lewin,1890—1947 年),其主要思想为:

1. 群体处于一个不断相互作用、相互适应的运动过程。

2. 群体是一种非正式组织 是由活动、相互影响和情绪 3 个相互关联的要素组成,其内聚力可能会高于正式组织的内聚力。

3. **群体的结构**　包括群体领袖、正式的成员、非正式的成员以及孤立者,群体有自己的规范和生存发展目标。

4. **群体的领导**　是自然形成的,领导方式有三种:专制式、民主式和自由放任式。

5. **群体的规模**　一般不大,这有利于交流各种信息和感情,以维持群体的长期存在。

6. **群体中的行为**　包括:团结、对立、同意、不同意、征求意见、提出建议、消除紧张和确定方向等。

(五)领导行为理论

领导行为理论研究的代表性成果有:领导特征理论、领导方式理论、领导行为四分图、管理方格论以及权变领导理论等(具体内容详见第五章领导职能)。

行为科学阶段的管理理论的特点是:注重人的各种需要;强调组织中人的因素的重要性和对人性的全面关注;重视非正式组织;主张在管理方式上由监督制裁转向人性激发,由专断转向民主。行为管理理论和观点从管理观念和认识上弥补了古典管理理论的局限,从理论基础和知识体系上丰富了管理理论的内涵。但行为管理理论也存在有局限性:过分强调组织中人的行为,忽视了组织的结构及其制度、规则的重要性;在强调非正式组织的同时,有忽视正式组织的倾向;过分强调人际关系和人的心理需求的满足,忽视了对于专业和职位角色的要求。

三、现代管理理论

随着社会生产力的发展以及社会学、系统论、计算机应用于管理领域的日益广泛,对现代管理活动的研究也日益增多,形成了多种多样的管理学派。他们从不同的角度、不同的侧面,阐明现代管理的有关问题。

(一)管理理论丛林

第二次世界大战以后,科学技术和社会格局发生了巨大的变化,诸多学者从不同的学科、不同的角度出发,运用不同的方法对管理展开研究,形成了各种各样的管理学派。1961 年,美国加州大学洛杉矶分校的哈罗德·孔茨认为,管理学至少形成了六大学派。1980 年,他又进一步把管理学派划分为 11 个,他认为,现代管理学派林立,形成了"管理理论丛林"现象。这些学派包括:

1. **管理过程学派**　管理过程学派又称管理职能学派。这一学派以管理过程或者管理职能作为研究对象,认为管理就是在组织中通过别人或与别人共同完成任务的过程。管理的职能和过程包括计划、组织、人事、领导和控制。管理学者试图通过对管理过程或者职能的分析研究,从理性上加以概括,把用于管理实践的概念、原则、理论和方法结合起来,构成管理的科学理论。

2. **社会系统学派**　从社会学的角度研究管理,认为社会的各级组织都是一个协作系统,进而把组织中人们的相互关系看成是一种协作系统。其主要观点是:组织是由人组成的协作系统,由 3 个因素构成,即协作的意愿、共同的目标和信息的沟通。管理人员在组织中的作用,就是在信息沟通系统中作为相互联系的中心,并通过信息沟通来协调组织成员的协作活动,以保证组织的正常运转,实现组织的共同目标。管理人员的主要职能有 3 项:①建立和维持一个信息沟通系统;②确定组织的共同目标及各部门的具体目标;③选拔任用组织成员,使组织成员为这些目标的实现作出贡献,同时保证协作系统的生命力。

3. 管理科学学派　管理科学学派又称数理学派,他们认为管理中的人是理性人,组织是追求自身利益的理性结构,经济效果是其最根本的活动标准,管理过程是一个合乎逻辑的系统过程,因此,管理活动可以运用数学的方法来分析和表达。管理科学学派主张广泛应用计算机技术,采取数学模型和程序来分析和表达管理的逻辑过程,以增加决策的科学性,强调管理的合理性,实行定量分析,准确衡量,以求最佳答案,实现管理目标。科学管理学派创设了若干管理研究的定量分析方法,如决策树方法、线形规划方法、网络技术方法、动态规划方法、模拟方法、对策方法等。

4. 系统理论管理学派　系统理论管理学派运用系统论和控制论的范畴和原理,对组织的结构及管理活动过程进行分析和研究。以卡斯特(Kast R. A.)和约翰逊(Johnson R. A.)为代表,他们认为,组织是一个整体的系统,它由若干子系统组成。组织中任何子系统的变化都会影响其他子系统的变化,为了更好地把握组织的运行过程,就要研究这些子系统和它们之间的相互关系,以及它们如何构成了一个完整的系统。同时,任何组织都是一个开放的系统,又是社会系统中的一个子系统,它受到其他社会子系统的影响,组织系统必须通过和周围环境的相互作用,并通过内部和外部信息的反馈,不断进行自我调节,以适应自身发展的需要。对于任何一个组织的管理分析,都应该按照系统的原则进行,即以系统的整体最优为目标,对组织的各方面进行定性或定量的分析,选择最优方案。

5. 决策理论学派　决策理论学派是以社会系统理论为基础,吸收了行为科学、计算机科学、系统理论和运筹学等学科内容而发展起来的,是西方有较大影响的管理学派。决策理论学派的代表人物西蒙等人研究的重点是考察人们在决策中的思维过程,并分析了程序化决策和非程序化决策及其使用的传统技术和现代技术,提出了目标-分析法等决策的辅助工具,被人们认为对管理人员的决策确有帮助。他们认为,管理活动的全部过程都是决策过程,因此,管理就是决策。他们把决策过程分为 4 个阶段:收集情报、拟订计划、选择计划和评价计划。特别强调信息联系在决策过程中的作用。决策理论得到了人们的较高评价,西蒙因此获得了诺贝尔经济学奖。

6. 权变理论学派　以伍德·沃德(Wood Ward J.)为代表的权变理论学派认为,组织和组织成员的行为是复杂的、多变的,这是一种固有的性质。而环境的复杂性又给有效的管理带来困难,所以任何理论和方法没有一种能适合所有的情况。必须根据管理的条件和环境随机变化,通过观察和分析大量的案例,从中分析管理方法技术与条件环境的联系,寻求管理的基本类型和模式。权变理论强调随机应变,灵活应用过去各学派的特色,管理方式应随情况的不同和变化而改变。权变理论是能把各种管理的基本原理统一起来的理论,但权变理论对于管理理论没有突破性的发展,是对以往理论的灵活应用(权变管理理论的具体内容见第五章领导职能)。

另外,管理理论丛林还包括行为科学学派、经理角色学派、经验主义学派、社会、技术学派和经营管理学派等。

（二）新管理理论丛林

20世纪80年代，特别是90年代以来，随着知识经济的崛起、全球经济一体化进程的加快、市场竞争的激烈以及员工需求的深切呼唤等企业内外环境的变化，导致企业管理面临许多前所未有的新情况和新问题。面对这些新情况和新问题，学者们进行了深入的探讨与研究，便产生了众多新的、颇具建设性的管理理论，它们分别从不同的视角提出了企业管理的发展思路。尽管有些理论尚不成熟，还处于发展之中，但它们所体现出来的管理思想和观点是不容忽视的，值得人们思考和深入研究。我国东北大学工商管理学院的张兰霞博士对20世纪80年代以来出现的新管理理论进行了系统的研究，相对于孔茨的"管理理论丛林"，提出了"新管理理论丛林"的思想。

1.学习型组织理论　学习型组织（learning organization）是以"系统动力学"为核心，强调系统整体的动力。就是指通过弥漫于整个组织的学习气氛而建立起来的一种符合人性的、有机的、扁平的组织。这种组织具有持续学习的能力和可持续发展的潜力。为此提出了学习型组织的五项技能：①自我超越；②改善心智模式；③建立共同愿景；④团结学习；⑤系统思考。

学习型组织的特征为：①组织成员拥有一个共同愿望；②善于不断学习；③组织由多个创造性团体组成；④"地方为主"的扁平式组织结构；⑤自主管理；⑥重新界定组织边界；⑦家庭与事业的平衡；⑧领导者的新角色为设计师、仆人和教师。学习型组织的真谛在于：一方面，学习是为了保证组织的生存，使组织具有不断改革的能力，提高组织的竞争力；另一方面，学习更是为了实现个人与工作的真正融合，使人们在工作中体现生命的意义。

2.全新的企业管理理论　1990年，美国新一代管理专家麦克尔·汉默（Michael Hammer）发表了题为"再造：不是自动化，而是重新开始"的文章，率先提出了企业再造的思想。1993年，他与詹姆斯·钱辟合著了《再造企业——企业革命的宣言》一书。该书发展了再造原理，明确提出了企业再造的概念。企业再造（business process reengineering，BPR）是指企业针对业务流程的基本问题进行反思，重新设计，并在成本、质量、服务和速度等重要尺度上取得改善的管理过程。企业再造理论的基本思想为：顾客至上、以人为本和彻底改造。企业再造的主要程序是：①对原有流程进行全面的功能和效率分析，找出其存在的问题；②设计出新的流程改进方案，并进行评估；③对制订与流程改进方案相匹配的组织结构、人力资源配置和业务规范等方面进行评估，选取最优化的可行性的方案；④组织实施与持续改进。

3.企业能力理论　企业能力理论是一种以强调企业生产、经营行为和过程中特有能力为出发点，制定和实施企业竞争战略的理论。这一理论有两种具代表性的观点：一种是以汉默尔和普拉哈拉德为代表的"核心能力观"，另一种是以斯多克等为代表的"整体能力观"。核心能力表现为蕴涵于一个企业生产经营环节之中的、具有明显优势的个别技术和生产技能的结合体；整体能力主要是指组织成员的集体技能和知识以及员工相互交往方式的组织程序。两种能力观均强调企业内部行为和过程所体现的特有能力，认为企业内部能力、资源和知识的积累是企业获得超额收益和保持竞争优势的关键。

4.团队管理理论　卡曾巴赫和史密斯合著的《团队的智慧》一书是团队管理的代表

作。作者认为,"团队就是少数有互补技能、愿意为了共同的目的、业绩目标和方法而相互承担责任的人们组成的群体"。他们强调团队有 5 个基本要素:①人数不多,一般在 2～25 人,多数团队的人数达不到 10 人;②共同的目的和业绩目标;③互补的技能;④共同的方法;⑤相互承担责任。责任和信任是支持团队的两个保证。

团队有效运转的 4 个相互关联的必备条件:一是团队内必须充满活力,表现在员工创造性的主动发挥、员工出成就的高度热情、员工和睦相处的精神氛围;二是团队内必须有一套控制系统以确保达到目标;三是团队必须拥有完成任务所需的专业知识;四是团队要有一定的影响力,特别是要有那样一些人,他们在团队内部和外部较大范围内都有较强的影响力。

打造优秀的团队,关键在领导。优秀的团队领导必须做到以下 6 点:①使团队的目的、业绩目标和行动方法恰当而有意义;②建立团队整体和每个人都具有的责任感和自信心,尽量多地提供积极性、建设性的鼓励;③鼓励成员做必要的冒险或经常变换任务和人员,以强化团队的综合技能、提高技术水平;④处理好与团队外的关系,包括排除障碍;⑤为团队或团队成员提供创造业绩的机会;⑥同团队中的每个人一样,尽可能地脚踏实地。

5. 竞争合作理论　竞争合作理论的主要代表作是《协作型竞争》,作者开篇写道:"对多数全球性企业来说,完全损人利己的竞争时代已经结束。驱动一公司与同行业其他公司竞争,驱动供应商之间、经销商之间在业务方面不断竞争的传统力量,再也不可能确保赢家在这场达尔文游戏中拥有最低成本、最佳产品或服务,以及最高利润。""很多跨国公司日渐明白,为了竞争必须合作,以此取代损人利己的行为…… 跨国公司可以通过有选择地与竞争对手,以及与供应商分享和交换控制权、成本、资本、进入市场机会、信息和技术,为顾客和股东创造最高价值。"这就是竞争合作理论的核心。"双赢"或"多赢"成为竞争合作的目标,而贡献、亲密和远景则是竞争合作成功的基本要素。

6. 情境管理理论　情境管理理论实际上是权变管理理论的发展。情境管理理论认为不同时代有不同的管理方式,处于不同组织层次上的管理人员有不同的管理类型。因此,巴赫认为决定情境的主要因素可以划分为两类:一类是组织层次,另一类是组织文化。组织层次不同,采取的管理类型就不同;组织文化不同,所具有的管理风格就会有差异。即管理职能的执行应与特定的情境相匹配。

现代管理新理论还包括智力资本理论、知识管理理论、局限管理理论、可持续发展理论、企业文化理论等。

四、管理学发展的特点

从管理活动和管理思想的发展演变以及三个阶段理论的描述来看,管理学的发展具有如下特点:

(一)管理学的发展是随着对人性的认识不断变化发展而发展的

管理学的发展是从对管理中经济人、机械人的设定到对社会人的设定的过程。正是对于管理过程中人性看法的这种变化,使得管理学逐步趋向全面、完整和准确,同时,引起了管理方法和技术的重要变革。

(二)管理学的发展是随着对研究对象的不断变化发展而发展的

管理学的发展是从管理过程的单个因素、单个过程、单个侧面的研究到全面系统研究的过程。从对人的行为的研究扩展到对组织、制度和规范的研究,从对正式组织的研究扩展到对非正式组织的研究,从对管理的物质因素的研究扩展到对文化的研究、从对单个因素的研究扩展到对系统的研究,表明了管理学研究呈现综合性和系统规范性的特点。

(三)管理学的发展是随着对管理目标的衡量标准的不断变化发展而发展的

管理学的发展是从以定性分析为主到定性与定量分析相结合的过程。早期的管理学主要是管理经验的总结和归纳,以定性分析为特征。现代管理学借助于数学、计算机等自然科学方法,形成了管理分析的模型和方法。管理实践的经验表明,定性分析和定量分析各有长处,也各有缺陷,因此,管理学的发展呈现了两种方法的结合,各显其特点。

(四)管理学的发展是随着对理论基础的不断丰富和变化发展而发展的

管理学的发展是从学派分化到渗透融合、相互借鉴吸收的过程。在管理学的发展中,学派的不断产生和分化,使得管理学呈现生机勃勃的发展势头。现代管理学则呈现学派不断分化和不断融合两种趋势并存的状况,这种状况必然使得管理学的研究更加深入和完善。

五、管理的基本原理

基本原理是对客观事物的实质及基本运动规律的表述。管理原理是对管理工作的本质及其基本规律的科学分析与概括。管理原则是根据对管理原理的理解而引申出的管理活动中所必须遵循的行为规范。管理原理和管理原则对管理的实践具有普遍的指导意义。现代管理的基本原理有许多种,主要包括系统原理、人本原理、动态原理和效益原理等,每项原理又都包含若干原则。

(一)系统原理

系统论是美籍奥地利生物学家贝塔朗菲(L. V. Bertalanffy)创立的,系统原理是运用系统论的基本思想和方法指导管理实践活动,解决和处理管理的实际问题。系统原理是管理中重要的、基本的科学原理和指导思想。

1. 系统的含义及其特征

(1)系统的含义　系统(system)是指由两个或两个以上相互联系、相互作用的要素组成的,在一定的环境中具有特定功能的有机整体。

在自然界和人类社会中,一切事物都是以系统的形式存在的,任何事物都可以看做是一个系统,如医院、部队、学校。系统是一个相对的概念,许多系统可以组成一个大系统,一个系统又可以分为许多子系统。要素是系统的基本组成,决定着系统的联系、结构、功能等性质和状态,从而决定系统的本质。系统按照与环境的关系分类,可分为封闭系统和开放系统。封闭系统又称孤立系统,指与外界没有联系或联系较少的系统;开放系统是指与环境保持密切的物质、能量、信息交换的系统,具有输出某种产物的功能,这种输出必须以从环境中输入为基础,经过处理之后才能输出,再经反馈调节便构成了一个完整的开放系统。开放系统的基本要素,如图 1-2 所示。

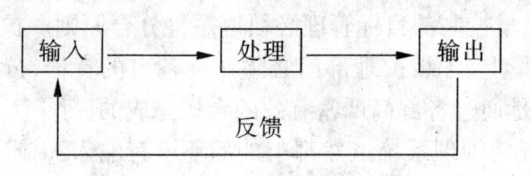

图 1-2 开放系统的基本要素

系统按组成要素的自然属性分类,可分为自然系统和人工系统。自然系统是自然界存在的物质形成的系统,如生态系统、气象系统、太阳系等;人工系统经过人类的劳动创造,为达到某种目的而建立的系统,如法律系统、教育系统、卫生系统、护理系统等。

(2)系统的特征 系统具有以下 6 种基本特征。

1)整体性 整体性是系统最基本的特征。系统的整体性表现为系统是由两个或两个以上相互区别的要素,按照一定的方式和目的,有秩序地排列而成的,系统的功效大于各要素的功效之和。

2)层次性 作为系统的各种组织,它属于该系统的一个组成部分——子系统,这是系统层次性的一个方面的表现;另外,系统内部各组成要素的排列组合,也是按照一定的层次进行的,处于不同层次的系统要素,其功能和作用也不一样。对某一个系统来说它既是由一些子系统组合而成,同时它又作为一个子系统去参与更大、更高层次系统的构成。

3)相关性 系统的相关性即组成系统的各要素之间都是相互作用、相互联系的,正是这些作用和联系,才能使各要素结合成一个整体。分析系统必须分析系统内部存在的各种联系。

4)动态平衡性 系统是不断运动、发展、变化的,以维持动态平衡,并通过反馈来控制动态平衡。系统的动态性是指系统的生存发展需要根据内外环境的变化进行必要的调整和变化,但这种变化是在保证系统相对稳定的前提下进行的。系统的平衡性是指任何系统都需要处于一个相对稳定的状态,才能保证系统功能的正常发挥和运转;系统的动态和相对稳定并不是相互排斥的,而是相辅相成,维持系统的高效率良性运转。

5)目的性 系统活动最终趋于有序和稳定,这是因为有序方向正是系统的目标方向。任何一个系统都有明确的总目标,子系统为完成系统的总目标而协调工作,而子系统还有自己的分目标。

6)环境适应性 所有开放的系统总是在一定的环境中存在和发展,而系统的环境适应性强调的就是系统与环境之间相互关系的协调发展。任何系统的状态与功能都不是一成不变的,系统不仅作为一种功能实体而存在,而且作为一种运动而存在,这种运动表现为系统内部的联系和系统与环境的相互作用,系统内部及其外部与环境之间不断地进行物质、能量、信息的沟通。系统的功能只有在对环境的适应过程中才能得以充分体现,系统对环境的适应能力直接影响系统的生存和持久发展。

2.与系统原理相对应的管理原则

(1)整分合原则 整分合原则强调整体把握、科学分解、组织综合,是指在管理中把统一领导与分级管理有机地结合起来,在整体规划下明确分工,在分工基础上进行有效的综合。例如:护理质量控制的目标管理必须遵循整分合原则。护理质量体现在不同层次护理部门的工作质量上,各级护理部门必须明确各自的责任,分工协作,并保证质量。最终护理质量的实现是通过各部门严密有效的合作完成的。

（2）反馈原则　任何管理系统虽然都与外部环境有输入和输出关系,从而具有开放性。但就其内部相互关系而言,则必须构成一个各环节首尾衔接、互相约束、互相促进的连续封闭的回路(参见图1-2)。在这个封闭系统中,反馈起着关键作用。有效地发挥管理中各个环节的功能和作用,形成有效管理,就是反馈原则的核心。只有管理体制上保证信息反馈的有效运转,才能使管理工作有序高效,充满活力。护理的许多管理活动都遵循反馈原则,如护理人员培训、临床护理质量管理、护理人员绩效评价等。

3. 系统原理在护理管理工作中的应用　按照系统原理的要求,从整体出发,制定护理管理系统的目标和措施;根据科学的分解,明确各科室和部门的目标,进而在合理分工的基础上进行总体综合,从而保证护理管理目标的顺利实现。在护理管理过程中,坚持系统原理,必须做到以下几点:

（1）具有全局观念　全局观念是充分发挥护理管理系统整体功能、实现整体效能的前提条件。这就要求护理管理者在错综复杂的工作实际中,不要孤立地看问题,要把握整体和全局,用系统分析的方法,去分析问题,把护理工作放在科室和医院整体工作中去考虑。要正确处理护理系统内部利益与外部利益、局部利益与全局利益、眼前利益与长远利益的关系。这也是衡量护理管理者能否做好管理工作的基本标准之一。

（2）关注护理系统结构的状况　系统的结构在管理的整体性能发挥中起着重要的作用。护理管理工作也必须根据所面临的不同情况、环境、任务和内部条件,及时、恰当地进行结构调整,使其更趋合理。这是保证护理管理系统整体性能优化的重要条件之一。这也指导护理管理系统合理运用拥有的要素和资源。护理管理必须在整体规划下有明确的分工,又在分工的基础上有效地合作。

（3）处理好管理宽度和管理层次之间的关系　因管理者本身能力的限制,直接领导下属人员超过一定数量时,就不能对其进行有效的管理,所以必须根据管理的幅度原则,划分管理层次,逐级进行管理。护理管理需要有合理、适度的管理层次和宽度。例如:按照我国卫生部的有关规定,根据医院的床位编制和护士结构设计,实行三级负责制管理或二级负责制管理。

（二）人本原理

1. 人本原理的基本内容

（1）人本管理原理的含义　所谓人本原理就是以人为本,要求管理者要把组织内人际关系的处理放在重要地位。管理作为一种社会活动,其主体和客体都是人,人是管理过程的关键和根本。一个组织的竞争力主要取决于人,人的积极性和创造性的充分发挥,是现代管理活动成功的保证。人本原理认为:在管理中主要的管理对象和最重要的资源是人,一切管理活动的目的都是调动人的工作积极性、自主性和创造性,在实现组织目标的同时,最大限度实现组织成员的自我价值。

（2）人本管理的思想　①人是生产力发展最活跃的因素,因此管理活动应坚持以人为本,注重满足人的需要,强调尊重人、信任人、依靠员工实现组织发展;②认知分析和人的行为基础,做到人与工作岗位的最佳匹配是调动员工积极性的根本途径;③满足人的发展需要,主张人和组织的共同发展。

(3)人本管理的战略　人本管理战略主要表现为全面开发人力资源的战略。主要任务包括:①对组织成员的识别;②对人员合理安排和有效使用;③注重人员培训和职业生涯规划;④重视优秀人才的保留和专门人才的储备。

2. 与人本原理相对应的管理原则

(1)能级原则　能级原则的核心是人员的优势和特点与岗位要求的有机结合与匹配,做到能级对应。在管理活动中,为了使管理活动高效、有序、稳定和可靠,管理者必须在组织系统中建立一定的管理层次,设置各管理层次相应的管理岗位和工作职责,然后按照组织成员的自身特点、能力和素质状况,安排职位,因才适用,使人尽其才。

(2)动力原则　人的行为是由动力支配的,动力原则是指管理者在从事管理活动时,必须正确认识和掌握组织成员的行为动机,运用有效的管理动力机制,激发组织成员的行为向组织整体目标努力。人的行为动力主要有物质动力、精神动力和信息动力 3 种类型。物质动力是人生存和发展的基础,是组织行为的首要动力;精神动力是实现高层次需要的源泉,是激发人保持持久努力的核心动力;信息动力为人在组织中的职业生涯规划和适应性发展提供前提条件,是人在当今快速发展时代提高竞争力的关键所在。管理者要正确认识和充分把握三种动力的作用和相互关系,建立有效的动力机制,综合协调运用各种动力,全面调动人的积极性。

3. 人本原理在护理管理中的应用

(1)加强护理文化建设　通过组织文化的综合功能,来提高护理人员对所在组织的认同程度,在遵循人本管理原理的基础上,充分发挥护理人员在工作中的主观能动性,提高工作效率。同时,让护理人员在良好护理文化氛围中感受更多的人本关怀。

(2)能级原则应用　依照能级原则要求,在组织护理人力资源时做到:①全面准确掌握下属的能力和特长;②对每个工作岗位进行科学的职位分析;③员工的能力与岗位的职能相匹配,并针对能力与岗位的动态变化做相应的调整;④不同的岗位层级承担不同的责任并赋予相应的权力和利益。

(3)动力原则应用　护理管理者激发下属努力工作的关键是:分析把握不同工作人员的行为基础和工作动机,了解下属的个人和职业发展需求,掌握不同类型的行为动力对员工产生的不同作用,建立有效的激励机制。在日常管理活动中有针对性地使用不同类型的动力,来有效调动人员的工作积极性,使他们的行为方向与组织目标保持一致,达到组织动力资源的优化组合和最大化地利用。

(三)动态原理

1. 动态原理的基本内容　管理的动态原理是指组织和管理处于动态变化的社会大系统中,由此带来管理主体、管理对象、管理手段和方法上的动态变化。为了保证组织适应外界不断变化的环境,维持自身的稳定和发展,组织管理应该做到:随机应变、因地制宜、原则性与灵活性相结合、处理问题有预见并留有余地。

2. 与动态原理相对应的管理原则

（1）弹性原则　　弹性指物体在外力的作用下能作出反应并维持自身稳定性的能力和特性。管理弹性是指现代组织系统能够对外界变化作出的能动反应,并最终有效实现组织目标的能力。弹性原则要求管理要有伸缩性,管理者在进行决策和处理问题时,要求尽可能考虑多种因素,留有余地,以避免出现被动局面。

　　（2）随机制宜原则　　随机制宜原则来自于权变管理理论。要求在管理活动中管理者应从实际情况出发,考虑具体情况因时、因地、因人、因事不同而采取最适宜最有效的处理方法。

　　3.动态原理在护理管理中的应用　　随着社会的发展进步,对护理工作提出的要求也进一步提高,护理管理活动更具有复杂性、突发性、不确定性和风险性。针对这些特点进行有效的预见性管理,可以帮助管理者在管理护理活动中对内外环境的变化作出相应的反应,避免由于某些因素的变化给管理带来的被动局面。动态管理的措施主要包括:具备动态管理观念,用动态原理指导具体管理实践,增强组织和部门的适应能力。在制订工作计划、配置人力资源、做出管理决策、执行改革创新等方面工作时,管理者都应遵循弹性原则和随机原则,以保持组织的稳定和发展活力。

（四）效益原理

　　1.效益原理的基本内容　　效益原理指在管理中要讲求实际效益,以最小的消耗和代价,获取最佳的社会效益和经济效益。社会效益是指人们的社会实践活动对社会发展所起的积极作用和所产生的有益效果。经济效益是指人们的经济活动所取得的收益性成果。效益原理要求管理者必须时刻牢记管理工作的根本目的在于创造出更好更多的社会效益和经济效益,能为社会提供有价值的贡献,充分发挥管理的生产力职能。

　　2.与效益原理相对应的管理原则——价值原则　　管理学中的价值是指衡量事物有益程度的尺度,是功能与费用的综合反映。管理者应善于使用财力、物力、人力、信息、时间和空间资源,以最低的耗费达到最高的效用,以满足服务对象的需要。

　　3.效益原理在护理管理中的应用　　首先要区别效益和效率的概念,效益=正确的目标×效率。由此可看出,效益体现了效果与效率的统一。所以提高护理管理效益不仅要有高的工作效率,而且必须有正确的工作目标。其次,加强护理工作的科学管理。管理者要根据具体的内外部环境变化,把护理工作中的各种要素、关系以最佳的方式组合起来,使其协调有序地朝着既定的目标发展,达到提高护理工作效益的目的;再次,遵循效益原则,从管理者、管理对象、管理环境三个主要方面来分析影响组织效益的因素,采取相应措施提高组织效益。最后,护理工作中的各项任务都是以提高护理服务质量为最终目标,所以在护理管理中追求的效益首先是社会效益,同时也要讲经济效益。

第三节　护理管理学概述

　　护理管理的水平是医院管理工作的重要体现,将直接影响医院的护理质量和护理工作效率。

一、护理管理学的概念

护理管理的发展与护理事业的发展是同步的。早期的护理是不规范、不系统的,更谈不上科学管理了。真正的科学护理管理是从近代护理学创始人佛罗伦萨·南丁格尔(Florence Nightingale)时期开始的。她首先提出医院管理要采用系统化方式、创立护理行政制度、注重护士技术操作的训练等。她无论是在伦敦的看护所还是在克里米亚战争中,都注重采光、给水、通风、清洁等环境对患者康复的影响。由于她的科学管理,奇迹般地减少了战地医院伤员的感染率,使伤员死亡率从50%降到2.2%。

科学的护理管理是促进护理学科发展、提高护理质量的保证。1945年之后,世界各国护理管理者相继学习南丁格尔的护理管理模式,使护理管理学有了较快发展。随着先进的管理思想和管理方法的渗透和引入,护理管理逐渐由经验管理走上科学管理的轨道。

联合国世界卫生组织(WHO)医院和护理管理护理专家委员会认为:"护理管理是为提高人类健康水平,系统地发挥护士的潜在能力及有关人员或设备、环境及社会活动作用的过程。"美国护理专家吉利斯(Giliies)认为:护理管理是使护理人员为患者提供照顾、关怀和舒适的工作过程。护理管理的任务就是通过计划、组织以及对人力、物力、财力、时间等资源进行指导和控制,以达到为患者提供有效而经济的护理服务目的。

护理管理学是管理学的基本理论和原理在护理事业中的具体运用,是一门系统地研究护理管理过程的普遍规律和一般方法的学科。其任务就是研究护理工作的特点及其规律,并进行科学的管理,以提高护理工作的质量和效率。护理管理是以提高护理质量和工作效率为主要目的的活动过程。在管理中要对护理工作的诸多因素进行科学的计划、组织、领导、控制,使护理系统实现最优运转,为服务对象提供优质的护理服务。实践证明:护理管理学对医院护理管理的具体实践具有重要的指导作用。

二、影响护理管理的因素

护理管理要提高管理效率,必须重视影响护理管理的各种因素。护理管理作为一个过程,受到医院内外政策、服务对象、护理人员和技术等多因素的影响,同时还要受到管理者本身条件的影响。

(一)护理管理的一般环境

这里所说的环境,是指医院和护理管理的外部环境,即是对医院和护理管理的绩效产生影响的外部条件和力量的总和。任何组织都处在一定的环境之中。环境一方面为组织活动提供了必要的条件,另一方面又对组织活动起制约作用。环境是医院生存和发展的土壤,从宏观上讲,国家的路线、方针、政策、法规对医院有着直接的推动和制约作用。随着我国社会主义法律体系的日益完善,与医院和护理管理有关的法律越来越多,从外部环境对医院和护理工作起到规范和导向作用,使医院护理管理的活动符合国家和社会的利益。同时,医院和护理管理人员必须对外环境的变化给予充分的关注,及时了解和预测外部变化对组织的要求,保持管理工作的主动性。

国家的社会制度、发展计划、产业政策以及科学技术的进步等都会直接或间接地影

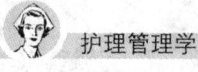

响医院的运转以及利益的分配。医院的管理结构应随着外部环境因素以及内部各种因素的改变做出适当的调整。医院和护理管理成员都来自于社会,医院和护理管理的活动离不开社会,社会文化环境主要就是通过作用于医院和护理管理成员以及其他社会成员而对护理管理发生影响。在护理学领域上同样产生了重大影响。20世纪中叶,系统理论的创立从理论上为医学提供了一个新的、科学的研究方法。人类从整体角度研究人的健康,提出了生物、心理、社会医学模式,护理工作开始将服务对象看成是整体的人。新的医学模式的建立对护理工作实践的影响使护理管理思想方式发生一系列变化;护理管理模式不断创新,建立了医院内的护理"垂直"指挥系统;健全了医院内的护理管理制度和护理质量标准。护士执业注册制度、护士继续教育制度等日趋完善。人事制度改革,改变了以往领导任命提拔护士长的传统做法,按照民主、公开、平等、择优的原则引入竞争机制,公开竞选护士长,变原来的"要我干"为"我要干",为有护理管理才能者搭设一个施展才华的大舞台,逐步形成能者上、平者让、庸者下的竞争氛围。

(二)医院护理管理组织结构

护理部是医院管理中的职能部门,在院长或主管护理的副院长领导下,负责组织和管理医院的护理工作。它与医务行政、教学、科研、后勤管理等职能部门并列,相互配合,共同完成医院各项工作。护理部在护理垂直领导体制中有指挥权,这对加强护理管理,提高指挥效能有重要意义。按照卫生部要求,目前我国大多数医院护理管理体制的设置情况如下:

1. 护理部主任　县和县级以上医院均设护理部,实行院长领导下的护理部主任负责制。500张以上床位的医院要求配备专职副院长,并兼任护理部主任,另设护理部副主任2人;300~500张床位的医院,或虽不足300张,但医教研任务繁重的专科医院,设护理部主任1人,副主任1~2人;300张床位以下的医院,设总护士长1人。

2. 科护士长　100张床位或设有三个护理单元以上的科室,以及任务繁重的手术室、急诊科、门诊部设科护士长。科护士长在护理部主任的领导和科室主任的业务指导下,全面负责本科室的护理管理。

3. 护士长　护士长是医院病房和其他基层单位[门诊、急诊、手术室、供应室、产房、婴儿室、重症监护室(ICU)等]护理工作的管理者。病房护理管理实行护士长负责制。护士长在护理部主任(或总护士长)、科护士长领导和科主任业务指导下开展工作,护士长与主治医师共同配合负责病房全面管理工作。

目前我国医院均已实行护理部主任、科护士长、护士长三级管理或总护士长、护士长两级管理体系。

(三)宗旨和目标

宗旨是组织对其信仰和价值观的表述,宗旨回答一个组织是干什么的,应该干什么的问题。护理工作的宗旨包括对护理活动、病人、护士三个方面问题的认识和观点。其中"护理活动"包括对护理理论、教育、实践、科研及护理行政和护理管理,以及护理在整个组织中的地位等问题的认识和观点;"护士"包括对护士的权益、护士的专业发展、职责、晋升标准等问题的认识和观点。明确组织宗旨是有效进行护理管理的基本前提。护理管理者明确宗旨目标,实行目标责任制管理,可帮助护理人员明确岗位责任;做好行动计划准备;利于激发护理人员自我实现意识,在护理管理过程有参与感,为职业发展做好规划。对管理者来说,明确目标宗旨可对管理活动做到心中有数,预先知道下级要做的事情,并及时地制订工作计划及进度安排,调动护理人员的积极性。目标管理还能帮助管理者按照标准对护理工作进行绩效评价,客观地分析员工绩效以及目标和效果之间的差距,便于及时向上级汇报工作,并对下级给予指导和提出改进意见,确定新的奋斗目标。

(四)人员因素

拥有一支高素质的护理人才队伍是组织护理工作不断发展,提高组织人才竞争力的关键。护理管理人员在医院护理人才队伍建设中具有十分重要的地位,选择素质好、能力强的护理人员,对高质量、高效率完成医院护理工作,实现医院护理管理目标有着十分重要的意义。医院护理要长期兴旺发达就必须保证长期拥有优秀的护理人才队伍。管理者如何使每个人发挥积极性,提高工作效率,做到人尽其才,才尽其用,对于医院生存发展是至关重要的。在现实的护理管理活动中,管理人员的能力具体主要表现为处理各个方面问题的能力。优秀的护理管理者应该学会充分运用管理艺术来保证护理管理活动的高效率。在运用管理理论进行护理管理实践时,要善于用简练的语言表达自己的意图;善于做思想工作,理解护理人员的心理,调动人员工作积极性;管理者要具有敏捷的思维和准确的判断能力,及时发现问题,做出正确的决策;通过全体组织成员共同努力实现组织目标。

三、护理管理者的任务

我国的护理管理经过了20多年的磨炼,已取得一定成就,但距离国际先进管理水平仍有很大差距。从广义上讲,目前我国护理管理学面临的任务是总结我国护理管理的经验,研究并借鉴国外先进的护理管理模式和方法,创立适应我国的护理管理理论。具体内容包括:完善护理服务内容体系;建立护理服务评估体系;实施护理项目成本核算,实现护理成本核算标准化、系统化、规范化的管理;探寻护理管理工作规律向人们提供高品质的护理服务。从狭义上讲,按美国护士会(ANA)最新公布的护理程序,实践标准分为评估、诊断、明确结果、计划、实施和评价6个部分,每个部分中都规范了护理管理者的任务,其核心是建立、维持和评价护士完成护理程序各步骤的支持系统和程序,支持和帮助护士参与护理实践,提高管理效率。

管理工作就是要设计和保持一种氛围,使所处其中的人们能够协调地开展工作,有效地实现组织的目标。一般而言,制订好计划后,就要进行组织设计和安排、实施领导。实现上述目标要做好以下工作。

(一)加强护理人员的素质管理

加强政治思想教育,树立正确的人生观和价值观,明确人的价值,正确对待苦与乐,得与失,奉献与索取,安心本职工作,爱岗敬业。加强职业道德教育,从事护理事业必须有良好的道德修养,必须增强服务意识和责任感,努力培养勤奋工作的态度,塑造认真细致、热情周到的职业形象。加强业务素质的管理,既要重视规范化管理,又要加强基础知识的学习,培养护士"爱学、会学、学会"的终生学习能力,鼓励她们参加继续教育学习,为她们创造外出学习的机会,通过不断的理论学习、技术学习、操作训练和评价,调动大家的学习热情,达到持续提高护士业务素质的目的。

教育和引导广大护理人员学法、懂法、执法、守法,明确自身的法律责任,懂得如何运用法律保护患者和自己,以及如何处理有关的法律问题,如何防范差错事故的发生。

(二)加强监控和质量管理

在实施现代护理模式中如何确保护理质量和服务质量,不断提高患者的满意度,是护理管理的中心任务。要把好质量关,除各项工作建立完善的规章制度,使操作规范化,工作程序化外,必须加强护理工作全过程各个环节的质量管理。每个环节质量有其具体的质量特征和质量内容,护士长要针对环节质量内容制定评定评价标准,规范护理行为,定期搞好检查和随机抽查,提高环节管理水平,避免发生差错事故。同时,管理者还需要及时评估下属的工作表现,对于工作不良者要进行教育指导,以督促他们改进工作;对于业绩突出者,要予以及时表彰,以鼓励他们更加努力的工作。

(三)做好协调工作

协调是做好管理工作的核心,也是护理管理者执行领导职能的关键。协调的作用在于求同存异,通权达变,减少矛盾,提高管理工作效率。护理管理者处于院领导和护理人员之间,其沟通协调职能主要是上传下达,协调左右内外关系,使护理工作在医院内运行起来上下融洽、左右顺畅。管理协调还需要和病员及其家属进行有效沟通。由此可见,提高协调和沟通能力对护理管理者来说是至关重要的。护理管理者只有协调好本人和上级、下级、同事、患者的关系,协调好本部门和其他部门的关系,才能顺利地开展工作。护理管理的基本程序包括计划、组织、领导、控制,而在整个管理活动中只有不断地加以协调,才能使各项护理管理活动得以顺利进行。

(四)做好人才的培养工作

许多管理者都感觉自己很累,却又无法放权,因为自己身边没有足以让自己放心、可以被授权的人才。但管理者一天不突破这一怪圈,就一天不能轻松。培育人才是管理者最重要的任务,却也因为其无法在短期内取得效果而被大部分人所忽略。一个现代企业应该是离开任何一个人都能正常运营的企业。管理者同时也是领导者,是指引方向的带路人,也是下属依靠、信赖的对象。每一个下属都在观察管理者的一举一动,期待着管理者能够做正确的决策,引导大家朝着正确的方向前进。合格的管理者必须满足下属的这一心理需求,承担起负责人、引路人的重任。遇到困难的时候,管理者必须第一个站出来,解决那些最棘手的问题,给下属以信心。工作顺利时,又不能够与下属一起过于乐观,要保持一丝冷静,及时发现工作中的隐忧。以恰当的方式与下属互动,鼓励、带领大家一起完成任务。

管理过程有两项重要任务,管理者应该加以重视。一是发现人才用好人才培育人才,维持激励机制。二是协调工作,这是做好管理的核心。

四、医院护士长的角色功能

护士长是医院护理管理最基层的管理者,是病房或护理单元工作的具体护理管理者,在医院护理管理中扮演重要角色。

(一)角色的概念

"角色"(role)是描述一个人在某位置或状况下被他人期望的行为总和。"角色"也可以是社会结构中或社会制度中的一个特定位置,每一个位置都有其特定的权利和义务。例如,老师和学生是两个不同的角色,都处于学校人员结构中特定的位置。老师担负有教导学生的权利和义务,学生有向教师请教的权利和认真学习知识的责任和义务。一种角色并不能代表一个人的整体,只反映一个人的一个方面。一个人常担负有多种角色,一种角色也可以由许多不同的社会个体来承担。例如,一个人既是医生,也是他妻子的丈夫,还是他儿子的父亲,又是他父母的儿子等。一个人可以充当多重角色,但在一定场合中,只能充当一种角色;否则,会发生角色冲突。

(二)护士长角色

护士长处于医院护理管理体系中的一个特定位置。由于护士长在管理岗位上承担着一定的责任,因此被赋予相应的权利和义务。在医院护理管理指挥系统中,护士长上有科护士长、护理部主任或总护士长,下有科室护理人员。护士长在护理管理中的主要责任是带领病房全体护理人员共同完成部门护理任务;处理病房各种危急或突发事件;在信息沟通中承上启下;协调医护以及护患关系等。护士长的详细角色内容见护士长角色模式。

(三)护士长角色模式

根据护士长的工作任务和特点,不同的专家对护士长的角色模式作了不同的探讨和分析。

行政管理学者亨利·明茨伯格(Henry Mintzberg)把护士长的工作特性分析、归纳为十种角色、三大类型,即"三元"角色模式。他认为护士长主要承担有关人际关系、咨询以及决策三大方面的角色,即护理管理者、联系者、代表者、监督者、传播者、患者的代言人、企业家、资源调配者、调停者和协调者10种角色。

霍尔(Holle)和布兰兹勒(Blatchley)提出了"胜任者"角色模式,认为护士长的角色模式正如英语单词competence,即胜任的意思。

下面是以首写字母组成的这一单词整体内容说明:

C(care-giver professional),专业照顾提供者。

O(organizer),组织者。

M(manager of personal),人事管理者。

P(professional manager of care),照顾患者的专业管理者。

E(employee educator),员工教育者。

T(team strategist),小组策划者。

E(expert in human relation),人际关系专家。

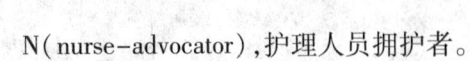

N(nurse-advocator),护理人员拥护者。

C(change-agent),变革者。

E(executive and leader),行政主管和领导者。

综上所述,结合护士长在基层护理管理实际工作中扮演的多种角色,护士长的角色可以归纳为以下12类。

1. 护理管理者　护士长在病房8小时工作,24小时负责。主持各种病室会议;组织护理查房;考核下属行为表现和工作成绩;管理病室教学和科研;负责排班等。工作中以身作则,为人表率;指导并带领下属护理人员共同完成护理任务,实现护理目标。

2. 联络者　护士长在工作中需要不断地与护理人员、上级护理管理者、医师、其他医技人员、患者及家属、后勤等人员进行沟通,保证创造一个良好的工作场所和利于患者治疗康复的环境。

3. 代表者　在处理行政、业务工作中,护士长代表病房参加护理部或院方的各种会议,接待来访者,介绍病室环境和设施等。有人称护士长为"病房的象征"。

4. 监督者　护士长有责任对病房的各项护理活动与资料进行监督。护士长经常巡视病房,收集患者病情信息,检查护理计划的实施情况;查对处理医嘱;检查各班护士的交班记录、技术操作、护理质量;听取医师、患者及家属反映;监督各项规章制度的落实,促进各项护理活动顺利进行。

5. 传达和宣传者　护士长要主持病室各种会议,将上级的文件、指令、命令和政策精神等传达给护理人员,宣传有关的方针、规定及有关护理知识等;同时,收集患者、家属及护理人员的意见并汇报给上级管理部门。

6. 护、患代言人　应维护护理人员群体利益,代表护理人员与其他医务人员协商业务工作,与行政后勤部门协商保护护理人员的权益。同时,护士长还须代表患者反映其要求,与相关人员联络沟通,以解决患者的问题,满足他们的健康需求。

7. 计划者　护士长要规划病房护理业务工作,制订年度、季和月工作计划,提出工作改进方案,促进护理质量的提高;协助护理人员制订或修改患者护理计划;根据需要修改病房有关规章制度、护理人员岗位职责等。

8. 冲突处理者　护士长有责任协调病房人员之间的冲突和矛盾,通过双方协商、劝告、解释说明等管理手段,使双方互相理解,求大同存小异,维持部门工作氛围的团结和谐。

9. 资源调配者　护士长负责病房资源的合理分配和有效利用,包括进行合理有效的护理人力资源组合,保证各班次的护理人力能够满足病房护理工作需要;对科室医疗仪器、设备、办公用品等消耗性物质的计划、申请、领取、保管、维修和报废,保证临床医疗护理工作的正常运转。

10. 协商谈判者　护士长的管理工作需要与有关部门人员进行正式、非正式的协商和谈判。如向上级申请调整护理人员,增添医疗仪器设备,改造病室环境,讨论护理人员的培训计划、福利待遇、医护协作等问题。

11. 教育者　病房是患者健康教育最直接的场所。护士长一方面有责任对自己本单元的护理人员进行教育,不断提高护理人员的素质,是护理人员、进修护士、护士学生在护理专业技术方面的指导者和教育者。同时要安排科室护理人员开展对患者健康教育项目,对患者及家属进行护理指导、健康教育。

12. 变革者　护士长是医院临床第一线的管理者,有着丰富的基层护理管理经验,最能发现护理管理上的问题,对病房护理管理有一定的权威性。护士长在病房护理管理的服务模式上有较大的自主权,可以大胆变革、创新,提高护理服务质量。

(四)护士长职责

职责是担当某种职务的人员应该履行的责任。护士长是医院护理系统中最基层的管理者,工作责任重大、涉及面广,既要带领科室或本病区护理人员按要求完成护理工作任务,又要指导督促下属,执行各项护理规章制度、技术操作规程和护理常规,开展业务学习和技术训练,解决护理技术上的疑难问题,做好病区护理新业务、新技术的引进和开发,开发护理科研活动,搞好病房管理,提高护理人员的业务技术水平和医院护理质量。护士长具体职责见教材第五章。

五、护理管理者的基本素质

护理管理者的素质一般可以分为身体素质、思想素质、能力素质、心理素质和知识素质等5个方面。

(一)身体素质

身体素质是个人最基本的素质。没有健全的体魄和良好的身体素质,护理管理者就失去了事业成功的最起码的条件。身体素质包括以下几个方面:体质、体力、体能、体型和精力。

(二)思想素质

思想素质是指个人从事社会政治活动所必需的基本条件和基本品质,它是个人政治思想、政治方向、政治立场、政治观点、政治态度、政治信仰的综合表现。护理管理者的思想政治素质与其在社会生活中的位置、政治生活经历有密切关系,它是随着个人的成长,在长期社会生活实践中逐步形成、发展和成熟起来的。

(三)知识素质

知识素质是个人做好本职工作所必须具备的基础知识与专业知识。基础知识是护理管理者知识结构的基础。护理管理者需要具备的基础知识主要包括两个方面:管理学科的理论知识和相关学科的理论知识。除了对知识的掌握外,更重要的是还需要具有运用这些理论、知识和方法解决护理管理工作中实际问题的能力。

专业知识是护理管理者知识结构的核心,也是区别于其他专业领域人才知识结构的主要标志。护理管理者要具备一定的专业知识主要是指要熟悉本部门、本单位护理专业领域的理论知识和基本工作方法。

(四)能力素质

护理管理者的能力从广义上来说,是护理管理者认识、改造客观世界和主观世界的本领。从狭义上来说,是指胜任某种工作的主观条件。能力是护理管理者从事管理活动必须具备的并直接和活动效率有关的基本心理特征。它是行使管理权力,承担管理责任的基础。护理管理者的能力素质是一个综合的概念,它是技术能力、决策能力和交往协调能力等各种能力的有机结合。它包括科学决策能力、组织能力、交往协调能力以及识人用人的能力等。就能力的主体而言,不同的护理管理岗位需要的能力素质不一样,高层的护理管理者主要需要科学决策能力,中层护理管理者主要需要较强的交往协调能力,而基层护理管理者则偏重于技术方面和日常部门运作的能力。

(五) 心理素质

人的心理素质是指人在感知、想象、思维、观念、情感、意志、兴趣等多方面心理品质上的修养。心理素质是一个广泛的概念,涉及人的性格、兴趣、动机、意志、情感等多方面的内容。心理素质是管理者素质的一个重要组成部分,从某种意义上说,它制约和影响着护理管理者的素质。良好的心理素质即指具备健康的心理。护理管理者的心理素质包括:事业心责任感、创新意识、权变意识、心理承受能力、心理健康状况、气质类型和护理管理者的风格等。

第四节　护理管理面临的挑战

一、护理模式改变产生的深远影响

随着医学模式由传统的"生物-医学"向"生物-医学-社会心理"模式的转变,新的以人为本的临床护理模式不断出现。为适应医学模式的转变,以患者为中心的整体护理广泛开展。整体护理是以现代护理观为指导,以人的健康为目标,以护理程序为核心,以科学的思维方法为基础,为患者提供包括生理、心理、社会、文化等方面的整体护理服务及护理教育模式。目前最具影响力的是循证护理和全方位管理模式。

循证护理(evidence—based nursing,EBN)是受循证医学的影响而产生的护理新理念,也是高科技时代护理顺应时代发展的必然产物,是新的医学模式下护理实践的一种新模式。核心思想是审慎地、明确地、明智地应用当代最佳证据。循证护理的含义是以证据为基础的护理或遵循证据的护理学,即护理人员在护理实践中,运用现有最新、最好的科学证据对患者实施最佳的护理。包括 3 个要素:可利用的、可信的、有价值的、最适宜的护理研究证据;护理人员的个人技能和临床经验;患者的实际情况、价值观和愿望。也就是以临床护理实践为依据,根据临床证据,做出并实施护理计划;将科学证据与临床知识和经验有机地结合起来,参照患者的愿望,在某一特定领域内做出符合患者需求的护理实践的变革过程。

循证护理以临床护理实践为依据,改变了传统的临床护士以经验和直觉为主的习惯和行为,促进了护理新理念的发展。循证护理实践使护理人员有机会参与医疗干预,并使用标准化语言来描述问题和干预结果,促进护士的辩证思维,在医护合作方面取得较好的效果。循证护理将护理研究和护理实践有机地结合起来,以科学为依据、以患者为中心,可增加患者对治疗和护理的依从性。循证医学实践已成为医疗领域发展的主流,循证护理使护士以最新最科学的方法实施治疗方案,加强了医护间的协调和护理的科学性。循证护理的理念将科学与技术有机结合起来,为成本-效益核算提供依据,要求医护人员在制订与实施医护方案时,要考虑医疗成本,并促进护理科研。以证据为基础的医疗护理实践,有利于节约医疗资源,控制医疗费用的过快增长,具有不可忽视的卫生经济学价值。

循证护理对护理管理者的启示:护理管理活动,如计划、决策、人员管理等都要在遵循证据的基础上进行,以避免管理的盲目性,提高管理效率,从而促进护理管理学科的不断完善和发展。

全方位管理模式(overall every control and clear,OEC),也称OEC管理方法,由海尔集团总裁张瑞敏先生所创。其中,"O"代表"overall",意为"全面的";"E"代表"everyone,everything,everyday",意为"每个人、每件事、每一天";"C"代表"control and clear",意为"控制和清理"。其含义是全方位地对每个人每一天所做的每件事进行控制和清理,做到"日事日毕,日清日高",每天的工作每天完成,而且每天的工作质量都有一点儿的提高。这样,从基层员工到高层主管的每一位干部都知道自己每天应干些什么,甚至可能自己考核自己的工作,领取自己该得到的那份报酬。其本质就是把组织的核心目标量化到人,把每一个细小的目标责任落实到每位组织成员。

执行全方位管理须建立一整套科学化、规范化、标准化的质量管理体系。包括目标体系、日清控制体系和有效激励体系所组成。OEC护理管理模式的具体做法:①确定护理管理目标体系,明确服务宗旨;②建立护理质量管理体系的组织结构;③制定一系列护理管理考核标准,并将标准量化、细化、透明化,把工作目标任务分解到每个岗、每个人;做到"事事有人管,人人都管事";④营造良好的服务氛围,推进质量管理体系的运转;⑤建立工作质量考核监督办法;⑥建立有效的激励机制。运用OEC管理模式,将护理服务质量标准列入考核范围,强化了"以病人为中心"的整体护理模式,能有效地指导护理实践,增强护士全方位护理服务意识,有助于提高护理管理工作水平。

二、人才竞争对护理管理的挑战

从国内讲,由于我国人事和分配制度改革力度加大,各地吸引优秀人才的政策和措施纷纷出台,使护理骨干人才流失率呈上升趋势,对本身就缺乏高学历、高层次的护理人才队伍来说问题就显得更加突出。从国际上看,WHO的资料显示,在千人口护士比例方面,世界绝大多数的国家已经达到3以上,部分发达国家甚至达到8以上,只有印度、土耳其、印度尼西亚、马来西亚等国家的千人口护士比例在1以下,而我国千人口护士比例刚达到1。从护理人员学历情况看,国际上发达国家的注册护士一般是高中毕业后接受护理专业教育。美国的注册护士学历均为大专及以上;韩国护士学历均为大专及以上;英国注册护士中C~H级为大专以上学历,A、B级护士为经过短期培训后上岗的护理员;法国注册护士均为大专以上学历,助理护士为大专以下学历;日本护士学历层次均为大专及以上。经济发达国家仍以高待遇大量引进护士,对外输出护理人员及护士个人想方设法到国外就业,已成为一种趋势,国内外护理服务供需矛盾日益突出。随着现代医疗

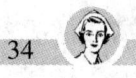

技术的提高,平均住院日缩短,病床周转率加快,使护士在单位时间内的工作量增加,护理任务日趋繁重。随着社会经济、文化的发展,使得社会在质与量两个方面对护理服务的需求,均呈明显的上升趋势,所以新形势下人才竞争已成为护理管理的突出问题。

三、新知识新技术对护理管理的挑战

人们对健康和卫生保健需求的日益扩大为护理专业的职能赋予了新的内涵,向护理从业人员和管理人员提出了更高的要求。护士不仅是患者医疗护理措施的提供者,还应是健康教育的执行者和心理问题的疏导者。护士不再仅仅作为医生的助手,而将与医生、药师等其他技术人员一样,成为整个医疗保健队伍中的重要一员,共同承担医疗保健任务。护理服务对象也从原来单纯照顾患病的人,扩展到整个人群;工作领域从医院扩大到社区;研究范围从单纯地研究对疾病的护理扩展到所有影响人群健康的领域。随着社区卫生服务体系的建立健全,社区护理工作将承担更多的初级卫生保健、流行病学调研、传染病的监控、卫生宣教等工作,成为公共卫生系统的重要组成部分。因此,护士不但要掌握医学和护理学的基础知识,还应掌握一定的社会学、人文学、心理学等多学科的知识。随着医学研究的飞速发展和科学技术的进步,大量高精尖仪器设备和技术应用于医疗领域,各种新业务、新技术广泛开展,使护理操作技术日益拓展。但目前我国护理队伍中接受过全日制大学专科、本科护理教育的比例偏小,中专护士仍然是护理队伍的主体,护理人员的素质与人们日益增长的健康保健需求不相适应,护理队伍整体素质有待提高。一些护理人员缺乏开展健康教育、心理护理所需的相关知识和技巧,难以满足社区健康保健需求。新业务的开展和新技术的应用对护士知识水平提出了更高要求,临床护理实践和护理教育的发展都面临与国际接轨的挑战。因此,提高现有护理人员的综合素质将成为护理管理者的重要任务。

四、临床护理管理面临与护理教育不相适应的严重挑战

随着我国社会经济、文化和科技的进步,护理教育事业得到了长足的发展,教育层次不断提高。尽管职业技术学校的专科、中专护理教育仍是我国护理教育的主流,但护理本科教育、护理研究生教育近年来发展迅速,各级各类成人学历教育机构以及社会力量办学机构进行的现有护理人员的学历提高和技能培训也在加强,使临床护理队伍中护士的学历知识结构得到了改善。但是在临床护理管理和对护理人员的使用过程中,多数医疗机构仍然沿用旧的管理体制,对护理人员没有进行分级、分类、分层次管理和使用,使高学历护理人员与低学历护理人员在具体工作中几乎毫无区别,有些医院甚至考虑高学历护理人员工资待遇较高,而不愿引进高层次的护理人才,严重影响本科以上学历护理人员的工作热情和积极性,迫使她们想法到国外就业;同时对进一步提高我国临床护理服务质量和高校护理学生的专业思想教育造成巨大的障碍。因此,在我国临床护理管理中亟待解决的是对不同层次护理人员的分级分类管理问题,为护理管理也提出了严峻的挑战。

五、不断完善的护理法律法规使护理管理面临新的课题

法律是由国家立法机关为国家的长治久安所提供的政策与行为准则,具有严肃、公

正、平等和强制性的鲜明特征。卫生法规是我国法律体系中的重要组成部分,是医疗工作顺利开展、维护医患双方合法权益的行为规范。护理规章制度是护理工作长期实践的经验总结,其不仅是护理人员进行护理活动的准则,医疗机构进行护理管理的依据,而且是维护患者利益的根本保证,还能够较好地规范护理市场及护理活动秩序。护理规章制度对于维护医院正常工作秩序,保证医疗护理工作正常进行,提高医疗护理质量,防止护理差错事故发生,改善服务态度都起到了重要的保证作用,是实现管理制度化、操作常规化、工作规范化和设置规格化的基础。新形势下护理人员必须增强法制观念、必须学法、守法、用法,自觉掌握和运用各项法规,健全护理管理制度、操作标准和岗位职责制,提高护理服务水平,保证护理质量,适应社会发展的需求。随着我国医疗体制建设与卫生法规的不断完善,医疗卫生护理服务市场将会日趋成熟。2008 年 5 月 12 日开始执行的我国新的《护士条例》,对进一步规范维护护士的合法权益,规范护理行为,促进护理事业发展,保障医疗安全和人体健康,有巨大的促进作用;同时对医疗卫生机构按照国务院卫生主管部门要求标准配备、使用和管理护士提出了具体要求,将对深化护理管理体制的改革产生积极的作用。

思 考 题

1. 何谓管理?科学管理的基本特征是什么?
2. 管理活动具有哪些基本职能?
3. 分析管理二重性的基本内容。
4. 古典管理理论的主要观点是什么?
5. 护理管理者需要扮演哪些角色?
6. 为什么说管理既是科学又是艺术,是科学性和艺术性的辩证统一?
7. 梅奥的霍桑实验解决了管理学中的哪些问题?
8. 产生现代管理理论丛林现象的原因是什么?
9. 影响护理管理的因素有哪些?
10. 如何应用管理原理和原则指导护理管理实践?

第二章

计　划

 【学习目标】

◆掌握　计划工作的一般步骤;目标管理在护理管理中的应用;时间管理的方法。

◆熟悉　计划的概念及种类。

◆了解　计划的形式及意义。

　　管理的过程是以计划职能开始的,管理学家亨利·法约尔曾指出:管理即意味着展望未来,预见是管理的一个基本因素。计划是全部管理职能中最基本的一个职能,它像一座桥梁,把我们所处的出发点与我们要达到的目的地连接起来。它帮助管理人员知道完成组织目标需要什么样的组织关系和人员素质,按照什么政策去领导下属工作,以及采取什么标准进行控制。计划工作是对未来工作的一种策划过程,因此,提高护理管理效率必须从管理的计划职能开始。有成效的计划,可以使组织工作有规则、有秩序、有效率地开展。本章主要讨论计划在管理工作中的目的和意义,计划的基本概念、计划的分类、计划的步骤、计划的表现形式等。

第一节　概　述

一、计划的基本概念及种类

(一)计划的基本概念和特征

　　1.计划(plan)　计划有广义和狭义之分。狭义的计划是指制订计划的过程,而广义的计划是指制订计划、执行计划和检查计划的执行情况 3 个阶段的工作过程。护理管理学家 Arndt & Huckaby 对计划的定义是:计划是权衡组织的实际情况和目标,决定行动路线,安排行动步骤,贯彻行动方针,并建立监督检查方案的整个过程。计划是工作或行动之前预先拟订的方案,包括工作的具体目标、内容、方法和步骤等,是对未来生产、技术、经济、服务等方面工作的统筹设计,是优选了的未来行动方案。例如护士根据不同情况为患者制订的护理计划,护理部制订的"全年护士工作计划"等。

计划具有以下基本特征:

(1)目的性　各种计划及由其所派生的计划都应该有助于组织目标的完成。

(2)普遍性　计划工作的特点和范围,随各级管理者的层次、职权的不同而不同,但计划工作是每一位管理者必须进行的职能工作。

(3)纲领性　计划可以影响并始终贯穿于组织、人力资源管理、领导和控制等管理活动的全过程。

(4)效率性　计划工作的效率体现在组织管理的效率,通过计划工作的步骤来明确组织目标,选择最佳方案,提高组织运行效率。

(5)前瞻性　计划工作总是针对需要解决的问题和可能发生的新变化、新机会作出决定是创造性的管理活动。

2.计划工作　一般所说的计划工作的概念是从狭义上讲的,就是根据组织内外部的实际情况,权衡客观需要的主观可能,通过科学的预测,提出在未来一定时期内组织所要达到的目标以及实现目标的方法。

制订计划实质上是一系列的决策过程,美国护理管理学家吉利斯认为,组织计划工作是由一系列步骤组成的行动过程,包括环境的调查评估、组织系统及主要子系统结构图的勾勒,组织宗旨和任务的制定,组织目标的建立,组织资源和自身能力的评估,可能的行动方案的确定,所有备选方案优劣势的分析,行动方案的抉择,以及执行计划的合适人员挑选等。计划工作需要回答以下几个方面的问题:预先决定做什么(what)?明确计划工作的具体任务和要求。讨论为什么做(why)?明确计划工作的宗旨目标战略。确定何时开始做(when)?规定计划中各项工作的开始时间和进度,以便有效控制。何地做(where)?规定计划实施的地点或场所,掌握条件和控制。何人做(who)?即何人监督执行?及如何做(how)?制定实施计划的措施、相应的政策和规划。即通常所说"5W1H"问题。

(二)计划的种类

1.按作用时间划分　可将计划分为长期计划、中期计划和短期计划。

(1)长期计划　一般指5年以上的计划,是指对未来较长时间所作的计划,要建立在对未来发展趋势充分预测、论证和研究的基础上,以科学的态度,正确的步骤进行。长期计划是由高层管理者制订,多为重大的方针策略,对组织具有战略性、纲领性的指导意义。

(2)中期计划　一般指2～4年的计划,具有战役性的特点。一般是由中层管理者制订,要求根据组织的总体目标,抓住主要矛盾和关键问题,保证总体目标的实现。中期计划的制订要注意与长期计划和短期计划的衔接。

(3)短期计划　一般指1年或1年以下的计划,是指对未来较短时间内的工作安排及一些短期内需完成的具体工作部署,是由基层管理者制订,具有战术性特点。

2.按计划的规模划分　可将计划分为战略性计划和战术性计划。

(1)战略性计划　指决定整个组织的目标和方向的计划。战略性计划一般属长期计

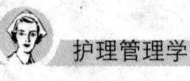

划,包括目标及达到目标的基本方法、资源的分配等,一旦实施,则不易更改。例如卫生部门修建新的健康保健机构的计划。

(2)战术性计划　指针对具体工作问题,在较小范围内和较短时间内实施的计划。战术性计划具有灵活性的特点,往往是某些大型战略性计划的一部分,是战略计划执行的具体保证。例如病房的排班计划、病房的预算计划、患者的入院计划、设备的维护计划等。

3.按计划的覆盖面划分　可将计划分为整体性计划和局部性计划。

(1)整体计划　又称综合计划,指一个组织和系统所有一切工作的总体设计,如整个医院的年度发展计划。

(2)局部计划　又称专项计划,指为完成某个局部领域或某项具体工作而制订的计划。如医院内护理部的年度发展计划,某病房的年度护理计划。

4.按计划的约束程度划分　可将计划分为指导性计划和指令性计划。

(1)指导性计划　是由上层管理阶层下达给各执行单位,需要以宣传教育及经济调节等手段来引导其执行的计划。

(2)指令性计划　是由主管部门制订,以指令的形式下达到执行单位,规定出计划的方法、步骤,要求严格遵守,具有强制性的计划,如法规、政策等。

二、计划的形式和意义

(一)计划的形式

计划的内容十分广泛,形式也多种多样,从计划作为管理的基本职能的角度出发,可以把计划的表现形式分为宗旨、目的或任务、目标、策略、政策、程序、规则、规划以及预算等。

1.宗旨(philosophy)　宗旨是组织或系统对其信仰和价值的表述,宗旨回答一个组织是干什么的,应该干什么的问题。护理工作的宗旨应该包括护理活动、护士、患者三个方面,其中"护理活动"包括对护理理论、护理教育、护理实践、护理科研、护理行政和护理管理,以及护理在整个组织中的地位等问题的认识和观点;"护士"包括对护士的权益、护士的专业发展、护士的职责、护士的晋升标准等问题的认识和观点;"患者"包括对患者的权利、患者家庭的认识和态度。明确组织宗旨,是发展具体计划的前提条件。

2.目的或任务(purpose or mission)　目的或任务是指组织机构的作用,是社会赋予组织的基本职能。世界卫生组织护理专家委员会规定护士的任务是"保持健康、预防疾病、减轻痛苦、促进康复"。这是各国护理组织都应该遵照执行的任务,并根据此任务分别制订目标计划。

3.目标(objection)　目标是在目的或任务指导下,提出整个组织活动所要达到的、最终的、可测量的具体成果。目标不仅是计划工作的终点,也是组织工作、人员管理、领导和指导以及控制工作等活动所要达到的结果。目标必须具备具体、可测量和可评价的特性。如:本年度使全体护士护理技术操作考试合格率达90%以上、两年内使40%以上的护士学历有所提高等。

4.策略(strategy)　策略是一个组织为全面实现组织目标而采取的对策。是对总体行为过程、工程部署及物资(人、财、物)分配方法的确定,是实现目标的指导和行动方针。它指出工作的重点及顺序,人力、物力、财力、时间、信息等资源的分配原则。策略为计划提供了基本原则,为解决问题采取的行动指明了方向。例如某些综合医院在发展中采用了有效的策略,将工作部署和资源分配的重点,有选择地放在医院的强项或优势学科建设上,管理者根据医院总体部署,发展专科护理,提高护理质量,把医院办得颇具特色,取得显著的社会效益。

5. 政策(policy) 政策是指组织为达到目标而制订的一种限定活动范围的计划。具体地讲,它规定了组织成员行动的方向和界限。政策往往由组织最高管理层确定,一般比较稳定,是决策时的指南;政策还赋予了目标实际意义,因此它对目标来说更具体,更具有可操作性。同时,政策的广泛性可使下级在不违反政策的前提下尽可能发挥决策时的判断力,做出更合实际的决定。组织制定政策具有三个基本作用:①树立和维护组织尊严;②保证组织成员的活动协调一致;③为组织成员指出活动方向。

6. 程序(process) 程序是根据时间顺序而确定的一系列相互联系的活动。它规定了处理问题的例行方法、步骤等具体实施方法,即办事手续。

7. 规则(rule) 规则是一种简单的计划。规则易与规程或政策混淆。规则是根据具体情况采取或不采取某个特殊的或特定的行动所作出的规定。规则可作为要求员工为实现计划而努力工作的行为规范。如护理技术操作规程,规定了各步骤顺序及时间,每一步骤均制定行动规则。然而有的规则不是规程的组成部分,如"禁止吸烟"。规则的本质反映了是否采取某种行动的管理决策。政策是指导决策中如何考虑问题,留有自由处理问题的决策权,规则在应用中不具有自由处理权。例如疾病护理常规;患者分级护理制度、查对制度、消毒隔离制度、差错事故管理制度等。

规则是一种管理手段,制定相应的规程和规则是必要的,但规则制定得过多则不利于人的创造性思维能力的发挥。

8. 规划(programmer) 规划是为实现既定方针所必需的目标、政策、程序、规则、任务分配、执行步骤、使用资源以及其他要素的复合体。它是计划过程的综合产物。例如护理部制订的护士继续教育三年发展计划,包含了各层次的护理人员的培训计划,包括培训目标、相关政策、培训方法、时间安排、经费等。

9. 预算(budget) 预算是用数字表示预期结果的一种数字化的计划。预算是文字计划实施的支持和保障,使得计划更加精确和科学。管理人员可通过预算指导控制业务工作,明确本部门与整个组织目标之间的关系。例如护理部关于护士继续教育的经费预算。

(二)计划工作的意义

计划工作是指导性、科学性和预见性很强的管理活动,对组织的经营管理活动起着直接的指导作用。计划工作的重要性主要表现在以下几方面:

1. 有利于实现组织目标 计划可以使人们的行动对准既定目标,使人们就组织目标、现状及实现目标的途径做出事先安排,以明确组织的发展方向,使各方获得明确的指示和指导。护理工作的特点决定了护理管理工作的烦琐性,如果没有周密细致全面的计划工作,护理工作可能出现杂乱紧张无序现象。只有经过周详的计划过程,护理管理者继而拟定出达标的步骤,明确护理工作的范围和期限,才有利于实现组织目标。

2.有利于减少变化带来的问题　计划工作是面向未来的,计划虽然无法做到消除未来的不确定性和环境的变化性,但通过计划过程,可以预测未来可能的变动,以及各种变动对组织的影响,并制订适应变动的最佳方案,可有效回避风险,保证组织长期稳定的发展。例如:计划将病房护理体制建立为整体护理模式病房,计划的过程是经过深思熟虑的,并有上级卫生系统和医院领导的全力支持,保证护士职责到位,以及医院辅助支持系统工作到位,进行了相应的人员培训,借鉴了有关文献资料和经验总结,也考虑了本身病房环境的条件限制及人力的配备等,就可以降低不肯定性和变化带来的影响。

3.有利于合理使用资源,提高管理效益　计划工作用共同的目标、明确的方向来代替不协调的、分散的活动,使人力、物力、财力合理分配使用,减少重复行动和多余的投入,有利于管理效益和经济效益的提高。例如,科学、合理地排班计划可使各级护理人员充分发挥各自的作用,使人力资源利用达到合理而有效;病房物资、被服、药品、仪器、设备等制订领取、使用、保管、维护计划,尽可能减少不必要的物资损耗。

4.有利于控制工作　计划工作为组织制订的目标、指标、步骤、进度、预期成果,是管理者控制活动的标准和依据,是通过纠正脱离计划的偏差而使活动保持既定的方向,因此计划是控制的基础,没有计划规定的目标作为测定的标准,就无法检查工作成效,也无法纠正偏差。控制与计划密切联系,是管理职能中的两个重要环节。例如,要检查整体护理模式病房的运转情况,就必须按照整体护理模式病房的计划条目,制定质量检查标准,衡量实施效果。

第二节　计划工作的步骤

计划是管理的一项最基本的职能,是一种连续不断的程序,经过此程序,组织可预测其发展方向,建立其整体目标,发展行动方案以达到组织目标。良好的计划必须要有充分的弹性,经过计划-再计划,不断循环,不断提高。

任何计划工作的步骤都是相近的,计划的步骤大致包括以下8个阶段内容:分析形势;确定目标;评估组织条件和潜力;拟定可选方案;比较各种方案;选定最佳方案;制订辅助计划;编制预算,如图2-1。

一、分析形势

分析形势是计划工作的真正起点,对系统或组织现存形势的分析是计划工作的第一步,通过社会调查,分析、预测、掌握组织的现状以及获取未来发展的背景材料,调查的目的是全面掌握整体情况,使计划建立在充分了解情况的基础上。在调查时管理人员要深入实际,对组织计划内历史现状进行完整的了解并进行相应的评估。调查分析的内容包括:①社会需求,社会环境,社会对组织的影响因素;②社会竞争;③组织的资源情况,包括组织内部的实力、政策、现状及人力资源的利用;④服务对象的需求。例如某医院护理

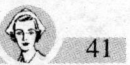

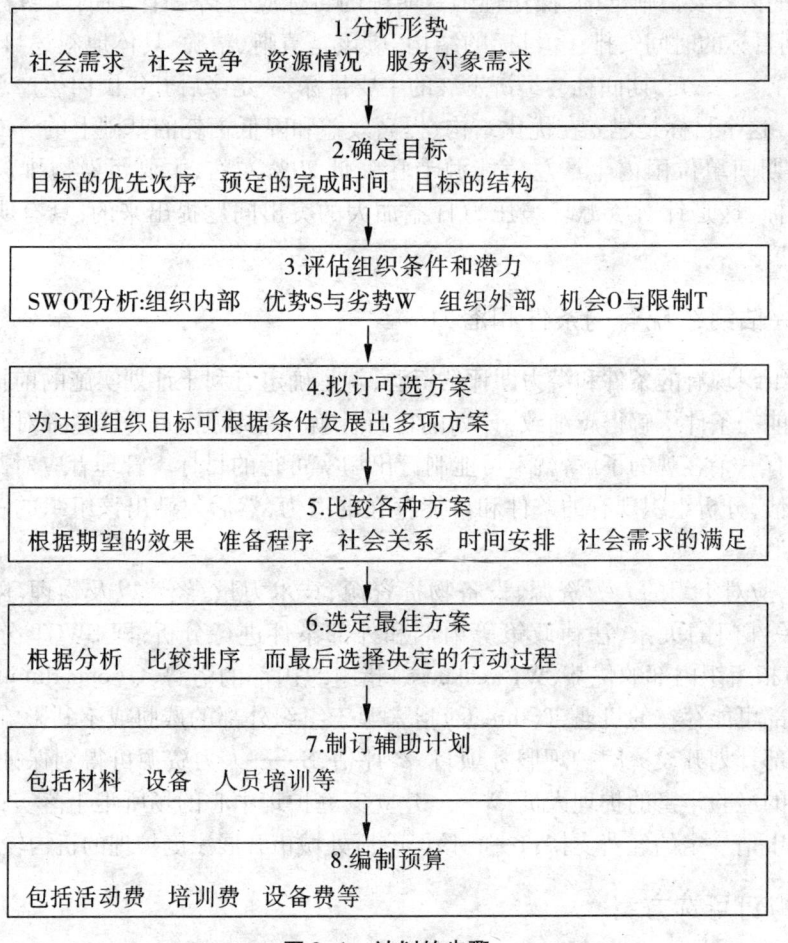

图2-1 计划的步骤

部门计划开设家庭护理服务项目应该评估社会对家庭护理的需求;医院所处社区对家庭护理的需求;医院的地理位置;开展家庭护理服务的人力、物力资源情况;其他医院开展家庭护理的有关信息资料。

该阶段的目的在于:①使管理者意识到系统是开放的系统,而将目光从战术水平提高到战略水平高度;②使管理者对组织目标做出明确定义,特别要制订具体的衡量措施;③在分析资源及限制因素时收集信息资料,发展组织策略。

二、确定目标

计划工作的第二步是在分析形势的基础上为组织或个人制订目标。通常在组织的总目标确定后,组织中各部门按照总目标再拟定各部门的分目标,而各部门的分目标又控制其基层下属单位的目标。如此层层控制,可有效地把握全体员工努力的方向,充分发挥全体职工的积极性和潜力;达到经营活动的最佳效果;促进组织内部团结一致,对外享有良好的声誉。

目标的内容要清晰准确,操作性强。明确的目标应包括三个方面:①目标的优先次序;②达到目标的时间安排;③目标的结构,应该是清晰、精确、具体地叙述目标。例如,国家提出了"十一五"期间社会经济发展的主要目标:一是今后五年国内生产总值年均增长 7.5%。这个目标是建立在优化结构、提高效益和降低消耗的基础上的。二是提出了"十一五"期间单位国内生产总值能源消耗降低 20% 左右、主要污染物排放总量减少10% 等目标,这是针对资源环境压力日益加大的突出问题提出来的,具有明确的政策导向。

三、评估组织现有的条件和潜力

评估组织现有的条件和潜力即评估资源,就是确定有利于计划实施的前提条件和期望环境。前提条件了解得越细致,计划的可行性就可能越强,如果管理者对其部门的现有条件没有一个客观的了解,就不可能制订出切实可行的目标。管理者应对其部门进行彻底地评估,分析组织现有的条件和可能存在的潜力,然后勾勒出该组织的一幅完整而精确的图形。

因此,应对组织的人力资源、设备物资资源、技术力量、经费以及物理环境、人际关系、与相关部门的关系、法律政策等内部和外部条件进行分析,即 SWOT 分析,其中 S(strength)指组织内部的优势,W(weakness)指组织内部的劣势,O(opportunities)指来源于组织外部可能存在的机遇,T(threats)指来源于组织外部的威胁或不利影响。例如,某医院护理部计划开设家庭护理服务项目,经评估,S——人力资源可得到保证,有一批有志于此业的经验丰富的护理人员;W——建立家庭护理中心的场所难于落实;O——可向上级部门申请一定的经费支持;T——该医院所处城市开展家庭护理的机构较多。

四、拟订可选方案

根据资源评估和调查,可依据目标提出可供选择的方案。一个计划往往同时有几个可供选择的方案,应在分析的基础上,从这些备选方案中挑选出最有成功希望的一个或数个方案,这样可使计划同时具有合理性和灵活性。

拟订可选方案应考虑到:①方案与组织目标的相关程度;②可预测的投入与效益之比;③公众的接受程度;④下属的接受程度;⑤时间因素等。

五、比较各种方案

计划工作的特点是可变性和不确定性。在该步骤中,将几个备选方案的可变因素和不确定因素进行比较、分析、论证、评价,包括其可靠性、科学性、可行性及经费预算的合理性、效益的显著性等,并根据其前提和目标来权衡,按优先次序排列。同时还要考虑以下因素:①所期望的社会效益;②是否符合有关政策规定;③公众的心理准备和承受程度;④社会关系的有关因素;⑤时间安排的可行性。

六、选定最佳方案

这是计划工作的关键一步,对备选方案按上述步骤进行分析、比较、排列优先次序后,结合组织、部门的实际情况和可承受的具体条件,对被选方案的合理性、可操作性和经济性等进行取舍,舍去不合理或者不可行的方案,选择可行性强、满意度高、低投入高收益的最佳方案,正式确定。

七、制订辅助计划

辅助计划是总计划下的分计划,是主计划的基础。即在选定计划方案后,派生出以辅助和扶持该方案的具体计划。例如,建立社区家庭护理服务的总计划中就有设备的添置计划、资金的使用计划等辅助计划等。辅助计划是保证总计划能按时有效执行并达到预期计划目标的必要措施。

八、编制预算

预算是数字化的计划,通过数字来大体反映整个计划。编制预算实质上是资源的分配计划,包括人员、设备、经费、时间等方面的内容。通过编制预算,组织对各类计划进行汇总和综合平衡,控制计划的完成进度,才能保证计划目标的实现。例如分类预算出各种费用的开支情况。预算是衡量计划工作进度和完成程度的重要标准,预算与实际吻合程度的大小取决于管理者之间沟通的有效性和管理者对相关因素的熟悉程度。

第三节 目标和目标管理

一、目标

在确立目标之前,组织必须明确其宗旨和任务。宗旨是组织的中心思想和信念,任务是组织努力的方向,而目标则是在宗旨和任务指导下,整个组织要达到的可测量的、最终的、具体成果。

(一)目标的性质

1.目标的层次性 一个组织从结构上看是分层次的系统组织,因此组织的目标也应层层分解,构成一个完整的目标系统。组织目标有总目标和次级目标,次级目标为总体目标的实现提供基础条件。

2.目标的网络性 目标和具体的计划构成网络,组织的目标通常是通过各种活动在网络中相互联系、相互促进来实现的。有效的组织结构应该使目标之间左右关联、上下贯通、彼此呼应、融为一体。

3.目标的多样性 目标的多样性表现在目标按优先次序分有主要目标和次要目标,按时间长短分有长期目标和短期目标,按目标的性质分有定性目标和定量目标等。

(二)目标的作用

目标在管理中决定着各种管理活动的内容,决定着管理方法的抉择,决定着管理的

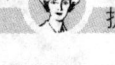

结构、层次的确定、人员的配备等,因此,它的作用如下:

1.导向作用　目标是组织要达到的未来理想的状态,对组织管理活动、组织发展规划、成员努力方向等起着导向作用。目标的导向作用与管理效能直接相关,可以用公式表达：　目标×工作效率＝管理效能。因此,目标直接影响组织活动及成员的行为,关系到组织兴衰,而管理者也只有明确组织目标才能判断组织的正确方向。

2.协调作用　目标规定了组织成员的具体任务及责任范围,对各部门及其成员的思想和行为具有统一和协调的作用。明确而切实的目标,可以使上下左右思想和行动一致,从而提高工作效率。

3.推动作用　目标反映社会、集体、个人对某种需要的愿望和要求,决定着组织未来的走向,对成员的行为具有推动作用。一个明确具体、切实可行的目标,可以激发人们的动力,鼓舞士气,提高组织成员的自觉性和责任感。

4.标准作用　目标兼有标准作用。目标可成为组织成员工作成效的衡量尺度。评价结果,及时反馈,又可以帮助组织成员进一步明确行动方向,为实现组织目标努力。

5.激励作用　目标具有激励作用。切实可行的组织目标,将个人的需要与组织目标结合起来,对组织成员产生强烈的期望,以提高其工作的主动性和责任感,并激励人们在实现目标的同时发挥更大的潜能,获得个人的更大发展。

(三)确定目标的标准

明确、具体、切实可行的目标应具备以下标准:

1.目标的陈述应规范明确　清楚地表示出可供观察的行为,例如:"使 ICU 的护士熟悉呼吸机的使用"就是一个模糊的目标,而"在 ICU 的护士应有独立使用呼吸机的能力"的表述,目标就较为明确。

2.目标要有明确期限　目标中应含有明确的时间跨度,也就是实现目标的期限。一般护理组织的目标时限可按天、周、月、季度、年度等为基础。如在 1 年内使全体护士护理操作考试合格率达到 90% 以上。

3.目标要明确约束条件　组织成员要在一定环境条件下完成任务,实现组织目标,所以制定目标时要确定实现目标的范围和基本前提条件。例如:"在维持去年患者出院满意率的基础上提高本年度床位的周转率"。

4.目标必须能够实现　目标虽然具有一定的难度,能激发起员工的挑战性,但目标应该是适宜的,是经过努力能够实现的。高不可攀的目标则会挫伤员工的积极性,而目标太低不仅不能有效激发员工的主观能动性,还会产生消极影响,因此目标必须是可以层层落实的。只有下一级的目标实现了,上一级的目标才有实现的保证。所以部门的目标不能套用上级目标,而必须根据上级的目标和部门情况制定具体目标。

5.目标必须可测量或评价　为了保证目标的顺利实现,就要对目标实施监督和检查,就必须按期考核、测评。所以目标应尽可能的数量化、具体化,使目标具有可测量性。所谓数量化,就是给目标规定明确的数量界限。如使用率、百分比、评分等方法。所谓具体化,就是对目标的描述尽可能详细和明确,便于操作。如提高护理质量的目标可具体为"急救物品完好率达 100%、住院患者压疮发生率为 0%"等。

二、目标管理

目标管理(management by objectives,MBO)是在泰罗的科学管理和行为科学理论基础上形成的一套管理制度,是建立在职工能力充分开发的基础上,以工作目标为中心的一种管理方法。1954 年,美国著名企业管理家彼得·德鲁克(Peter Drucker)在他所著的《管理的实践》一书中,首先提出了"目标管理和自我控制"的主张。当时科学管理理论和行为管理理论得到了充分的发展,但是在泰勒和法约尔管理思想的指导下,形成了只重视生产效率的监督式、压制式管理方法,梅奥的行为科学理论提出了人性化管理,在这种情况下需要有一种管理方法将两重思想综合起来,将实现组织目标所需的工作和做这些工作的人结合起来,目标管理正是这两者结合的产物,目标管理在当时的企业界产生了极大的影响。我国实行目标管理始于 1978 年,是伴随着推行全面质量管理而兴起的。

(一)目标管理的概念

目标管理是一种管理思想,也是一种管理方法。目标管理是组织中的最高领导层根据组织面临的形势和社会需要,与下属商量后制定出一定时期内组织经营活动所需达到的总目标,并以书面文件的形式予以固定,然后层层落实,要求下属各部门主管人员以至于每个职工根据上级制定的目标,分别制定分目标和保证措施,形成一个目标体系,并把目标的完成情况作为各部门或个人考核依据的过程。目标管理的实施过程一般分以下几个步骤:①上下级共同商定各级目标,具体到每个成员,形成目标体系;②写成书面文件,签订目标责任书;③实施过程中权力下放,实行自我控制;④上级定期检查督促;⑤终了进行考核评价;⑥依照协议规定进行奖惩。

(二)目标管理的特点

1. 目标管理强调员工参与管理　在目标管理中目标及其衡量方法是由上级和下属共同协商后制定的。根据组织的总目标制定部门目标,每名职工根据本部门的目标和个人职责,明确各自的任务、方向、考评方式,形成目标连锁及目标体系,并相互配合共同完成组织目标。

2. 目标管理强调自我管理　在目标管理中强调以人为中心,以目标激励人。下级不是按上级硬性规定的程序和方法行动,而是通过成员自主管理和自我控制,来实现规定目标。工作过程的自我管理可提高员工的工作积极性和创造性,增强员工的组织责任感。

3. 目标管理强调自我评价　上级的责任是控制和分解目标,最后依据目标进行考核。而在目标管理实施过程中,员工要发挥自身的作用,通过自己的监督、衡量与评价,不断进行有效的反馈并修正自己的行为,以达到目标的实现。

4. 目标管理强调整体性管理　目标管理是将组织的目标逐层分解落实。每个部门的每一成员各自的分目标以总目标为导向,使员工明确各自的工作目标与总目标的关系,共同完成总目标。

5. 目标管理强调目标特定性　目标特定性是指下级目标与上级目标的一致性。由于下级与上级共同参与目标的制定,并将组织目标转化为具体的可测评的部门或个人目标,使目标具有特定性,有利于员工自我检查,有利于上级的评价,也促进了上下级之间的合作,以共同达到组织目标。

(三)目标管理过程

目标管理一般分为制定目标体系、组织实施、检查评价3个阶段。

1. 制定目标体系　建立一套完整的目标体系是实施目标管理的第一步,同时也是最重要的一步。如果目标体系建立的越合理越明确,那么以后各阶段的具体过程的管理和评价就越容易。这一阶段可分为以下4个步骤:

(1)高阶层领导者制定总体目标　这个目标是上级管理者根据组织的长远计划和客观环境条件,与下属充分讨论研究后制定的。

(2)重新审议组织结构和职责分工　目标管理要求每一个目标和分目标都要成为能够落实到个人的确切责任,因此在编定总目标之后,需要重新审查现有的组织结构,全面考虑,适时调整,根据整体目标要求,明确职责分工。

(3)确定下级和个人的分目标　在总目标的指导下,制定下级和个人的分目标,总的原则是分目标一定要支持总目标,个人目标一定要与组织目标相协调。在制定具体目标时要注意:目标必须要有重点,不宜过多;要尽量使目标具体化、定量化,以便测量;目标还要有挑战性以激励士气,但又不能太高,以免挫伤信心。

(4)形成目标责任　上下级就实现各目标所需要的条件及实现目标后的奖惩事宜达成协议,并授予下级在支配人、财、物及对外联络等方面相应的权力。双方意见一致后,由下级写成书面协议。形成目标责任的过程包含多次协商,以及正式或非正式的沟通。

2. 组织实施　目标管理强调执行者自主、自治、自觉和自行解决问题实现目标,但不等于达成协议后领导可以放手不管。相反,由于形成了目标体系,管理者应对目标实施过程进行定期指导、检查。检查的方法是自下而上,由下级主动提出问题和报告,管理者主要是提供信息、协助、支持、解决问题及创造良好的工作环境。上下级要定期检查双方协议的执行情况。

3. 检查评价　在实现目标预定期限到达后,应及时检查和评价目标完成情况,以各自的目标及目标值为依据,对目标实施的结果进行考核,评价管理绩效。①自检:由实施者自我检查目标完成情况,并上报上级。②商谈:上级检查后与实施者进行商谈沟通,对自检结果提出看法,为再次制定更高目标提供参考依据。③评价:目标实施最终结果要与成绩或不足结合进行评价,按照预先制定的奖惩协议给予相应的奖惩。评价可分为4个等级,超过预期目标为A级;完成预期目标为B级;未达到预期目标为C级;结果与预期目标相反或差距深远为D级。评价方法可通过自评后再进行评议,经上级核实确定。④总结:将目标管理中的经验及教训进行总结,再次制定另一目标,进入目标管理的下一个循环。

(四)目标管理的优点

1. 目标管理有利于调动各级人员的积极性　目标管理促使管理者权力下放,使下属获得锻炼管理能力的机会和分担组织成败的责任心。同时可以造成一种全体员工都关心组织整体目标的局面,从而得到一种组织的活力和生机,大大改善组织的素质。

2.目标管理有利于提高管理效率 目标管理要求各级管理人员都要注重考虑实施目标的人力、物力、财力等资源的合理分配,整体实施过程中注意的问题,以便提高管理的科学性和协调一致性,根据目标管理实施过程中各级人员所承担的责任和任务,可以清楚地划分上、中、下各层领导者的职责范围和工作呈报关系,提高了管理效率。

3.目标管理有利于提高生产力 目标管理是一整套科学而周密的管理方法,由于目标是员工参与制定的,这比强迫遵循的目标更具有工作动力。目标体系实现了对整体目标的分解,而分解的各个子目标要求相互支持,环环紧扣,把各方的积极性、创造性以及可能采取的措施都汇集起来,从而提高了劳动生产力。

4.目标管理有利于激发员工的自觉性 目标管理调动了员工的积极性、主动性、创造性和责任心,从而提高了士气。因目标体系是由员工参与制定的,每个员工都知道自己在整体工作中的地位和作用;对员工的适当授权,并给予适当的支持,激发了员工工作的自觉性;通过评价对目标实现者进行奖励,将个人利益与组织利益有机地结合起来,这种评价比较公正、客观、合理。

5.目标管理有利于进行有效地控制 管理控制的主要问题之一是如何进行监督,而目标管理使考核目标明确,并为管理者提供了监督控制的标准。管理者通过定期的检查、督促、反馈、小结可以及时发现工作中的偏差,并予以纠正和调整,做到有效的控制。

(五)目标管理的局限性

目标管理虽然在不同的组织中对生产力的改进颇具成效,但也存在不足之处。

1.目标管理的目标制定有一定的难度 有些目标难以具体化和定量化(例如责任心);或因下级对整体目标与个人目标的关系还没有理清;或由于组织结构上、制度上以及职权上存在的问题等,使目标的制定增加了难度。

2.目标管理限制了管理者管理能力的发挥 目标管理注重短期性、可见性问题的处理,而忽视了管理者对应急事件处理的应变能力和压力处理及组织间的协调能力的培养。由于目标管理特别重视未来的结果,常会忽视常规工作的管理,则可能导致工作秩序的混乱。

3.目标管理常忽视成本核算 目标的商定需要上下级之间反复沟通,协商讨论,并写成书面形式,花费较多的人力、物力和时间;且目标管理容易使员工为争取好的结果而不计方法,因而易滋生本位主义、急功近利的思想,较少去寻求省时、省钱、省力的方法。

4.目标管理缺乏灵活性 计划是面向未来的,计划制订后还要不断进行调整,目标随之也要改变。而目标管理在制定目标后,不宜更改;否则,会导致目标体系前后上下不一致,造成连锁性的工作困难。

(六)目标管理在护理管理中的应用

护理目标管理是将护理整体目标,转化为各部门、各层次及个人的目标,建立管理的目标体系,实施具体化的管理行为,最终实现总目标的过程。

1.具体内容 根据医院的整体规划,护理部制定护理工作总目标,通过建立护理目标体系,制定各部门、个病房及护理人员个人的目标,确定目标和工作标准、职责分工、工作期限、评定方法以及奖惩措施,通过指导实施、定期检查、终末考核等措施实现护理工作总目标。

例如:护理部根据全院提高服务质量,减少事故差错的整体要求,提出"在 1 年内使全院护理人员的护理技术操作合格率达 90% 以上"的目标。

第一阶段:制定目标体系

第一步:护理部领导制定总目标,即在 1 年内使全体护理人员护理技术操作合格率达到 90% 以上。

第二步:建立"护理技术操作质量控制小组",有护理部主任亲自负责,各病房护士长作为督察员,授予督察员检查权、考核评分权、奖罚权等权力,明确督察员的职责。

第三步:护理部主任、护理技术操作质量控制小组成员以及各有关部门的护理人员层层落实,制定护理技术操作质量提高和考核的病房目标、个人目标。

第四步:护理部、护理技术操作质量控制小组、病房护士就本年度各级目标达成后的奖惩事宜达成书面协议,使每名护理人员明确自己的任务和完成任务的时间期限,并将目标的达到与否与病房质量评比和经济效益、护理人员个人的晋升和经济效益联系起来。

第二阶段:组织实施

护理部、护理技术操作质量控制小组组织学习,提高护理人员对提高服务质量、减少事故差错重要性的认识;大力开展护理技术操作技能比赛;督促护士定期进行操作指导、训练、考核提高护理人员的护理技术操作水平;按照三查七对的规章制度执行医嘱和护理技术操作;建立差错事故登记报告制度。

第三阶段:检查评价

护理部、护理技术操作质量控制小组通过督促护士的自我检查、互相检查、组织护理技术操作考试、比赛,护理技术操作质量控制小组暗查、定期考核、年终考核等措施检查目标的达到情况,并及时反馈进展和问题,以促进改革和提高。最后,按考核的综合成绩(根据协议)给予病房及护理人员相应的奖惩。

2. 应用中的注意事项

(1)向护理人员详细解释宗旨、任务、目标和方法。目标的设立是目标管理的重要部分,充分宣传目标管理的方法,有利于员工建立自己的目标。

(2)印发一份简明的宗旨、任务、目标和工作标准的说明书,可使所有的护理人员都能了解护理部的宗旨任务、资源以及限制因素,使上下的目标明确统一。

(3)严格制度,在目标管理的过程中,护理部及有关责任人,应层层把关,严格控制,了解工作的进展,给予及时的支持和指导。

(4)在检查评价阶段,可不断输入新的信息,如外院、学校部门的护理技术操作新进展和考核方法,以做参考。

第四节 时间管理

一、时间管理的含义

时间像一条永不回头的直线,一去不复返。富兰克林曾说:"时间是生命的本质。"管理大师德鲁克说:"不能管理时间,就什么也不能管理……我们称之为工作成就的生产程序里,最稀有的资源就是时间。"时间是宝贵的资源,被人们认为是生命、是金钱、是速度,由此可见时间在人们生命活动中的珍贵性。在当今竞争激烈和信息飞速发展的时代,时间的价值更进一步体现在管理活动中。

(一)时间的本质

时间的本质是一种有价值的无形资源。每个人所能拥有的时间是固定(一天24小时,一年365天)而有限的。做任何事情都需要花费时间。但对时间而言,一个人在单位时间内所付出的劳动所获得的社会价值及个人价值是不同的。从管理角度看,时间是分配各种活动过程所需要的周期及其起点和终点,规定各种活动衔接和循环的连续性。时间是管理者要考虑的重要资源,需要有效的安排和使用。

(二)时间的特征

1. 客观性 时间是无形的但又同物质一样客观存在。

2. 方向性 时间的流逝具有"一维性",是以一定的方向、一定的规律运动。同时一旦错过,将永远失去。

3. 无储存性 时间虽然是一种资源,但这种资源无法储存,不论如何利用时间,时间总是在消失、流失。

(三)时间管理的概念

时间的管理(time management)是指在同样的时间消耗下,为提高时间的利用率和有效率而进行的一系列活动,它包括对时间进行的计划和分配,以保证重要工作的顺利完成,并留出足够的余地处理那些突发事件或紧急变化。

(四)时间管理的意义和作用

1. 提高工作效率 通过研究时间消耗的规律,认识时间的特性,探索科学安排和合理使用时间的方法,可提高工作效率。时间管理可使管理者自行控制时间而不被时间控制,控制自己的工作而不被工作左右,从而对时间资源进行合理分配。

2. 有效利用时间 管理者如果能有效管理时间,就可以最小的资源投入获得最大的效益,做到事半功倍。护理管理人员常因为琐碎的管理事物而不能有效控制时间,以至于常有劳而无功的感觉。学会科学管理时间的方法可帮助管理者在有限的工作时间内通过合理安排,提高时间的使用效率。

3. 激励员工的事业心 时间管理是发展生产力的客观需要,也是实现个人价值、对社会作贡献和取得成就的需要。有效利用时间可以使员工获得更多的成功和业绩,从而激发成就感和事业心,满足自我实现的需要。

二、时间运用情况的评估

(一)评估时间使用情况

了解自己工作时间的具体使用情况是有效时间管理的第一步。管理者可准备一本日志或记事本,按时间顺序记录所从事的活动;评估时间是如何消耗的,每一项管理活动需要多少时间;时间安排的依据是什么,你的处理方法是什么,紧急的事务是什么,自己每日最佳的工作时段、效率最低的工作时段是何时。这样可以让管理者了解花在每一项活动上的时间有多少,当记录条目足以代表管理者的工作活动内容时,再计算每一类活动所消耗的时间占整个工作日时间的百分比,如果分析结果显示时间分配不平均或与重要程度不符合,则管理者必须重新修正工作方针,以提高管理效率。

(二)了解个人时间浪费的原因

浪费时间是指所花费的时间对现实组织和个人目标毫无意义的现象。浪费时间评价分析是时间管理的重要一环。造成时间浪费的原因有客观因素和主观因素两个方面,见表2-1。

表2-1 浪费时间的原因

	客观因素	主观因素
1	意外的电话或来访	缺乏有效管理时间的意识和知识
2	计划内或计划外的会议过多	无工作计划或工作日程计划不周
3	无效或不必要的社交应酬过多	未制定明确目标和优先次序
4	信息不够丰富	工作目标不当或不足
5	沟通不良或无效沟通,反复解释说明	不善于拒绝非本职工作、非自己熟悉的工作、非感兴趣的工作
6	缺乏反馈	处理问题犹豫不决,优柔寡断
7	合作者能力不足	缺乏决策力
8	政策程序要求不清晰	文件、物品管理无序
9	文书工作过多,手续繁杂	工作时精神不集中,有拖拉习惯
10	上级领导工作无序无计划	随时接待来访者
11	事务性、手续性工作太多	不能恰当授权

(三)确认个人最佳工作时间段

充分认识最佳工作时间段是提高工作效率的基础。管理者要评估时间的利用情况包括:认识自己在每日、每周、每月、每年不同的身体功能的周期性,充分了解自己精力最旺盛和处于低潮的时间段,然后依照个人内在生物钟来安排工作内容。从生理学角度讲,25～50岁是最佳工作年龄,作为管理者一般35～55岁是最佳工作年龄。允分利用最佳工作时间表现在感觉精神体力最好的时间段里,宜安排从事集中精力及创造性的管理活动,而在精神体力较差的时间段中可以从事团体活动,以通过人际关系中的互动作用,提高时间利用率。

三、时间管理的方法

(一)80/20时间管理法则

19世纪意大利经济学家帕雷托(PARETO)发现:80%的财富掌握在20%的人手中。从此这种80/20规则在许多情况下得到广泛应用。一般表述为:在一个特定的组群或团体内,这组群中一个较小的部分比相对的大部分拥有更多的价值。

80/20法则也被推广至社会生活的各个部分,且深为人们所认同。例如,在企业中,通常认为它80%的利润来自于20%的项目或重要客户;经济学家认为,20%的人掌握着80%的财富;心理学家认为,20%的人身上集中了80%的智慧;推而广之,我们可以认为,在任何大系统中,约80%的结果是由该系统中约20%的变量产生的。80/20法则对所有人的一个重要启示便是:避免将时间花在琐碎的多数问题上,因为就算你花了80%的时间,你也只能取得20%的成效。你应该将时间花于重要的少数问题上,因为掌握了这些重要的少数问题,你只花20%的时间,即可取得80%的成效。

总之,时间管理的重要意义在于能经常以20%的付出取得80%的成果,最后的结果占了80%的大部分。因此,在工作或生活中,应该把十分重要的项目挑选出来,专心致志地去完成,即把时间用在更有意义的事情上。

(二)ABC时间管理法

美国管理学家莱金(Lakein)建议为了有效管理及利用时间,每个人都需要为自己定下三个阶段的目标,长期目标(即今后5年欲达到的目标),中期目标(今后2～3年实现的目标),短期目标(现阶段要达到的目标)。将各阶段的目标分为ABC三个等级,A级为最优先(必须完成的)目标,B级为较重要(很想完成的)目标,C级为不重要(可暂时搁置的)目标。

建立长、中、短期目标的优先次序很重要,因为管理者往往没有足够的时间去了解任何一阶段中所有的目标。使用ABC目标管理法,可以帮助管理者对紧急、重要的事件立即做出判断,提出处置措施,提高工作效率。

1. ABC时间管理法的核心 ABC时间管理法的核心是抓住主要问题解决主要矛盾,保证重点工作,兼顾全面,提高工作效率。

2. ABC时间管理的步骤 ①列清单:每天工作开始时列出全天工作日程清单。②工作分类:对清单上的工作进行归类,常规工作按程序办理。③工作排序:根据事件的特征、重要性以及紧急程度确定ABC顺序。④划出分类表:按ABC类别分配工作项目、各项工作预计的时间安排以及实际完成情况的时间记录。⑤实施:首先全力投入A类工作,直到完成,取得效果再转入B类工作,若有人催问C类工作时,可将其纳入B类工作,大胆减少 C 类工作,以避免浪费时间。⑥总结:每日进行自我训练,并不断总结评价,提高时间管理效率。

四、时间管理的艺术

(一)拟定时间进度表

拟定时间进度表可以帮助管理者预先做好准备工作,提高效率、减少错误。管理人员在时间管理上所遇到的问题是一些活动的范围、深度、广度难以精确掌握。时间管理统计法是实现拟定的时间进度表。时间进度表应力求详尽,尽可能地把将来发生的情况安排到计划之中并留有余额,以防出现意外事件时束手无策。时间管理统计法的目的是对时间进行记录和总结,并可分析浪费的原因。评价时间的应用情况以采取适当的措施节约时间。记录时注意真实性和准确性,并做到及时,以达到时间管理的目的。

(二)确定优先工作的方法

根据时间管理的原则,管理者达到良好的工作努力/工作效率比率,必须优先处理最有价值、最紧急的任务。将每日的工作列出先后次序,然后根据先后次序安排时间,工作时要精神集中,全身心地投入到工作中去,避免各种干扰,从最重要的工作做起,依次类推。一件事情完成以前,不要开始另一件事情,以免在回到前一件事情时,必须花费时间和精力重新进入工作状态。同时建立时间管理系统,使用先进的管理方法及各种信息设备、现代化办公设备,如计算机、复印机、电话、传真、电子信箱等。

(三)授权

护理管理者可通过适当授权来增加自己的工作时间,使自己的工作时间更加有价值,同时还为下属的锻炼成长提供了机会。授权是指在不影响个人原来工作责任的情况下,将自己的某些责任改派给另一个人,并给予执行过程中所需要的职务上的权力。管理者计划授权的工作内容包括该项工作要分配给何人,如何使这些下属有权力和动力做好所授予的工作。授权应该是一种法定合约行为,管理者和下属都应该了解和同意授权行为以及附加的条件。为了执行工作的方便,管理者因赋予下属一些特定的权力,并以书面通知的形式向其他相关人员说明该员工已获授权。可以运用必要的资源、接受必要的指示、实施必要的管理、提出必要的报告等。

(四)拒绝艺术

护理管理者掌握拒绝艺术也是合理使用时间的有效手段之一。每个人的时间都是均等固定的,管理者也不例外。因此,面临各项工作,管理者要有所取舍,做到有所为,有所不为。许多情况下,管理者很难拒绝同事的一个请求,类似事件在不经意间会占用管理者大量时间。在下列情况下管理者应该合理拒绝承担不属于自己工作范围的责任:当请求的事项不符合个人的专业或职务目标;当请求的事项非自己能力所及,且需花费很多时间;当请求的事项是自身感到很无聊或不感兴趣;承担该请求后会阻碍个人做另一件更吸引人且有益于自己的工作时。为了避免内疚以及预防因拒绝同事的请求而人缘尽失的后果,管理者一定要学会如何巧妙而果断地说"不",最好不要解释为什么"不要",因为对方会将这些解释作为条件性拒绝,而会想出理由来反驳。拒绝要注意时间、地点、场合,避免伤害他人。

(五)养成良好的工作习惯

养成良好的工作习惯可以使管理者有效地运用时间。护理管理者处理的问题往往千头万绪,因此在日常工作中应该讲求节约时间和工作效率。养成良好的工作习惯:①减少电话的干扰,打电话要尽量抓住重点,电话旁边放好纸笔,便于记录重要事项,避免打社交性的电话,以减少不必要的干扰;②在办公室以外的走廊或过道谈话,可以节约时间,如谈话内容重要,再请到办公室细谈;③控制谈话时间,如交谈中觉察内容不重要,可站起来,或看看表,或向门口走去,或礼貌地直接解释手中正在处理一件紧急文件,表示谈话可以结束;④鼓励预约谈话,对护理人员可安排在每日工作不忙的下午时间段进行会谈;⑤对护理有关档案资料要进行分档管理,按重要程度或使用频繁程度而分类放置,并及时处理、阅读,抓住要领;⑥减少会议,缩短会议时间,并提高会议效果,准时开始,做到不开无准备的会议,不开无主题的会议。

(六)保持心理健康

保持心理健康可使管理者有高涨的工作热情,提高办公效率。心理健康既有心理因素,又有复杂的社会因素,管理者要学会控制自己的情绪,避免因情绪因素影响自己的工作效率,造成时间浪费。一个心理健康的人,能够做到在几秒钟内从不良情绪中解脱出来,高效地利用时间,提高工作效率。

思 考 题

1. 何谓计划? 计划在管理过程中的作用有哪些?

2. 制订计划有哪些步骤?

3. 目标制定应满足哪些条件?

4. 何谓目标管理? 目标管理具有哪些特点? 其基本过程分几个阶段?

5. 什么是时间管理?

6. 如何减少电话和短信的干扰?

7. 在哪些情况下,管理者可拒绝承担责任?

8. 护理部根据全院提高服务质量的整体要求,提出"在一年内使全体护理人员护理技术操作合格率达90%以上"的目标,请设计出目标管理的过程。

9. 某医院护理部门计划开设家庭护理服务项目,你认为此部门应对形势做哪些方面的评估?

第三章

组 织

【学习目标】

◆ 掌握　组织设计的含义、内容及常见的组织结构图。
◆ 熟悉　组织、组织结构、正式组织、非正式组织、组织文化等的概念；举例
　　　　说明组织的作用及基本原则在护理管理中的意义。
◆ 了解　我国医院内护理组织系统现状。

　　组织是管理的基本职能之一。组织存在的基础是人们活动的社会性，随着社会经济的发展，人们的需求也日益多样化，要满足这些需求仅仅单靠个人的努力是无法完成的，需要大家的共同努力，因此组织便应运而生，在组织中统筹安排人、财、物，以最小的消耗取得尽可能多的成果。组织的产生对人类的发展至关重要，作为管理者就是要不断发展和完善组织，使之更好地发挥作用。

第一节　概　述

一、组织的一般概念和基本要素

(一)组织的一般概念

组织包含两种含义，即名词性组织和动词性组织。

名词意义上的组织一般是指两个或两个以上的个体按照一定的目标和宗旨建立起来的社会团体，如工厂、医院、各级政府机关、学校、各个层次的经济实体、各个党派和政治团体等，这些都是组织。名词意义上的组织有广义和狭义之分。从广义上说，组织是指由诸多要素按照一定方式相互联系起来的系统。系统论、控制论、信息论、耗散结构论和协同论等，都是从不同的侧面研究有组织的系统的。从这个角度来看，组织和系统是同等程度的概念，在这个定义中包含有生物学中有机体的组织。在西方，组织的原意来源于器官(organ)，因为器官是自成系统的，如皮下组织、肌肉组织等出自细胞组成的活组

织;动物的群体组织,如一窝蜜蜂就是一个以蜂王为核心、秩序井然、纪律严明的群体;还有人的组织等。

从狭义上来说,组织是指人们为实现一定的目标,相互合作而组成的团体或集体。也就是说,组织是指人们为了实现一定的目标,互相协作结合而成的集体或团体,如党团组织、工会组织、企业、军事组织等。狭义的组织专门针对人群,运用于社会管理之中。在现代社会生活中,人们已普遍认识到组织是人们按照一定的目的、任务和形式编制起来的社会集团,组织不仅是社会的细胞、社会的基本单元,而且可以说是社会的基础。

动词意义上的组织是一种工作过程,是为有效实现组织目标,建立组织结构,配置人员,使组织得以协调运行的活动。这种过程将实现目标而进行的业务工作加以分类,并以此为依据拟定组织内各种职务,建立部门机构,选用人员,配备财物,明确职权,以保持组织的生存和发展。管理职能的组织是指动词意义上的组织。

归纳来说:组织是指人们为达到共同目的而使全体参加者通力协作的形式,可以说组织是动态的组合活动(动词意义的组织)和相对静态的人群社会单位实体(名词意义的组织)的统一。

(二)组织的基本要素

组织的基本要素是形成组织的各个部分或成分,是组织的基本单位,也是组织生存和发展的基本条件,组织的基本要素包括以下内容:

1.组织目标　所谓组织目标,就是组织所有者的共同愿望,是得到组织所有成员认同的。任何一个组织都有其存在的目标,建立一个组织,首先必须有组织的目标,如果没有目标,组织就不可能建立。已有的组织如果失去了目标,这个组织也就名存实亡,而失去了存在的必要。如企业组织的目标就是向社会提供用户满意的商品和服务,从而为企业获得尽量多的利润。政府行政部门的目标是为了提高办公效率,更好地为广大市民服务。医院的目标就是以患者为中心,满足大众健康的需求。组织目标也是组织成员工作的奋斗方向和行为指南。

2.组织任务　所谓组织任务是组织实现自己的使命,履行社会责任的基础。组织目标确立以后,接下来就要为实现目标而制定具体的任务。医院的组织任务可以分为两大类,一类是由满足患者和大众健康需求的服务部门组成,如医院的住院部、急诊科、门诊部等,这也是医院的主要工作;另一类是由所有支持、扩展主要工作的部门组成,如医院的财务部门、行政管理部门、后勤部门等,这类部门的工作任务就是要保证服务部门的工作能够有效地进行。

3.职位、职权与职责　职位一般指在组织中,工作与人的结合,职权和所承担的工作职责的集合体。职位由两个要素组成:一是"职务";二是"责任"。所谓"职务",系指应当完成的任务或为某一明确的目的而从事的工作行为。所谓"责任",系指担任一定职位的人必须做什么或不能做什么。职权只指在职位范围内所行使的权力,体现了职位与权力的统一。职位是组织领导者实施组织行为的基础。首先,职位是个人在组织中正式权力的象征,正如古人所说,"不在其位,不谋其政"。其次,职位是职权和职责的载体,没有职位,就不能行使职权,也不负责任。再次,职位是个人在组织中法定地位的标志,一般来说,处于较高职位的人比职位低的人地位高。

职权是指组织领导者在一定职位上所拥有的权力。职权是由职位所赋予的,具有法律效力。一般来讲,组织领导者所拥有的职权包括 3 个方面:"人权",即选人用人权;"事权",即行政决策权、组织协调权、监督控制权;"财权",即财产支配权等。值得注意的是,组织领导者拥有职权的大小,要受到所处的管理层次、职位的高低和所担负的责任轻重的制约。离开上述条件,无限制扩大使用职权,必然造成权力的滥用。相反,离开上述条件,任意缩小职权,又会造成失职现象。

职责是指担任某种职位,行使某种职权时所应承担的责任和义务。职责是领导者实施组织行为的依据。首先,职责意味着承诺,领导者只要担任了某一职位,行使某一职权,便意味着必须负起相应的责任;其次,职责意味着责任。领导者必须对职权范围内的事情负责,必须在职责的约束下慎重处事;再次,职责意味着评价尺度。职责为评价组织领导者的活动效益和政绩树起了客观的标尺。

综上所述,职位、职权和职责三者之间紧密相连,相辅相成,其中职位及由此产生的职权是必要前提,而职责则是本质和核心。

4. 技术力量　技术是组织实现目标,满足社会需要的根本保证。一个组织必须具有基本的技术队伍,才能保证其生存能力。拥有一支具有现代化技术力量的医疗护理人员队伍,是医院满足社会需要和自身发展的关键。

5. 适应和变化　任何组织都是在一定的环境下生存和发展的。环境总是处于变化之中,一个组织要保持持续发展,就必须不断获取信息,根据环境的变化调整自己的活动,才能在竞争中生存。伴随着医学模式的转变,医疗护理模式也要随之调整,这样才能满足社会的需要。

二、组织的基本原则和作用

(一) 组织的基本原则

组织的基本原则是组织设计的指南,也是组织工作的指导方针。组织工作的基本原则主要包括以下几个方面:

1. 任务、目标原则　每个机构和这个机构的每一部分,都与特定的任务、目标有关,否则就没有存在的意义。任务、目标就是机构或机构的每一部分、每一成员要干的企业活动所必需的事情。机构设计以事为中心。因事设机构、设职务、配人员。人与事要高度配合,不能以人为中心,因人设职,因职找事。如医院作为一个系统有其目标性,总目标包括医院内各部门及各成员的目标,这些目标是医院生存和发展的导向,也是上级主管部门考核的内容。

2. 分工协作原则　为提高效率必须进行分工,把组织的总目标落实到各个部门及其成员,并规定具体要求和规范;协作是要求各部门、各成员之间相互配合。分工协作是社会化大生产的要求,是社会发展的产物,分工协作体现了组织系统内部各子系统之间的有机联系。只有坚持分工协作的原则,才能提高组织的专业化程度和管理效率,才能适应现代化社会的需要。

3. 管理跨度和管理层次原则　管理跨度又称"管理幅度"或"管理宽度"。所谓管理跨度,是指一个人能直接高效地领导下属人数的限度,或叫管理面的宽度。根据法约尔的管理幅度原则,一个管理者有效管理的下属人数是有限的,当超过这个限度时,管理的效率会随之下降。如一个护士长可以有效管理20个护士,如果让她管理30个护士就会感到力不从心了。因为人的精力是有限的,管理者也不例外,所以在组织中不同层次的管理者直接管理的下属人数应是合理有限的。所谓管理层次是指组织内纵向管理系统所划分的等级数。一般管理层次有决策层、管理层、执行层或操作层,如同金字塔,管理层次不可过多,从最高领导到基层领导的层次以2~4层为宜。任何组织都必须遵守这种层级原则,保证组织的有效运转。

管理幅度与管理层密切相关,扩大管理幅度,有可能减少管理层;反之,缩小管理幅度,就有可能增加管理层次。

4. 权利和责任相一致原则 即权责一致原则,指组织中各个部门和各个部门的成员都必须按照组织的具体工作目标要求完成任务,同时,组织也必须赋予各管理者完成该任务所应有的权利,做到权利和责任相一致。

5. 精干高效原则 任何组织的生存和发展都是以一定的社会效益和经济效益为基础的,都要以少花钱多办事、办好事为原则,因此组织机构的设置应该是精干、有力,工作效率很高。只有组织机构精简、队伍精干,工作效率才能提高。如果管理组织层次繁多,机构臃肿,因人设事,人浮于事,就必然浪费人力,滋生官僚主义、文牍主义,办事拖拉,效率低下,影响组织目标的实现。

6. 弹性原则 弹性原则是指组织中的各个部门和人员配备等可以根据组织内外环境的变化作出相应的调整和变化。组织结构保持一定的弹性可以减少组织内外环境变化给组织带来的冲击和震荡。组织结构的弹性越大,适应环境的能力就越大,但是,弹性越大的组织对管理者的要求就越高。

7. 统一指挥原则 统一指挥原则是组织结构设计的一个基本原则,它要求各级组织各级管理人员必须服从于它的上一级领导部门,即上下级之间形成一条清晰的指挥链。贯彻执行统一指挥原则时需注意要保持指挥链上下不能中断,切忌多头领导现象,切忌越级指挥。

8. 分权管理原则 分权管理就是要求把一定权力授予下一级人员,使其在完成具体任务时能行使一定权力。分权可将某些职能转交给下级,也可针对某事把某项特殊任务的处理权交给下级,完成后权力应该收回。领导者可以把职权授予下级,但责任不可下授,工作可以让下级干,但出了问题领导者还要对自己的上级负责。当然,得到权力的下级要对授予自己权力的领导者负责。分权将起到锻炼下属、提高其工作积极性的目的,使上下两方面做到最佳配合,提高整个组织的效率。

(二)组织的作用

组织工作作为一项管理职能,是指在组织目标已经确定的情况下,将实现组织目标所必须进行的各项业务活动加以分类组合,再分配成个人任务,并根据管理跨度原则分出不同的管理层次和部门,确定各部门层次主管人员的职责和职权,规定各层次及组织结构,构成整体组织系统。具体讲,组织的职能包括以下内容:确定组织目标;将必要的业务工作进行分组,并把工作分成各种具体职务,使组织中的每个成员充分认识自己的工作责任;把各种职务组成部门,为组织成员提供工作环境,确定各部门机构的职责范围,赋予相应职权;联系组织内上下左右各部门单位,明确各层次之间分工协作关系,使组织成员了解自己在组织中的工作关系和所属关系,建立组织内的信息沟通渠道与其他管理职能配合,保证组织内各项活动正常有效地运转,实现组织高效率。

三、正式组织和非正式组织

组织可分为不同类型,如政治组织、军事组织、经济组织等。组织类型与组织结构相关,不同的结构可划分出不同的类型,根据组织产生的方式可分为正式组织和非正式组织。

1. 正式组织　正式组织(formal organization)是指为了达成特定工作目标而存在的人员、单位与任务的组合,它是根据一定的社会目标按一定的法规形式建立起来的社会群体。正式组织的组织结构、成员的权利、义务均由上一级管理部门规定,每个人都能在组织系统表上得到典型表现的职能关系。正式组织通常具有明确的目标、具体的分工体系、特定条件的人员以及行政管理体系,有利于组织目标的实现。

正式组织一般具有以下特点:①有明确的组织目标,是有目的的组织活动;②是经过规划而形成的,有相对固定的机构编制;③有明确的信息沟通系统;④建立职权,组织赋予领导正式权力和明确的上下级隶属关系;⑤规定各种规章制度,以约束个人行动,达到组织的一致性;⑥组织内个人的职位可以轮换或替代;⑦分工专业化,但强调组织内部协调配合。如医院内护理组织,是有共同的护理目标、正式设计的、有各层次职位结构的正式组织。

2. 非正式组织(informal organization)　所谓非正式组织是指人们在共同工作、学习、生活的过程中,并不是由正式组织建立或需要的,而是由于抱有共同的社会感情或拥有某些方面类似的价值观和信念互相联系而自发形成的个人和社会关系的网络或非正式团体。在非正式组织中,成员之间的关系是一种自然的人际关系,他们不是经由刻意的安排,而是由于日常接触、感情交融、情趣相投或价值取向相近而发生联系。

非正式组织有以下特征:①无明确的组织目标,由成员间共同的思想和兴趣互相吸引而成;②有比较强的内聚力和行为一致性,成员间自觉进行互相帮助;③具有一定的行为规范控制成员活动,有不成文的奖惩方法;④组织的领袖不一定具有较高的权力和地位,但是一定具有较强的实际影响力(表3-1)。

表3-1　正式组织和非正式组织比较

正式组织	非正式组织
(1)有经过计划的组织	(1)没有经过正式计划
(2)有意创造具有一定形式的关系	(2)相互作用的结果自发产生
(3)通常用组织结构图来说明	(3)不用图表说明
(4)传统理论推崇正式组织	(4)人际关系理论强调非正式组织

正式组织与非正式组织相互依存,有些场合下,利用非正式组织能够取得意想不到

的益处,而有些情况下非正式组织则有可能会对正式组织的活动产生不利影响,干扰或破坏正式组织达到既定的目标。因此,作为管理人员,应该协调好二者之间的关系,扬长避短,更好地为组织目标的实现服务。

第二节 组织管理理论

组织管理理论是现代管理科学的一个重要组成部分。组织管理理论的实质就是研究一个组织应如何进行合理分工和根据什么原则和标准来进行分工,以及如何协调分工后的各项活动。不同时期由于科学技术水平和生产力发展水平不同,管理学家在如何协调、控制和指挥一定组织中人们协同劳动问题上,强调的重点不同,从而形成了多种学派。本节主要介绍古典组织理论、行政组织理论和社会系统组织理论。

一、古典组织理论

古典组织理论的代表人物是法国人亨利·法约尔(Henri Fayol,1841—1925 年),称为"现代经营管理理论之父",代表作为 1916 年出版的《工业管理和一般管理》。在该书中,法约尔提出了管理五职能说、管理的 14 条原则和跳板原则。法约尔古典组织理论研究的内容包括以下几方面:

1. 突出从组织的意义上来认识管理活动 集中研究以人力组织为核心的各项管理职能。把管理职能与其他职能分开,提出管理分为计划、组织、指挥、协调、控制五种职能。认为组织是形成事业和社会的双重结构。

2. 管理人员的能力应与管理层次相对应 法约尔认为管理职能是由企业最高领导到一般工人所有组织成员分担的。管理职能的实现需要相应的能力,不同层次的管理人员具备不同要求的能力结构,这就是所谓的"法约尔法则"。"法约尔法则"提出了管理学研究的一个重要课题,既管理人员的能力要素与结构优化问题,使管理队伍建设在合理的能力基础上。

3. 管理原则 法约尔提出要经常使用管理原则,他认为管理原则确定后,就可以按照一定的标准和方法行使管理职能,使管理组织能够健全的形成和维持。

4. 管理幅度原则 法约尔指出,不同层次的管理人员直接管理的下属人数应该是有限的、合理的,才能保证组织工作的有效性。

综上所述,法约尔的贡献在于,针对一般管理,从组织的意义上对管理做了大量的研究和实践,为现代管理理论奠定了基础,成为以后有关组织理论的基本模式。

二、行政组织理论

提出行政组织理论的是德国社会学家马克斯·韦伯(Max Weber,1864—1920),"组织理论之父",代表作是《社会与经济组织理论》。他的研究主要集中在组织理论上,提出了理想的行政组织理论。这一理论的核心是强调组织活动要通过组织职务或职位来进

行管理,而不是通过个人或世袭地位来管理。行政组织理论的特征主要表现在:

1.组织必须有合理合法的权力作为基础　没有这种权力来指导组织,就不能实现组织目标。因为权力具有连续性,可以保证管理的连续性;权力的合理性说明管理人员具有行使权力的法律手段。

2.形成职位与权力的等级链　按照组织目标把机构分成不同层次的等级结构,规定上下级职权范围,形成下级服从上级,上级对下级负责的等级联系。

3.劳动分工　把组织中的全部活动划分成各种基本作业,依次配备组织成员,每个成员应该精通和胜任本职工作。

4.人员任命按职务要求　组织中人员的任命是按照岗位的需要来进行聘用的,经过考试合格予以使用,挑选的人员不能任意免职。

5.组织的管理靠规章制度　组织中的每项工作都必须有严格的规章制度条例组成,这样可以减少或消除由于个人工作绩效不同而带来的不确定性。

6.组织沟通需以理性原则为指导　各种交往需采取组织目标下的理性原则为指导,而不是个人义气,避免个人偏见或成见的影响。

韦伯对组织管理理论的伟大贡献在于明确而系统地指出理想的组织应以合理合法权力为基础,没有某种形式的权力,任何组织都不能达到自己的目标,对后来管理理论的研究和发展具有重要的意义。

三、社会系统组织理论

社会系统组织理论的代表人物是美国管理学家、社会心理学家切斯特·巴纳德(Chester Barnard,1886—1961年),他在20世纪30年代提出社会系统组织理论,其代表作是发表于1938年的《管理人员的职能》。他不仅是行为科学的代表人物,而且是第一个向传统组织理论挑战的人,因此是现代组织理论的鼻祖。其主要观点有:

1.对组织实质的看法　巴纳德独创性地提出了组织的概念,认为组织是一个有意识的对人的活动或力量进行协调的体系,从而打破了过去人们对组织的看法。在巴纳德之前,人们总把组织当成一种僵硬的结构,只注意到组织中的职责、分工和权力结构,这种观点是孤立的、机械的。管理的职能在于谋求组织的形成,然后对组织进行管理,使其在变化的环境中存在和发展。巴纳德提出协作系统由四部分组成:物质系统、人的系统、社会系统、组织系统。

2.提出组织存在的基本条件　巴纳德认为不管哪一级的系统,全都包含着三种普遍组织存在的基本要素:协作的意愿、共同的目标和信息沟通。好的组织是一个协作系统。组织成员有协作的意愿意味着个人要克制自己,交出自己的控制权、个人行为和非个人化等。没有这种意愿,就不可能将不同组织成员的行为有机地结合起来,协调一致地活动。组织目标是整个组织存在的灵魂,也是组织奋斗的方向。在制定组织目标时,应具备综合性、总体性、清晰性、可分性和层次性等特点。确定组织目标时应遵循灵活性与一致性结合的原则,要有一定的可能性,同时也要有一定的挑战性。信息沟通作为第三要素,它使前两个要素得以动态地结合。个人协作意愿和组织共同目标只有通过信息沟通才能联系和统一起来,内部信息交流是实现组织目标的基础。

3.权限接受论　巴纳德提出在组织协作系统中,管理人员的权威不能依靠命令来取得,组织成员的协作关系可以通过命令和指挥形式来实现,但必须具备以下条件:①个人能够并确实理解所传达的命令;②各成员认为这个命令与组织目标是一致的;③各成员认为从整体说来这个命令同他们的个人利益是一致;④各成员在精神上和体力上能遵守这个命令。

巴纳德还把组织分为正式组织和非正式组织。正式组织是一个协作系统,无论其规模大小,都包含三个基本要素。非正式组织对正式组织有双重作用,既有不利影响,也可能促使组织效率提高。他的贡献是从组织的角度强调了组织内人与人之间的协作关系是保证组织实现目标的关键,指出非正式组织对正式组织的作用和影响,这个观点至今对管理实践仍然具有较强的指导意义。

第二次世界大战后,由于社会实践的需要和科学的发展,特别是系统论、控制论、信息论、运筹学、电子计算机的出现,促使现代管理科学逐渐形成。

随着生产力的逐渐发展,科学技术的不断进步,当今管理学的发展在深度和广度上都是前所未有的。各个不同时期、不同学派的理论互相渗透、互相补充,使现代管理理论综合了现代管理科学体系中的各种理论、方法和技术,这就是现代管理理论的一个突出特点。

第三节　组织设计和组织结构

一、组织设计

组织设计包括组织结构设计和组织体制设计两个方面,其中组织结构设计是组织设计中最重要的内容。组织设计是对组织进行有效管理的工作基础,是把有关组织要素如任务、责权、工作程序等合理组合并加以制度化的动态设计过程。有效的组织设计能为组织活动提供明确的指令,有助于成员之间相互协作,有助于总结组织活动的经验教训,促进组织结构合理化,进一步提高工作效率。

(一)组织设计的内容

1.组织设计的基本步骤

(1)职务设计　职务设计是组织设计的最基础的工作。职务设计是在组织目标逐步分解的基础上,确定组织内从事具体管理工作所需要的职务的类别和数量,并且要分析担任每个职务的人员应该具备的知识和能力的要求,以及应承担的责任和义务,比如在每个科室里有护士长、护士等,应具体规定各自应承担的责任和义务。

(2)部门划分　所谓部门是指在组织中,管理人员为完成规定任务而有权管辖的一个特殊部分或分支。为了更好地完成组织目标,根据职务所从事的工作内容以及工作之间的相互关系,将各职务组合成具体的管理单位,这就形成了部门。如学校中的系部、教研室,医院中的科室。同一组织中,部门的划分是按不同的要求来进行调整的,例如可以按照人数建立部门,按时间建立部门,按职能建立部门,按地区建立部门等。

1)按人数建立部门　按人数划分部门仅仅考虑的是人员的数量,这是一种最简单、最原始的部门划分方法,如学校学生的分班。

2)按时间建立部门　这种方法主要是基于三条原因:①满足人类的生理需要,人要生存就要吃饭、睡觉、休息、娱乐;②满足工作时间的需要;③出于经济和技术的需要。

3)按职能建立部门　按职能划分部门就是在进行某种特定工作时,把相似的作业任务编在一起形成一个单位,这是目前普遍采用的划分部门的方法。任何组织都存在着以职能划分出来的部门,上至国家机关,下至学校、医院。这些职能包罗了组织中应该做的全部工作。首先确立组织的基本职能,然后再确定相应的派生职能。

4)按地区建立部门　按地区划分部门也是一种较常用的方法。当组织的经营范围分布较广时,在划定的区域内,所有的经营活动都由一个管理者负责。这种方法可以降低成本、调动各地区的积极性,同时也有利于培养高级管理人员。对于政府机构,按区域划分部门不仅必要,而且必须这样做。

5)按产品建立部门　以产品品种为基础,对组织中的活动进行划分,这种方法在多品种生产的大型组织中较流行。

总之,组织部门的划分不是单一的,粗细要适当。

(3)形成组织结构　根据组织的目标进行职务的划分和部门的设计,在此基础上还应综合考虑组织内外的各个方面,进一步调整各部门和职务的工作量平衡,使组织结构更加合理,形成一个严密的网络组织结构。

2.组织设计的内容　组织设计的内容包括有对个体工作的设计、群体工作的设计和组织结构的设计。

(1)个体工作设计　个体工作设计又称为职务设计。是管理者对个人职务进行设计安排,借以反映组织对成员个人的技术要求及技能需要,目的是提供高度内在激励、高质量工作成果、高度工作满意感和低缺勤率与低人员流动率的工作。个人工作设计是解决组织向其成员分配工作任务和职责方式的问题。

个体工作设计最早由科学管理运动开始。以泰勒为代表的科学管理学派采用把工作划分为一系列简单化、标准化和专门化的动作,然后把这些动作分派给单个人员去重复进行,形成流水作业,其目的是为了最大限度地提高生产率。例如护士分配做"静脉给药"、"测体温、脉搏、呼吸或血压"、"生活护理"等专项工作。此设计方法使工作尽量简单化、专业化,带来了提高工作效率的结果。但是个人职责范围小,只是重复简单、单调的工作,易使人感到枯燥甚至厌倦,因而降低满意度与激励力,也压抑了个人希望在工作中成长与发展的需要。

为克服上述消极后果,后来管理学家提出了工作扩大化和工作丰富化的新设计方法。工作扩大化是使工作人员增加工作种类以克服单调和厌倦感。这需要人们提高各种技能,不仅增加了工作多样性,而且提供了成就感。例如护士治疗、护理、主班等各种班次轮换制,要求护士各种工作均能胜任。

工作丰富化是使职工在工作中有更多的选择方法、评价结果和参与决策的自由,要求完成更复杂的任务、负更大的责任、有更多的自主权,因而对工作者的能力和技术也提出了更高的要求。例如责任制护理使护士有机会从事内容更复杂的工作,参与护理计划的决策、评价护理结果,负更大的责任和有更多的自主权,也满足其工作中发展提高和成就感的个人需要。工作内容丰富化强调消除工作中执行与控制的界限,例如责任制护理消除了单纯"执行"、受人控制的状况,使护士对工作产生兴趣,增加了自主性与满意感,同时也提高了工作质量。

目前工作设计的趋势是从 20 世纪初的工作简单化、专业化朝着工作扩大化和丰富化的方向发展。

(2)群体设计 由于工作性质等条件,有些工作需要组成群体组织。例如病房护理工作,需要组成相互作用的护理人员群体(小组)。进行群体任务设计,可以促进相互协作、人员的工作满意程度和潜力得到发挥。

工作程序是连续性的活动,并形成阶段性,为组成工作群体提供了基础。需群体设计的工作程序特点有:不可替代性,即某一种特定的活动导致另一种活动;结果确定性,即某一活动导致一种结果;连续性,即第一个活动完成,第二个接着开始;不可逆转性,即活动的结果不能逆转。例如为住院患者注射治疗工作,需根据医嘱,护士准备注射用具及药物,再为患者注射。此程序可由"主班护士-治疗班护士-责任组护士"协作完成。

群体组合包括组织全部任务和人员的安排。具体设计可分为两个阶段:第一阶段明确组织任务、工作程序和人员情况,注意其相互依赖性、交往沟通的频数和共同的信息资源。第二阶段对任务和人员构成活动区,评价活动区之间的联结关系,确定执行任务的活动组,即构成各类群体。例如病房护理工作设计,第一阶段要明确病房工作任务、工作程序和人员组成;第二阶段,根据任务和护理人员互相依赖、沟通交往、信息获得情况划分工作区。可按小组制组成几个护理组;也可按功能制设计成主班、治疗、临床护理及教学等活动组;或其他形式区域。然后评价各活动区之间的联系形式、交往关系,设计成协调的工作群体。

在进行群体设计中,须考虑以下影响因素:①技术因素,即工作人员提供服务时技术的相互依赖性和紧密合作的程度。技术上相互依赖性的强弱决定着工作应当设计成个人职务还是工作群体。相互依赖性较弱的条件下,可设计成个人职务,在技术相互依赖性较强的情况下,则应设计成群体职务。②人的社会需要,包括交往需要和成长需要。人的社会交往需要的程度决定任务设计成个人职务还是工作群体。交往需要低的人可能更会满足于个人职务,而交往需要高的人则可能需要群体工作形式。

3.结构设计 组织设计的核心是结构设计,要将组织设计成有较好适应性的结构,应根据组织承担任务量的大小和特点、技术复杂性、内外环境等多方面影响因素来考虑。

二、组织结构

组织结构是指组织内部各要素之间的具体联系和相互作用的形式。组织结构是一种安排组织内工作关系的基本模式,在管理系统中起到"框架"作用,就像人类由骨髓确定体型一样,组织也是由结构来决定其形状的。组织结构是实现工作计划的基础,组织结构使组织中的人流、物流、信息流正常流通,组织目标的实现成为可能。

由于组织的目标、规模等不同,所采用的组织形式也不一样,因此不同的组织应根据自己的情况,"量体裁衣",正确选择组织形式。组织结构的基本形式主要有直线型组织结构、职能型组织结构、直线-职能型组织结构以及矩阵型组织结构。

　　1.直线型组织结构(单线型)　直线型组织结构是最早使用和最简单的一种类型。直线型组织结构都有一个纵向的权力线,从最高领导逐步到基层一线管理者,从而构成直线型结构,如图3-1。它的特点是:组织中的职务按垂直系统直线排列,组织中每一个人只向一个直接上级报告,即"一个人,一个头儿"。其优点是结构简单,权力集中,责任分明,联系简捷。其缺点是在组织规模较大的情况下,所有的管理职能都由一人承担,往往难于应付,可能会发生较多失误,甚至有造成掌权者滥用权力的倾向。例如:在一些规模较大的医院中,教学、科研、临床护理等多个复杂的活动由一个人管理就比较困难。

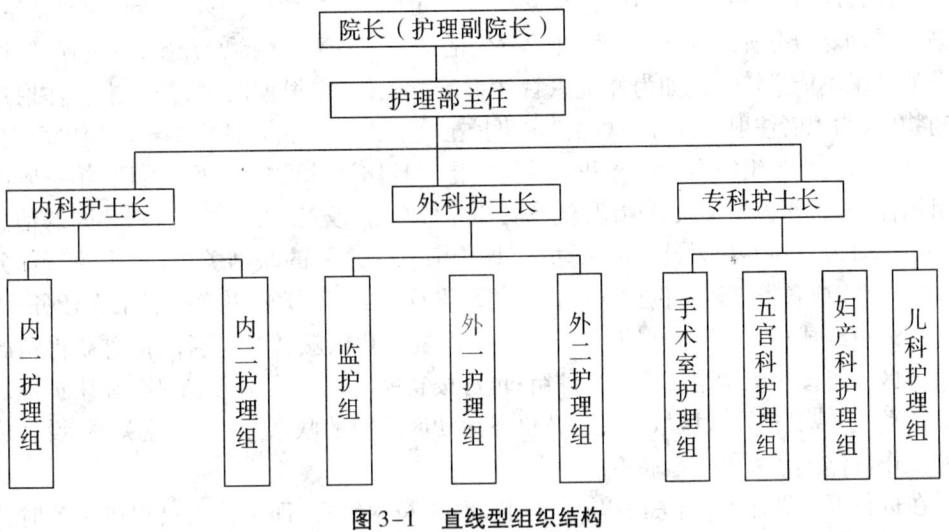

图3-1　直线型组织结构

　　2.职能型组织结构(多线型)　职能型组织结构最早是由泰罗提出的,如图3-2。它的特点是采用专业分工的管理者代替直线型组织中的全能管理者。职能部门或岗位是为分管某项业务而设立的单位,有一定的职权。这些管理人员在业务范围内可直接向下级传达命令。优点是管理分工较细,有效发挥专家的作用,有利于减轻上层管理者的负担。缺点是多头领导,不利于组织的统一指挥而引起管理上的混乱,另外还有职能机构横向联系差、环境变化时适应性差等。在实际工作中,单纯使用职能型结构的较少。

　　3.直线-职能型组织结构　目前广泛采用的组织结构,它综合了直线型组织形式和职能型组织形式的特点,如图3-3。随着组织规模的扩大,管理工作更加复杂化,处于直线位置上的管理人员无法把一切工作都承担下来,于是就设立了若干职能部门或配备一些专业人士充当助理。该结构的特点是:①各单位的行政负责人统一负责管本单位的全部业务工作,并直接对上级负责;②根据需要为各层管理者配备了职能结构或专业人员,作为该级负责人的参谋或助手;③各级行政负责人实行自上而下的逐级领导,一般不应越级指挥;④授予职能部门一定的决策、协调、控制权力,特别是协调性部门和控制性部门,如果没有一定的权力,是难以搞好工作的;⑤权力高度集中,参谋助手一般只能对下级机构进行业务指导而不能直接进行指挥和命令,凡不能在一个部门内做出决定的问题,最后均由上层负责人解决。

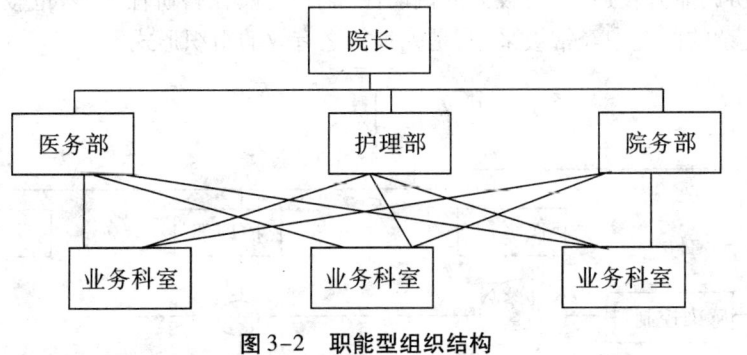

图3-2　职能型组织结构

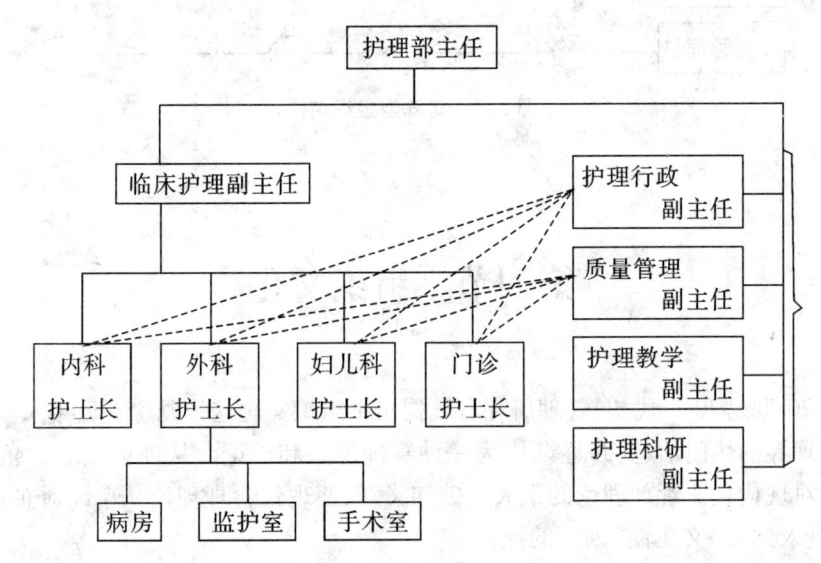

图3-3　直线-职能型组织结构

　　这种结构的优点是职能机构和人员按管理业务的性质分工,分别从事专业管理。如医院的护理部、医务部等就是按照业务范围进行分工管理的。这样可以发挥专门技术业务知识人才的特长,弥补直线组织结构的不足,减轻高层管理者的负担。这种组织形式适合于大、中型组织。其不足是组织内信息沟通比较困难,管理者需花较多的时间进行协调。因此它不适用于多品种生产规模很大的组织,也不适宜创新性工作。

　　4.矩阵型组织结构　又称为矩阵制,如图3-4。这种组织结构是在直线-职能结构的基础上又增加了横向的领导系统,即按组织目标管理与按专业分工管理相结合。如医院在一定时期内都有中心工作,如创等级医院、建专科中心、抗洪救灾、开展器官移植、战备保障等,都要求多个职能部门通力协作才能完成,这时就需要设立临时性和常设性机构。这些机构就由各职能部门派出有关人员参加,从而形成矩阵型组织。该组织的下属人员必须接受两方面的领导,既接受职能部门的领导,又要接受横向机构的领导。

该结构的优点是:①灵活性强,横向联系与纵向联系较好,适用于带创新性质的工作;②综合协调能力较强,具有较大的机动性和适应性,在科研任务多、抢救任务多、医教研防业务复杂的医院中经常被采用,是一种行之有效的组织形式。

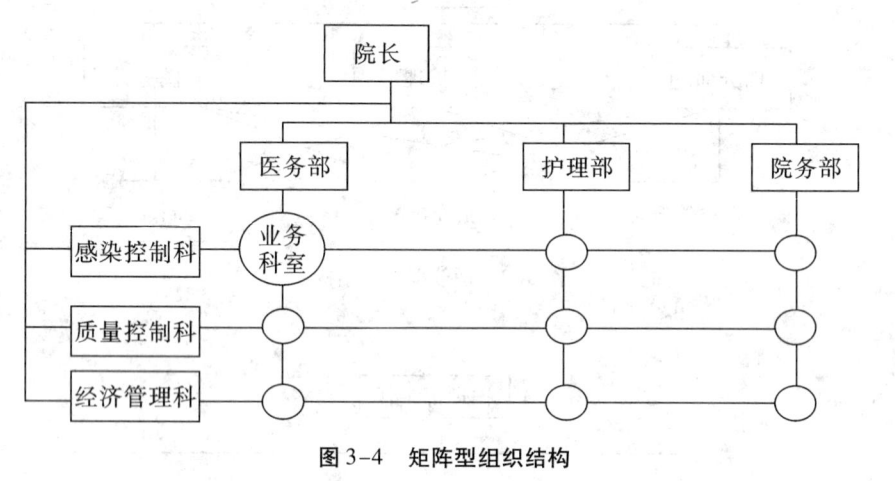

图 3-4　矩阵型组织结构

第四节　组织文化

早在 20 世纪 70 年代初,管理研究者就提出了组织文化这一概念。近年来,组织文化已成为管理界的热门话题,并逐渐成为一种管理思想和理论。从理论发展的角度看,组织文化是对现代企业管理理论的重大突破和飞跃,使现代管理理论从单纯对企业生产力的研究,进入到对"文化性"因素的挖掘。

一、组织文化的概念、内容和作用

(一)组织文化的概念

目前对于组织文化的概念理解认为,组织文化有广义和狭义之分,广义的组织文化是指组织在创业和发展的过程中所形成的物质文明和精神文明的总和,也可称为硬文化和软文化的总和。硬文化是指组织的物质状态、技术水平和效益水平等,其主体是物。组织的软文化是指组织在其发展过程中形成的具有自身特色的思想、意识、观念等意识形态和行为模式,以及与之相适应的组织结构和制度,其主体是人。而狭义的组织文化则指组织所创造的精神财富,包括传统、价值观、精神、道德规范、行为准则等,价值观是组织文化的核心。

（二）组织文化的内容

1. 精神文化建设　这是组织文化的核心内容。组织精神文化是组织全体职工（或多数）和领导者共同遵守的基本信念、价值标准等，是组织意识形态的总和，它往往以简洁而富有哲理的语言概括出来。组织精神文化包括：①形成组织全体成员共同信奉与追求的价值观；②培育组织精神；③养成良好的职业道德；④营造健康向上的团体氛围。这4个方面在本质上是协调一致的，只是角度不同而且互有交叉。设计精神文化不一定要对各个方面作出严格的区分，只要在内容上涵盖了，精神文化就是完整的。相对于其他层次的组织文化来说，精神文化是组织文化的核心和灵魂，是形成制度文化、行为文化、物质文化的基础和原因。

2. 制度文化建设　组织制度文化是指组织中对职工和组织行为产生规范、约束的部分，它主要规定了组织成员在共同的生产经营活动中所应当遵循的行为准则以及风俗习惯，它对员工产生的规范性主要是来自员工自身以外的、带有强制性的约束。组织的制度文化包括组织的领导体制、组织机构和管理制度。医院的制度文化是医院软、硬件外壳的支撑，是医院文化中的强制性文化。组织的制度文化建设是以精神文化为主导，同时又反作用于精神文化。

3. 行为文化建设　组织行为文化是指组织员工在生产经营、学习娱乐等活动中产生的行动文化，包括组织经营、教育宣传、人际关系活动、文娱体育等活动中等产生的文化现象。行为文化是组织经营作风、精神面貌、人际关系的动态体系，也是组织精神、组织价值观的折射。组织行为文化包括以下几方面内容：①通过组织共同的价值观与组织精神，教育与激励组织成员，使全体成员为实现组织的目标而共同努力；②制定并贯彻人员行为准则，规范组织成员的行为；③塑造产品与服务形象；④美化优化组织的外观形象；⑤树立组织的技术优势、设备优势、队伍形象等。在医院中，行为文化是医院员工在为患者服务和在内部人际交往中产生的活动文化，反映了医院的经营作风、精神面貌、人际关系方式等，是医院精神的动态反映，成为医院文化的软件环境。

4. 物质文化建设　组织物质文化是组织成员创造的产品和各种物质设施等构成的器物文化，是组织文化的表层部分，是精神文化的载体。它往往能折射出组织的经营思想、经营管理哲学、工作作风和审美意识等。医院的物质文化往往包括医院院貌、患者的就医环境、医院员工的服饰仪表等，这些就构成了医院文化的硬件外壳，集中表现了医院在社会上的外在形象。

组织文化的四个层次是浑然一体、不可分割的。其中，精神文化是组织文化的核心和灵魂，制度文化起制约和规范作用，行为文化和物质文化是外在表现形式。

（三）组织文化的影响因素

1. 社会文化背景　任何组织都存在于特定的社会环境中，组织文化是整个社会文化的一部分，在很多方面是一脉相承的。社会上所流行的价值观、道德取向都直接反映在组织文化的内容中。比如，金钱万能则可能导致不择手段追求利润的经营哲学，从而进一步在各方面都有体现。这一点在东西方企业文化的对比中最为鲜明。

2. 组织创业者和领导者的素质　组织创业者或者现行的领导者个人素质对企业文

化的形成具有相当重要的影响。组织创业者的风格形成了相应的企业文化类型,并通过各种形式得以延续和流传。稳定的企业往往在一定程度上带有创业者的痕迹。创业者的教育背景、领导风格、处事的方式和作风决定了组织初期的组织文化。经过组织的生存和发展,使之不断延续到最后,并体现各个阶段领导者的风格。

3.组织成员的素质　组织成员虽然是受组织文化的影响者,但反过来组织成员的素质状况也影响着组织文化的形成。组织成员的知识水平、文化素养决定了其工作的自觉程度和对参与决策的热情程度,这便形成了组织文化的重要内容。

(四)组织文化的作用

组织文化对组织的发展具有积极的作用,具体体现在以下几方面。

1.导向作用　组织文化的导向作用指的是组织文化对组织及成员的价值及行为取向起引导作用,使之符合组织所确定的目标,指引成员向组织既定目标努力奋进。组织文化是在组织特定的历史条件和环境下,结合组织成员的需要,以人为中心建立起来的,组织的目标与追求和员工的目标与追求是一致的,这样使广大职工自觉地把个人目标融入组织目标上来,引导组织成员为组织的发展自觉地作出贡献。

2.凝聚作用　组织中每一个群体和每一个成员都有自己的价值评判标准和行为准则,都有自己物质和精神两方面的需求,因此它们分别表现出不同的个性特征。这些个性特征要想凝聚为一个整体,只有依靠组织文化。通过组织文化的建立,可以对组织成员进行价值观的引导,使整个组织成为一个有共同的价值观念、精神状态和理想追求的人凝聚起来的组织。在这个组织中,每个成员都有着相同的认同感和归属感,都会将个人利益和组织利益结合起来,与组织同呼吸共命运。同时当共有的组织价值观内化于职工的思想行为中时,职工自然就形成了对本组织文化的适应,强化了成员对组织的依存关系,从而增强了组织的凝聚力和稳定性。

3.激励作用　组织文化的倡导过程是帮助组织成员寻求工作意义、建立行为的社会动机的过程。组织文化建设以人为本,尊重和满足员工的需要,充分体现成员自我价值的实现,尊重人,关心人,形成人人受到重视和尊重的文化氛围,使员工获得极大精神满足。这种动机的形成和需要的满足足以胜过任何行政命令,能够激励职工自觉的努力工作,并不断创新。

4.约束作用　组织文化对组织每个成员的思想和行为具有约束和规范作用,它通过共有的价值观念的引导,把员工被约束下的行为变成员工的自觉行为,使他们自觉地按既定的模式进行思维、交往和工作,自觉地纠正自己与组织要求不一致的行为。这一约束行为具有整体性,对组织整体的价值取向和行为规范作用,并直观地表现在组织风气和组织道德对员工的规范作用上,它比管理制度中的硬约束更具持久性和现实性。

5.辐射或效率作用　组织文化的渗透作用是指组织文化不只在组织内部起作用,它也通过各种渠道对社会产生影响。组织文化与其他文化一样,具有向组织外界渗透的功能。通过组织文化的对外辐射和渗透,可加速各具特色的文化之间的相互与交流,促进组织文化的发展和演进。

二、组织文化建设的原则

组织文化是组织发展战略的重要组成部分,是一个组织走向成熟的必由之路,是组织的领导者有意识地培育优良文化、克服不良文化的过程。虽然各个组织所在的行业领域不同、所处的环境不同、组织整体素质不同、组织文化建设的过程也不同,但是组织文化建设一般应遵循以下基本原则。

1.目标原则 每一个组织与企业都要有一个明确的、鼓舞人心的发展目标。如某高校要建成国内一流大学,某建筑企业要占领某一地区某类建筑市场,某医院要上升为三甲医院等。要把组织的宣传文化活动同目标紧密联系起来,使组织员工感到方向明确、工作有劲,获得心理满足,为自己能给组织作出贡献而自豪。

2.价值观念原则 组织文化建设要有目的、有意识地把员工的行为规范到组织共同的价值观念与理想追求上来。比如在生产企业中树立"下道工序就是上道工序的用户"的思想,把不合格产品消灭在工序中,以保证最终产品的质量。

3.合理原则 组织文化建设要促进员工相互信任,密切管理者和被管理者的关系,减少对立与矛盾,使全体员工形成合力,成为团结战斗的集体。

4.参与原则 组织文化建设要注意培养员工参与组织管理的意识。让员工参与管理,可以调动员工的积极性,激励积极进取的精神,树立主人翁的责任感,促进组织文化建设的整体开展。

三、组织文化的意义

1.组织文化的核心是组织的价值观 任何一个组织总是要把自己认为最有价值的对象作为本组织追求的最高目标、最高理想和最高宗旨,一旦这种最高目标和基本信念成为统一本组织成员行为的共同价值观,就会构成组织内部强烈的凝聚力和整合力,成为统领组织成员共同遵守的行动指南。因此,组织价值观制约和支配着组织的宗旨、信念和行为规范和追求目的,从这个意义上说,价值观是组织文化的核心。

2.组织文化的中心是以人为主体的人本文化 人是整个组织中最宝贵的资源和财富,也是组织活动的中心,因此组织只有充分重视人的价值,最大限度地尊重人、关心人、依靠人、理解人、凝聚人、培养人和造就人,充分调动人的积极性,发挥人的主观能动性,努力提高组织全体成员的社会责任感和使命感,使组织和成员成为真正的命运共同体和利益共同体,这样才能不断增强组织的内在活力和实践组织的既定目的。

3.组织文化的管理方式是以软性管理为主 组织文化是一种文化的形成出现的现代管理方式,也就是说,它通过柔性的而非刚性的文化引导,建立起组织内部合作、友爱奋进的文化心理环境以及协调和谐的人群氛围,自动地调节组织成员的心态和行动,并通过对这种文化氛围的心理认同,逐渐地内化为组织成员的主体文化,使组织的共同目标转化为成员的自觉行为,使群体产生最大的协同合力。事实证明,这种由软件管理所产生的协同力比组织的刚性管理制度有着更为强烈的控制力和持久力。

4.组织文化的重要任务是增强群体凝聚力 组织中的成员来自于五湖四海,不同的风俗习惯、文化传统、工作态度、行为方式、目的愿望等都会导致成员之间的摩擦、排斥对立、冲突乃至对抗,这就往往不利于组织目标的顺利实现。而组织文化通过建立共同的价值观和寻找观念共同点,不断强化组织成员之间的合作、信任和团结,使之产生亲近感、信任感和归属感,实现文化的认同与融合,在达成共识的基础上,使组织具有一种巨大的向心力和凝聚力,这样才有利于组织共同行动的齐心协力和整齐划一。

四、医院文化对护理管理的作用

(一)医院文化的概念

医院文化作为一种社会现象,是20世纪80年代医院管理学者将企业文化理论移植、嫁接到医院管理中的。

医院文化是指医院及其在医疗及与之相关领域的生产、社会实践中所创造的物质财富和精神财富的总和。它是由物质文化、行为文化、制度文化和精神文化所构成的。医院文化对医院的发展有重要的作用,表现在:增强医院精神凝聚力、增强员工的敬业精神和责任感、提高医院竞争能力、提高医院两个效益等。

医院文化具有以下几方面的特性:

1.稳定性和组织性的统一　医院文化是医务人员是在长期的医疗工作实践中所形成的,故具有相对稳定性和连续性,能长期对医院人员产生影响,不会因医院内外环境小的变化而变化,如个别人的去留、个别人的活动等。

2.共性和个性的统一　作为医院文化都有其共性的一面,如治病救人、救死扶伤等,同时由于各个医院的经营方式、领导模式、办院方针、追求目标、传统作风、所处的地理环境及文化氛围等的不同,其医院文化也不同,即使在一个医院内部的不同科室也会有自己的侧重点。而且,只有医院文化具有鲜明的个性,才能拥有活力和生命力,才能充分发挥医院文化的作用。

3.传统性和时代性的统一　医院文化的形成过程实质上就是医院传统的发育过程,医院各个方面的优秀传统必然要对医院文化的形成有很大影响;同时医院文化又是时代精神的反映,是时代精神的具体化。处于知识经济时代的医院,医疗技术飞速发展,医院文化必然要反映医院开拓创新、不断进取的时代要求,必然要强化竞争观念、信息观念、价值观念、效益观念、时间观念等现代化意识。

4.抽象性和具体性的统一　医院文化所包含的共同理想、价值观念和行为准则是作为一个群体心理定势及氛围存在于医院中的,在医院文化的影响下,员工会自觉按照组织的共同价值观念及行为准则从事工作、学习、生活,这种作用是潜移默化的、无法度量和计算的,因此是无形的、抽象的;与此同时,医院文化又是具体的,它的具体性表现在医院的院容院貌、员工的言行举止等各个方面,通过这些有形的载体可以反映出医院的文化。

5.软管理特性　医院文化之所以具有管理作用,主要是依靠其核心价值观对员工进行熏陶、感染和诱导,使员工自觉按照医院的共同价值观念和行为准则去工作。医院文化对员工有规范和约束作用,而这种约束作用从总体来看是一种软约束。

(二)医院文化的功能

无论从宏观还是从微观的角度来讲,文化对于一个组织的生存与发展来说都是至关重要的,它贯穿于组织的全部活动、影响组织的全部工作、决定组织中全体组织成员的精神面貌和整个组织的素质、行为和竞争力。医院文化对医院的生存、发展具有极为广泛的作用与功能,是医院发展的动力源泉。医院文化的功能,如图3-5。

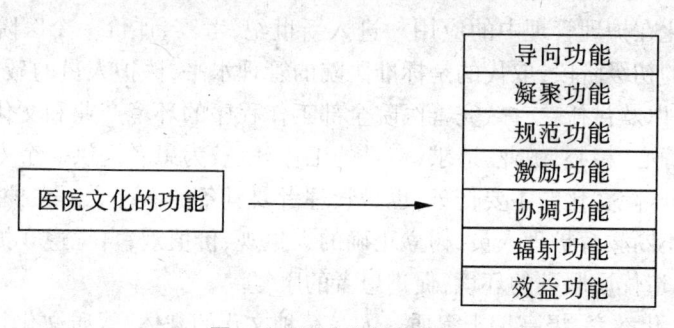

医院文化的功能　→　导向功能 / 凝聚功能 / 规范功能 / 激励功能 / 协调功能 / 辐射功能 / 效益功能

图3-5　医院文化的功能

(三)医院文化对护理管理的作用

1. 医院文化对护理管理的作用

(1)科技文化的传播作用　新世纪医学科学技术的发展对医护人员文化素质提出更高的要求。医护人员必须以科技文化为坐标点,以医学主题为轴心,开展深层、宽泛的跨学科与跨文化的学习,以适应人类对健康和生命质量更高层次的需求。护理学科不仅要大力开展大专、本科、研究生等各种学历层次的教育,还要培养临床专科护理专家,解决本专科疑难病症的护理,指导本专业的护理科研与教学,撰写护理论文及专著,有效地传播科技文化,推动护理学科的发展。

(2)精神文化的导向作用　精神文化是医院文化的内核,而道德文化又是其内核的重要组成部分。医院必须要有良好的精神文化氛围,陶冶医护人员的情操,使他们在工作上以患者利益为重,在事业上以进取精神为荣。这种上进的精神文化氛围,会使医护人员自觉判断善恶、荣辱、美丑,对纠正行业不正之风有着积极良好的导向作用。无形中规范每个人的行为,调节和控制人们的态度、情绪和意志,形成人人自觉地遵守规章制度的良好风尚。

(3)传统文化的影响作用　中国传统文化历史悠久、博大精深,儒家文化是以教化、伦理道德为核心的学派,其核心是"仁爱",称医术为"仁术","仁者爱人"的思想构筑了古今医者的医德原则,对我国传统医学文化影响至深。医学传统文化总结的"爱心、舍己、慎独"等精华已成为千年古训,在日积月累中沉淀、升华,代代相传,对医护人员有积极的行为规范作用。佛罗伦萨·南丁格尔提出的"爱心和科学、艺术结合"护理方式,就体现这种护理学的崇高的职业理念,并影响了千千万万的护士。对于这些医院传统文化,应因地制宜、因人制宜、因心制宜,不断扩展外延,更新内涵,使其发扬光大。

(4)环境文化的陶冶作用　环境文化是指医院的环境规划、地理位置与建筑、装饰与美化等。环境是在自然背景基础上经人类加工改造的物质氛围,环境也是当今人类最关心的五大问题之一。所以说当今医院的竞争,除了技术、服务、质量的竞争外,还有环境的竞争。医院环境的美化、绿化、净化、家庭化、方便化,是现代人类文化发展的一种需求。达到这种环境,能从外在形式上赢得患者,同时,病区管理的规范化、格式化、标志清晰、整洁有序,也会给人以有条不紊、忙中有静的感觉,既对工作人员的身心健康有一定的促进,也有利于患者生命质量和生活质量的提高。

2. 医院文化在护理管理中的应用　进入新世纪,考察、评价一个医院已度过了以大型设备为标准的初级阶段,取代的是标准医院的管理水平,医护人员的敬业精神,每个员工的服务意识,以及衬托、支撑、完善医院全部工作程序的环境产业和文化产业。为医院人员提供一个静心、精心、敬业、追求、奋进的工作环境,为患者提供一个安心、放心、舒心的就医环境,是医院文化的主要任务,也是管理者要具备的新理念。在护理管理中,用以人为本的理念不断教育护理人员,树立正确的人生观、价值观,自觉遵守护理理念和行为规范,为患者营造优质服务的环境,促进患者的康复。

(1)重视文化教育,提高护士素质　人是精神文化的载体,素质文化是第一要素。因此,医院文化活动的首要任务,应加强护士素质的培养和教育,护理教育包括护士学校教育、在职教育与进修教育。发达国家还将跨文化护理纳入专业学校的教学大纲中,有的还置于硕士教育课程中。院内开展在职教育的专题学术讲座,也应融入医院文化、心态文化跨文化护理的内容。在护理教育的岗前培训和在岗训练中,要将医院的基本信念、奋斗目标、护理的理念灌输给广大护士,树立"患者至上"、"服务最优"、"以人为本"等理念,从方便护士转变为方便患者,从被动服务转变为主动服务,以增强工作的责任感、使命感、危机感,激发护士的积极性和创造性。

(2)转变护理理念,规范服务行为　医院的宗旨和服务意识体现在医院文化的内涵中,也是护理理念的总目标。护理理念是指引护士思考与行动的价值观和专业信念。护理理念具有规范以患者为中心的护理行为的作用,是每个护士必须遵守的行动指南,是制定护理规章制度的依据,是护士组织内部协调的准则。各医院必须制定以患者为中心的相关护理理念,各病房也要拟订体现本病区服务特点的护理哲理,并将理念、哲理展示于病房的醒目位置。住院部可根据工作任务提出相应的护理目标。如"外树形象、内强素质"的目标;"四个一流"的目标,即练一流的技术,提供一流的服务,创造一流的环境,实现一流的管理;以"患者为中心,满足患者的需要"的目标;"六声"服务的目标,即患者入院有"迎"声,治疗护理有"请"声,巡视病房有"问"声,患者合作有"谢"声,工作失误有"歉"声,患者出院有"送"声;护理"三到位",即护理措施到位,护患沟通到位,管理工作到位。总之,文化的氛围,通过转变观念,规范服务行为,实现护理目标。

营造良好环境,满足病人需求及医院环境的建设是医院文化最基本的建设。环境分内外环境,人在内外环境中保持平衡而取得健康,管理者是环境的营造者,这个环境包括物质环境和人文环境。目前,许多先进国家把医疗卫生环境的配套工程称之医疗领域的第四大支柱产业,医院的环境不是建立宾馆、酒店式的医院,而是建立既严肃又温馨,既神圣又舒适的就医环境。医院的人文环境是指职业化、生活化、品格化的医护服装和绿色的生命通道,还包括主动了解患者的需求,营造处处为患者着想的治疗、护理氛围。还可推广有效护理的服务项目,如"病人选护士"的活动,在病区设立护士一览表,让患者选择自己的责任护士,护士被选中的服务次数和质量作为年终考评的指标;又如开展"一分钟效应"的活动,住院部将护士的仪表、仪容、礼貌用语、交谈艺术做出设计和规范训练,把各种情况下(如急诊就诊、门诊问诊、手术前访视、入院等)成功的"一分钟效应"编成标准模式,供护士学习使用时参考。这些有益的文化活动有利于护理品牌意识的树立,使全院护士形成爱岗敬业、热情服务的良好文化氛围,促进医院文化发展的内涵。

(3)加强护理实践,提高护理质量 医院文化建设不能是理论的空谈,必须投入实践,重在行动,通过各类人员的思想教育,通过各项具体工作,通过为每个患者实实在在的服务,塑造医院的形象,体现价值观念,凝聚文化的内涵。如护士进行跨文化的护理,就必须不断补充知识,学习外语,以便为不同民族服务,同时,护士还要掌握非语言交流的技巧,如了解不同国家、不同民族的文化背景和风俗习惯,及对健康的认识,以便更有针对性的给予患者适当的护理及健康指导。

第五节　我国医疗卫生组织系统

在以防治疾病、保障人类健康和提高人口素质为主要任务的医药卫生领域,设置合理的、必要的卫生组织机构,使管理对象构成系统,是卫生事业管理中的主要手段和基础。

一、我国卫生组织系统

(一)我国卫生组织分类

我国的卫生组织是贯彻实施国家的卫生工作方针政策,领导全国和地方卫生工作,制定具体政策,组织卫生专业人员,运用医药卫生科学技术,推行卫生工作的专业组织。是实现卫生组织目标的组织保证。根据性质和职能,我国的卫生组织大致可分为卫生行政组织、卫生事业组织和群众卫生组织三大类。

1. 卫生行政组织　卫生行政组织是贯彻实施党和政府的卫生工作方针政策,领导全国和地方卫生工作、编制卫生事业发展规划,制定医药卫生和督促检查的机构系统。

中央设卫生部,是国务院综合管理全国卫生工作的职能部门,省市自治区设卫生厅(局),行政公署、省辖市设卫生局,市、县、区设卫生局(科),在乡、镇或城市街道办事处设卫生专职干部,负责所辖地区的卫生工作。

各级卫生行政组织的主要任务是:贯彻党和国家的方针政策和各项规章制度,按照实际情况,因地制宜地制定卫生事业发展规划,并监督检查。调查了解卫生工作的实际情况,总结、推广、交流各地好的经验。

2. 卫生事业组织　卫生事业组织是具体开展卫生业务工作的专业机构。按照工作性质可分为:

(1)医疗预防机构　主要是承担治疗疾病任务为主,目前是我国分布最广、任务最重、卫生人员最集中的机构。包括综合医院、专科医院、疗养院、医疗保健院、康复医院、老年护理院等。

1996 年全国卫生工作会议以后,社区卫生机构发展迅速,将成为整个医疗体系的重

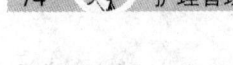

要组成部分。它以门诊为主体,直接面向个人、家庭、群体服务,以提高全民健康水平。全科医疗是基层群众求医时的初级卫生保健组织。

(2)卫生防疫机构　主要是承担预防疾病任务为主的组织,并对危害人群健康的影响因素,如环境卫生、食品卫生、放射卫生、学校卫生等进行监测和监督。包括各级卫生防疫站、结核病防治研究所(院)、寄生虫病防治研究所(站)、血吸虫病防治研究所(站)、皮肤病性病防治研究所(站)、地方病防治研究所(站)、职业病防治机构、鼠疫防治站(所)、乡镇预防保健站(所)及国家卫生检疫机构。

(3)妇幼保健机构　主要是承担保护妇女儿童健康的任务为主的组织,为妇女儿童提供健康教育、预防保健等公共卫生服务。在切实履行公共卫生职责的同时,开展与妇女儿童健康密切相关的基本医疗服务。它包括妇幼保健院(所、站)、产科医院、儿童医院、计划生育专业机构,如计划生育门诊部、咨询站等。

(4)有关药品、生物制品、卫生材料的生产、供销及管理、检定机构　主要是承担安全用药的任务。它包括药品检验所、生物制品研究所等。

(5)医学教育机构　主要是承担发展医学教育、培养医药卫生人才任务的机构。它是由高等医学院校、中等卫生学校及卫生进修学院(校)等组成。

(6)医学研究机构　主要是承担医药卫生科学研究任务的机构,为推动医学科学和人民卫生事业的发展奠定基础。包括医学科学研究院、中医研究院、预防医学中心等。各省、市、自治区也成立医学科学院的分院及各种研究所,各级医学院校及卫生组织机构也附设医学研究所(室)。

3.群众卫生组织　是由专业或非专业人员在政府部门的领导下,按不同的任务所设置的机构。

(1)由国家机关和人民团体的代表组成,以协调有关方面的力量,推动卫生防病的群众卫生组织,如爱国卫生运动委员会、血吸虫或地方病防治委员会。由各级党组织和群众团体的负责人参加,组织有关单位、部门支持共同做好卫生工作。

(2)由卫生专业人员组成的学术团体,如中华医学会、中华预防医学会、中医学会、中华药学会、中华护理学会等。这类组织的主要任务是提高医药卫生技术、开展各种学术活动和培训学习、交流经验、科普咨询等。

(3)由广大群众卫生积极分子组成的基层群众卫生组织,以发动群众开展卫生工作,宣传卫生知识,组织自救互救活动,开展社会服务活动和福利救济工作等为主要活动内容。中国红十字会就是这类组织的代表机构,遍布全国城乡基层单位的红十字会,是基层卫生组织的主要力量。

(二)中华护理学会和卫生部护理中心

1.中华护理学会　中华护理学会(以下简称学会)是我国卫生系统中由护理科技工作者组成的专业学术性群众团体,是中国科学技术协会所属的一个专门学会,受卫生部和中国科协双重领导,是全国性的护理学术组织。

学会成立于1909年,原名"中华护士会",1920年改名为"中华护士学会",1964年更名为"中华护理学会"。会址亦经上海、汉口、北京、南京、重庆等多处变迁,1937年经护士集资在南京建成永久会所,1952年定址北京。学会于1922年参加国际护士会,使中国成为第 11 个会员国。

学会最高领导机构是全国会员代表大会。全国会员代表大会选举产生理事会,代表大会闭会期间,理事会是执行机构。1950—1999 年共召开过七届全国委员代表大会,选举产生了七届理事会。理事会选举理事长、副理事长和常务理事,组成常务理事会,在理事会休会期间行使理事会职能。全国会员代表大会选举产生秘书长,负责主持日常工作。

学会在全国 30 个省、自治区、直辖市设有分会,截至 1998 年,会员已达 33 万余名。一个从上到下、遍及全国的护理学会网络系统已经形成,为学术活动的广泛开展提供了组织保证。

学会的主要任务是:组织广大护理工作者开展学术交流和科技项目论证、鉴定;编辑出版专业科技期刊和书籍;普及、推广护理科技知识与先进技术;开展对会员的继续教育;发动会员对国家重要的护理技术政策、法规发挥咨询作用;向政府有关部门反映会员的意见和要求,维护会员的权利,为会员服务。

2. 卫生部护理中心 卫生部护理中心是经中华护理学会提议、卫生部批准,于 1985 年 9 月建立的,是卫生部领导全国护理工作的参谋咨询机构之一。

卫生部护理中心的主要任务是:①负责我国护理教育和临床护理质量控制及技术指导;②组织一定范围内的护理师资及在职护理骨干的培训工作;③收集国内外护理科技情报资料;④开展护理科学研究及学术交流,为我国护理学科建设提供资源服务。

二、我国医院组织系统

医院是当今社会中医疗卫生机构的主体形式,目前我国护理人员主要分布在各级各类医院中开展护理活动。为此,护理管理者有必要了解医院组织的一般情况。

(一)医院的概念

医院是对群众或特定人群进行防病治病的场所,备有一定数量的病床设施、相应的医务人员和必要的设备,是通过医务人员的集体协作,以达到对住院或门诊患者实施科学的和正确的诊疗、护理为目的的医疗事业机构(摘自卫生部《医院工作条例》)。

以上概念对医院的服务对象、职能作用、基本条件、协作特点、机构性质作了高度概括。医院的工作对象主要是患者,医院对患者的生命和健康负有重大责任,因此构成一所医院必须具备以下基本条件:

1. 医院以实施住院诊疗为主,并设有门诊部。

2. 应有正式病房和一定数量的病床等设施(按医院分级管理标准,不得少于 20 张),应具备基本的医疗、休养环境及卫生管理设施。

3. 应有能力对住院患者提供合格的护理和基本生活服务,如营养饮食服务等。

4. 应有基本医疗设备,设有药剂、检验、放射、手术及消毒供应等医技诊疗部门。

5. 应有相应的、系统的人员编配,包括医务人员、行政人员、后勤人员,构成整体医疗功能。

6. 应有基本的工作制度,如查房、值班、交接班、病历书写、各种技术操作、消毒隔离等医疗护理制度,以保证医疗质量和患者的安全。

随着医学模式的转变,健康观念及医疗保健时代的发展,需要用全新的观念去理解医院,特别是现代医院。现代医院是以收容住院为主要形式,按照防治结合的原则,实施综合治疗,开展对人群生活的全面指导、监督和保护,从而以提高人的健康素质为目的的医疗卫生机构。这也标志着医院职能的扩大。

(二)医院的组织系统和机构

1. 医院的组织系统　我国医院的组织机构设置已逐步形成模式,根据医院的性质和任务、服务地区范围、隶属关系、医疗设施规模及技术力量,分为一、二、三级医院,不同级别的医院所承担的社会职能和服务功能虽有所不同,但医院的机构设置基本相同。

随着现代医院管理的发展,医院组织机构设置考虑减少管理层次,使管理层次清晰,职责分工明确,强化院长和各层次间的直接和间接管理关系,保证最高管理层次的人员宏观高效管理。医院的组织系统按不同的划分标准,可分为两类:

(1)按结构的层次分　医院是一个完整的、人为的、客观存在的复杂技术系统,医院系统的结构按各自的层次分为医院总系统、分系统、子系统,如图3-6。

(2)按结构的职能作用分　根据医院组织中不同的职能作用,医院组织系统分为:

1)党群组织系统　包括党委、工、青、妇、宣传、统战、纪检、检查等部门。

2)行政管理组织系统　包括院长、院长办公室、医务、科教、护理、设备、信息、财务、总务、膳食等部门。

3)临床业务组织系统　包括内、外、妇、儿、五官、皮肤、麻醉、中医、传染等科室。

4)护理组织系统　包括病房、门诊、急诊、供应、手术室及有关医技科室的护理岗位。

5)医技系统　包括药剂、检验、放射、理疗、特检、营养等部门。

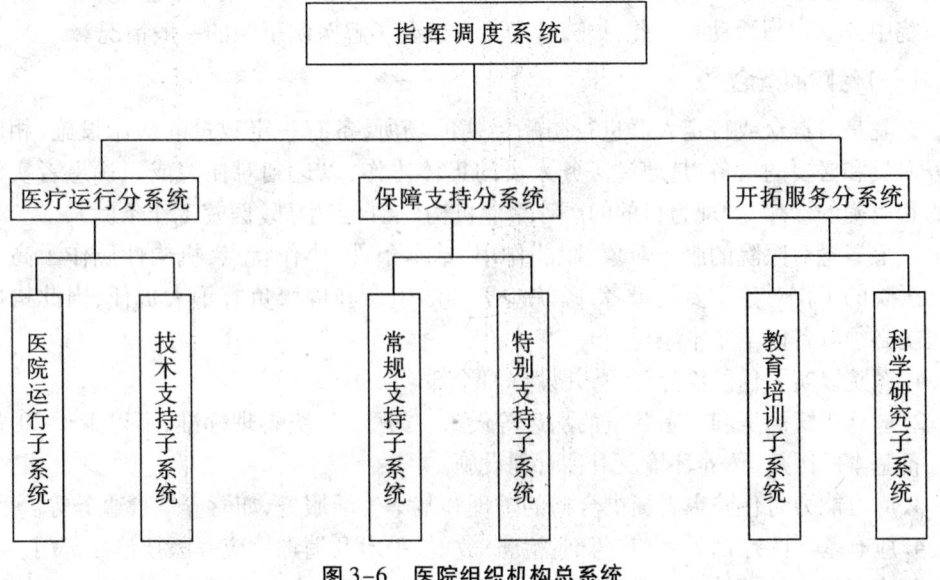

图3-6　医院组织机构总系统

2. 医院的组织机构　中华人民共和国1978年颁发了《我国综合性医院一般组织机构图》,基本适用于各级医院组织机构设置。

（1）各级医院行政管理组织机构

1）一级医院　一级医院中各业务组属非行政建制机构,院办中可设人事、保卫、文秘、档案等岗位,行政科可设财务组、总务组。

2）二级医院　二级医院是在院长的领导下设有院长办公室、门诊部、护理部、医教科、预防保健科、设备科、信息科、人事科、保卫科、财务科、总务科、膳食科等。

3）三级医院　三级专科医院的行政管理组织机构可参照二级医院设置。

（2）各级业务医院组织机构　我国医疗机构体制已形成三级医疗网络,医院的业务组织机构,主要是指临床业务组织和医技组织两个系统的组织机构。由于各级医院的规模、任务不同,医院的机构设置亦不同。

1）一级医院　见图3-7。一级医院中业务组和临床科室的开设数量,可根据本院的专业特色、人才情况而增减。

2）二级医院　见图3-8。

3）三级医院　见图3-9。三级医院中护理部和医务处对临床各科室做好协同调配管理,而护理部主要承担临床科室和医技科室的护理管理。

3: 医院工作的特点及对管理的启示　医院的特点反映医院工作的规律性。其特点是:以服务对象为中心,组织医务人员运用医学知识与技能,诊断、治疗、护理患者,为患者和社会人群服务,这是医院系统区别于其他系统的本质特点;现代医院还具有对人群和个人提供增进健康、预防疾病、促进康复和长期服务等多种职能的特点。离开了对人群的医学服务,医院就没有存在的必要,只有按照医院工作的特点,做好管理工作,才能完成医院的组织目标。在管理上应注意以下几点:

（1）医院工作要以服务对象为中心,以医疗工作为主体　医院的一切部门都要围绕服务对象进行工作,要保证服务对象的安全,强调医疗质量和医疗效果,如预防医院内感染、减少并发症等。这些工作由医院医疗、护理、医技、后勤等各部门相互配合协调,共同完成。

（2）医院要重视医疗护理质量,提高医疗技术水平　要树立良好的医疗作风和具备高尚的职业道德,对于患者的诊疗处置和护理,树立"质量第一、安全第一"的思想。

（3）医院工作科学性、技术性强　医院是以医学科学为服务手段,而患者又是一个非常复杂的有机整体,因此要求医务人员按照生物-心理-社会的现代医学模式去工作,既要有全面的理论知识,又要有熟练的技术操作能力和丰富的临床经验,还要熟悉人文科学、社会科学、心理学和流行病学等方面的知识,重视发挥仪器设备的效应。

（4）医院工作随机性大、规范性强　医院各科的病种复杂繁多,病情千变万化,需要临时调配人员加强观察和处理,加上突发事件和难测性灾害等抢救任务很重,因此医院必须具有随机应急能力。另一方面医院的医疗行为又是关系到人的生命安全,因此医院要有严格的规章制度、明确的岗位责任制,在医疗护理工作程序、技术操作上达到规范化,符合质量标准。

（5）医院工作时间性强、连续性大　患者疾病的转归往往取决于诊断、治疗的及时与否,特别是急重症患者的抢救更是刻不容缓;另外,对疾病进行观察治疗不能间断,医院必须长年日夜连续地工作。医院的各种工作安排(如值班方法、节假日工作安排等)必须适应医疗工作连续性的要求。

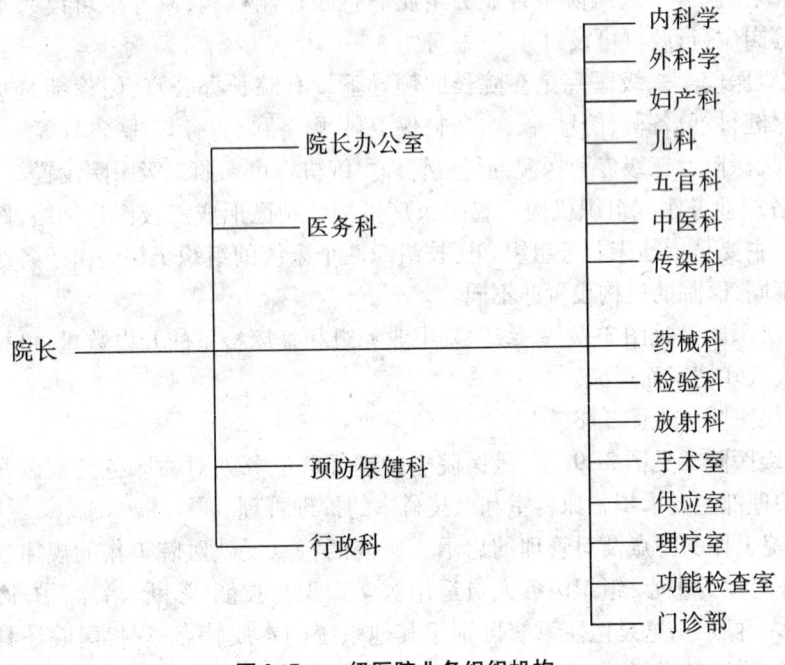

图 3-7 一级医院业务组织机构

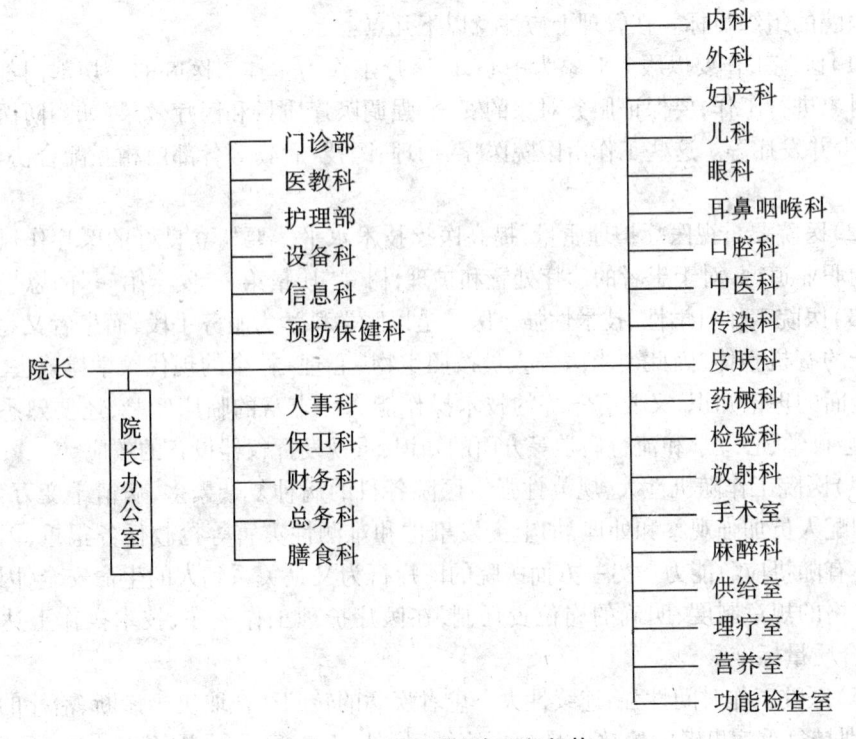

图 3-8 二级医院业务组织机构

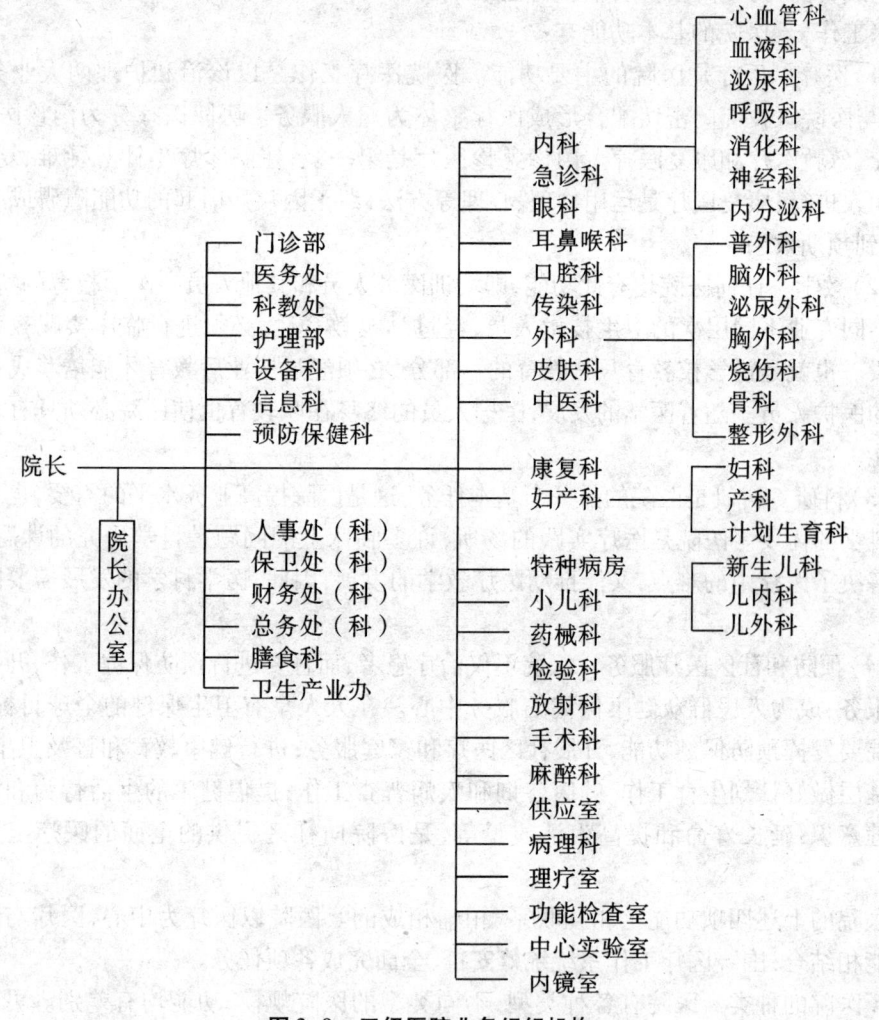

图 3-9　三级医院业务组织机构

（6）医院工作社会性、群众性强　医院工作面对整个社会,包括各行各业、男女老少,他们的生活习惯、文化修养、精神状态等各不相同,医院应根据不同情况,满足患者不同的社会、心理需求。医院工作又受到社会条件的制约,搞好医院工作离不开社会的支持,需调动各方面因素为医疗服务,坚持面向群众,以社会效益为主,同时搞好医院的经营管理。

（7）医院工作是脑力和体力劳动相结合的复合型劳动　医院医疗工作需要掌握医学知识和技能的脑力与体力相结合的劳动来完成,是一项创造性的劳动。要提高科学技术水平,发挥医院卫生技术人员的积极性,在于管理者们如何根据这个特点,重视人才培训和技术建设,并注意设备的更新和管理。

4. 医院的基本功能　医院的基本功能即医院的任务。卫生部颁发的《全国医院工作条例》指出,医院的任务是"以医疗为中心,在提高医疗质量的基础上,保证教学和科研任

务的完成,并努力提高教学质量和科研水平。同时做好扩大预防、指导基层和计划生育的技术工作"。医院的基本功能有:

(1)医疗　医疗是医院的主要功能。医院医疗工作是以诊治和护理两大业务为主体,并与医院医技部门密切配合形成医疗整体为病人服务。医院医疗分为门诊医疗、住院医疗、急救医疗和康复医疗。门诊急诊医疗是第一线;住院诊疗是针对疑难、复杂、危重的病人进行;康复医疗是运用物理、心理等方法,纠正因疾病引起的功能障碍或心理失衡,达到预期效果。

(2)教学　任何医院均有此功能,即培训医务人员和其他人员。医学教育的特点是:每个不同专业不同层次的卫生技术人员,经过学校教育后,必须进行临床实践教育和实习阶段。也就是说学校教育只是教育的一部分,必须经过毕业后教育才能培养成为一个合格的医护人员。随着医学的发展,医护人员的终身在职教育也使医院必须具有培训教育功能。

(3)科研　科研是医院的另一个基本任务,这是医院提高业务水平的需要,也是发展医学科学的需要。医院是医疗实践的场所,许多临床上的问题是科学研究的课题,通过研究解决了医疗中的难点,又能推动医疗教学的发展,因此,医学科学的发展需要医院的参与。

(4)预防和社区医疗服务　医院不仅治疗患者,而且要进行预防保健工作,开展社区医疗服务,成为人民群众健康保健的服务中心。在人人享有卫生保健的全球目标中,各级医院要发挥预防保健功能,开展社区医疗和家庭服务;进行健康教育和普及卫生知识;指导基层做好计划生育工作、健康咨询和疾病普查工作;提倡健康的生活行为和加强自我保健意识;延长寿命和提高生活质量等,是医院向社区提供的全面的医疗卫生保健服务。

医院的上述四项功能是相互联系、相辅相成的。医院以医疗为中心,医疗与其他三项功能相结合,围绕医疗工作系统统筹安排,全面完成各项任务。

5.医院的种类　医院有各种类型,不同类型的医院规模、功能均有差别。可以从不同角度,对医院采用不同的分类方法。

(1)按收治范围划分　①综合医院:综合医院是指设有一定数量的病床,分有内科、外科、妇产科、儿科、五官科、皮肤科等各种专科及药剂、检验、放射等医技部门,并有相应的人员和设备的医院。由于现代医疗特点往往需要多专科协作进行诊疗,而且患者是有机整体,往往需要多专科的会诊治疗,综合医院能够适应这些需要。现在的儿童医院、中医医院实际上是儿童综合医院或中医综合医院。②专科医院:专科医院是为诊治各自的特种疾病而设立的医院,如收治法定传染病的传染病医院、收治精神患者的精神病院以及结核病医院、口腔医院、眼科医院、肿瘤医院、胸科医院等。设立专科医院有利于集中人力、物力,发挥技术设备优势,开展专科疾病的诊治和预防。

(2)按特定任务划分　有军队医院、企业医院、医学院校附属医院等。它们各有特定的任务和特定的服务对象。有些医院过去由于过分强调特定服务对象和任务,容易造成人、财、物的浪费,并影响医院自身的发展。近几年来由于实行对外开放,横向联合办医院,扩大医院管理自主权,上述缺陷已大有弥补。

（3）按所有制划分 分为全民所有制医院、集体所有制医院与个体所有制医院。近年来医疗卫生工作改革的进一步深化,多种所有制的医院繁荣了医疗市场,扩大了社会医疗服务,有效地解决了群众看病难、住院难的问题,有助于发挥各类医院的优势。

（4）按地区划分 有城市医院(省、市、区、街道医院)、农村医院(县、乡、镇医院)等。

（5）按功能和任务划分 1989 年开始,我国试行医院分级管理制度。按此制度,全国各类医院按功能和任务,划分为三级十等。①一级医院:是直接向一定人口的社区提供预防、医疗、保健、康复服务的基层医院、卫生院。主要负责社区内居民多发病常见病的门诊、住院和家庭病床的诊治,抢救一般急诊患者及社区预防保健工作。一级医院数量大,是城乡三级医疗网的基层卫生机构。②二级医院:是向多个社区提供综合医疗卫生服务和承担一定教学、科研任务的地区性医院。其任务除收治部分常见病、多发病患者外,还应负责重点专科疑难重症诊疗与危重患者的抢救工作,承担基层医疗单位医士、医师以上各类技术人员的进修和培训;可承担部分科研项目。③三级医院:是向几个地区提供高水平专科性医疗卫生服务和执行高等教学、科研任务的区域性以上医院。主要包括全国、省、市直属的城市大医院及医学院校的附属医院,为医疗、科研、教学相结合的技术中心。

三、我国护理组织系统

护理组织系统指的是以保证和提高护理质量为目标,运用系统论的概念和方法,把护理管理的各个阶段、各个环节的职能组织起来,形成一个既有明确任务、职责和权限,又能互相协调、互相促进的有机整体。

护理组织系统的作用在于能够从组织上、制度上保证医院长期稳定地为社会提供满意的高质量的护理。通过建立护理组织体系,可以把全院的护理人员组织起来,明确各部门、各科室、各环节的护理职能,使护理工作制度化、标准化、程序化,有效地保证各项护理工作的完成。

（一）各级卫生行政组织中的护理管理机构

我国卫生行政组织中的护理管理组织系统近些年才逐步建立并完善,对改进护理管理工作起到了重要作用。

1. 卫生部护理管理机构 卫生部医政司设护理处,是卫生部内主管护理工作的职能机构。它的职责和任务是:负责全国城乡医疗机构制定有关护理工作的政策、法规、人员编制、规划、管理条例、工作制度、职责和技术质量标准等配合教育、人事等部门对护理教育、人事等进行管理;并通过卫生部护理中心,进行护理质量控制和技术指导、专业骨干培训和国际合作交流。

2. 各省(市)、自治区、直辖市及下属各级卫生行政部门的护理管理机构 各省(市)、自治区、直辖市卫生厅(局)均有一名厅(局)长分管医疗护理工作。除个别省市外,地(市)以上卫生厅(局)普遍在医政处(科)配备一名具有一定临床护理经验和组织管理能力的中(或高)级技术职称的护理人员全面负责本地区的护理管理,并根据需要和条件,配备适当的助手。部分县卫生局也配备了专职护理管理干部。他们的职责和任务是:在主管护理工作者的领导下,根据实际情况,负责制定护理工作的具体方针、政策、法规和护理技术标准,提出发展规划和工作计划,检查执行情况,组织经验交流,听取护理工作汇报,研究解决存在的问题,与当地护理学会相互配合共同做好工作。在地市以上卫生厅局医政处、科配备一名或一名以上具有一定专业技术水平、临床护理经验和组织管理能力的主管护师(或主管护师以上的技术职称),全面负责本地区的护理管理。部分县卫生局也配备了专职护理管理干部,为加强护理管理工作发挥了重要作用。

(二)医院护理组织系统

在我国,医院护理组织系统有过多次变更。20世纪50年代初期,医院实行科主任负责制,取消了护理部,削弱了对护理工作的领导;60年代初期,总结了经验教训,恢复了护理部,加强了领导和管理;"文革"期间,护理部再度取消,严重影响了护理质量;直到1978年卫生部发布《关于加强护理工作的意见》后才重新恢复;1986年卫生部召开全国首届护理工作会议,认真总结了经验教训,明确提出了护理管理体制只能加强,不能削弱的要求。会后卫生部发布的《关于加强护理工作领导,理顺管理体制的意见》,对医院护理管理作出了"护理部垂直领导体制"的明确规定,随之各地医院逐步健全护理组织系统,进一步加强和改善了领导和管理。

1.医院护理组织系统现状　根据卫生部规定,医院护理组织及其指挥系统设置情况如下:

(1)护理部(或总护士长)　县和县以上医院设护理部,实行院长领导下的护理部主任责任制。要求500床位以上的医院积极创造条件,配备专职的护理副院长,并兼任护理部主任,另设护理部副主任2名;300～500床位,或不足300床位,但医、教、研任务繁重的医院,设护理部主任1名,副主任1～2名;300床位以下的医院,设总护士长1名。

(2)科护士长　100床位或设有三个护理单元以上的科室,以及任务繁重的手术室、急诊科、门诊部设科护士长。科护士长在护理部主任的领导和科主任的业务指导下,全面负责本科的护理管理。

(3)护士长　护士长是医院病房和其他基层单位[如门诊、急诊、手术室、供应室、产房、婴儿室、重症监护室(ICU)等]护理工作的管理者。病房护理管理实行护士长负责制。护士长在护理部主任(或总护士长)、科护士长领导和科主任业务指导下工作,护士长与主治医师(医师组长)共同配合负责病房全面管理工作。

根据管理宽度原则,病房一般设30～50张病床为宜。在其他独立的护理单元有5位以上护理人员时,应设护士长1名。护士任务重、人员多的护理单元,设副护士长1名。目前我国医院均实行护理部主任、科护士长、护士长三级管理或总护士长、护士长两级管理的护理指挥系统。

2.护理部的地位与职责

(1)护理部的地位和作用　护理部是医院管理中的职能部门,在院长或主管护理的副院长领导下,负责组织和管理医院的护理工作。它与医院行政、医务、医技、后勤等职能部门处在并列的地位,相互配合共同完成医疗、护理、预防、教学、科研等工作。护理部在护理副院长或业务副院长的直接领导下负责计划、组织、指挥、协调、控制全院的护理业务、行政管理、在职教育、科学研究等工作,在医院护理全程中始终起着主导作用。

护理部在医院管理和完成医疗、教学、科研和预防保健任务中具有重要作用。医院工作的质量,是医、护、教、研、防等各个方面工作质量的综合反映。护理部对全院护理人员进行统一管理,建立完善的工作制度和规范。并采取一系列措施,不断提高护理质量。

(2)护理部的组织结构 为保证各项任务的完成,护理部的组织结构和人员配备也必须科学、合理,体现高效率、高素质为原则。护理部设主任1人,助理员(干事)若干人。根据医院的规模与任务,护理部可设副主任。理想的护理部,除主任、副主任外,应设2~3个科,每科编配科长一人,助理员(干事)1~2人。

(3)护理部的管理职能 护理部在医院管理中的地位决定了它的主要工作职能:

1)在院长、分管护理工作的副院长的领导下,负责全院护理工作,制订护理工作的近、远期计划,具体组织实施,并定期进行检查及总结。

2)制定全院护理管理标准,包括护理常规、质量标准、规章制度、工作职责、排班原则等,督促检查各级护理人员的执行情况。

3)制定护理技术操作规程和护理文书书写标准(含护理病历、各种记录单、表格、交班报告等),做好护理资料的登记工作。

4)加强对护士长的领导与培养,提高他们的业务水平和管理能力,对重、危、难患者的护理过程进行技术指导。

5)调配院内护理力量,合理使用护理人员,发挥护理人员的积极性;协调处理与科主任、医技、后勤等部门的关系。

6)负责全院护理人员的业务培训、技术考核、教学、进修等工作,建立护士技术档案;提出晋升、任免、奖惩意见;组织全院护理查房;领导护理人员学习先进护理经验,积极鼓励护理人员钻研业务,有计划地造就一支高素质的护理队伍。

7)负责领导护理科研工作,组织制订规划,选定课题,提出措施,抓好落实;根据实际情况有计划地开展护理新业务、新技术,不断提高护理质量。

8)组织护士长定期分析护理质量,采取措施减少护理差错,严防护理事故发生,并负责护理方面的医疗纠纷与事故的处理。

9)负责提出有关护理物品、仪器、设备等的增配意见。

(4)护理部的工作特点及要求

1)政策性 护理部是贯彻医院方针、政策,制定护理规章制度和质量标准的重要部门,承担着反映情况、传递信息、处理事务、答复问题等政策性很强的工作。所以护理部人员要有很强的政策观念,在办事情、处理问题时,必须严格遵守国家的政策法令和医院的规定。

2)专业性 护理部承担医院护理学科技术建设与管理的责任,不仅本身专业性很强,而且管理的对象也具有不同的专业特点。因此,必须按专业工作的特点和规律,采用科学的管理思想、手段和方法,才能保证管理目标的实现。

3)广泛性 为临床第一线服务是对护理部工作的基本要求,也是护理部工作的显著特点之一。临床护理工作所需保障涉及的范围相当广泛,包括物资保障、技术保障、生活服务保障、病区环境保障、安全保障等,这些都需要护理部统筹和安排。

4)随机性 医院护理工作的服务对象是伤病员,由于病情常常瞬息万变,再加上难以预料的突发灾害和事件,这就决定了护理工作随机性大。护理部要加强工作的预见性,在制订计划、安排工作时一定要留有余地,以保证一旦遇到突发事件时能应付自如,不影响正常工作的顺利进行。

5)事务性　护理部承担着大量来自医院内外的繁杂事务的处理任务,如来信来访、纠纷事故的处理等,这些事务处理费时费力,有些还十分棘手。因此,护理部必须提高处理事务的能力与效率,尽量从事务堆里解脱出来,集中精力抓好临床护理工作。

(5)护理部主任(总护士长)的基本要求　护理部主任是医院护理管理指挥系统的负责人,是医院指挥调度机构的成员。根据医院中心工作,研究护理工作特点规律,进行护理工作的计划、组织、协调、控制,达到提高护士积极性,检查护理服务系统,优化护理效应,保证护理服务质量的目的。

素质要求　护理部主任承担着医院护理工作的"龙头"作用。医院对护理部主任在德才素质方面的选择是十分重要的。根据医院分级管理标准,护理部主任应具有主任或副主任护师技术职称,任科护士长5年以上,具有护理业务、科研、教学、组织行政管理能力。总护士长应具有主管护师技术职称。随着我国高等护理教育的发展,护理学科的相对独立,护理部主任应具有学士学位或受过高等护理教育;在业务上能掌握护理新技术,熟悉护理服务过程和病人护理,保持与护理专业发展相适应的水平,在事业上有拓展意识,有预见能力,对全院护理工作确立目标和制订计划,并组织实施,运用有效的管理程序提供护理服务,解决病人需要,掌握科学管理方法,衡量和评价护理效果。在管理过程中处理好与下属关系,关心护士,应用激励技巧,为大多数护士所信赖。

思 考 题

1. 什么是组织和组织结构?
2. 正式组织与非正式组织的区分。
3. 简述直线-职能型组织结构的特点。
4. 什么是组织文化,组织文化有哪些作用?
5. 简要概述护理部的管理职能。

第四章

人力资源管理

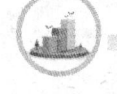

【学习目标】

◆ 掌握 护理人员配置依据和方法;人员发展的相关知识。
◆ 熟悉 人员招聘的基本程序;人员招聘及人员配置原则。
◆ 了解 人力资源管理的概念。

汉高祖刘邦驰骋疆场数十年,抚秦灭楚,身经百战,在谈及夺取天下的原因时,他说"夫运筹帷幄之中,决胜千里之外,吾不如子房;镇国家,抚百姓,给饷馈,不断两道,吾不如萧何;连百万之众,战必胜,攻必取,吾不如韩信。三者皆人杰,吾能用之,此吾所以得天下者。"由此可见,合理用人对管理成功的重要作用。管理大师彼得·德鲁克也曾说过:"企业只有一项真正的资源——人。管理就是充分开发人力资源以做好工作。"人力资源管理是近 20 年来管理学科中发展迅速的一个领域,并逐步被管理者认识到其在组织生存发展中的重要地位。人力资源是现代管理最重要的资源,组织间的竞争,归根到底是人的竞争,社会生产力的发展关键是人才。现代管理越来越从"以事为中心"的管理模式向"以人为中心"的管理模式转变,"人高于一切"的价值理念得到越来越多的管理学家的认可。如何在社会转型以及经济全球化的过程中调动每个员工的积极性以充分利用并合理开发人力资源,是现代管理者面临的新问题。

第一节 人力资源管理概述

一、人力资源管理的概念

人力资源管理,就是指运用现代化的科学方法,对与一定物力相结合的人力进行合理的培训、组织和调配,使人力、物力经常保持最佳比例,同时对人的思想、心理和行为进行恰当的诱导、控制和协调,充分发挥人的主观能动性,使人尽其才,事得其人,人事相宜,以实现组织目标的过程。根据定义,可以从两个方面来理解人力资源管理,即:

1.对人力资源外在要素——量的管理 对人力资源进行量的管理,就是根据人力和

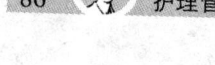

物力及其变化,对人力进行恰当的培训、组织和协调,使二者经常保持最佳比例和有机的结合,使人和物都充分发挥出最佳效应。

2.对人力资源内在要素——质的管理　主要是指采用现代化的科学方法,对人的思想、心理和行为进行有效的管理(包括对个体和群体的思想、心理和行为的协调、控制和管理),充分发挥人的主观能动性,以达到组织目标。

人力资源管理的基本流程是组织与岗位设计、人员招聘、人员配置、人员发展、绩效评估与报酬5个方面,见图4-1。

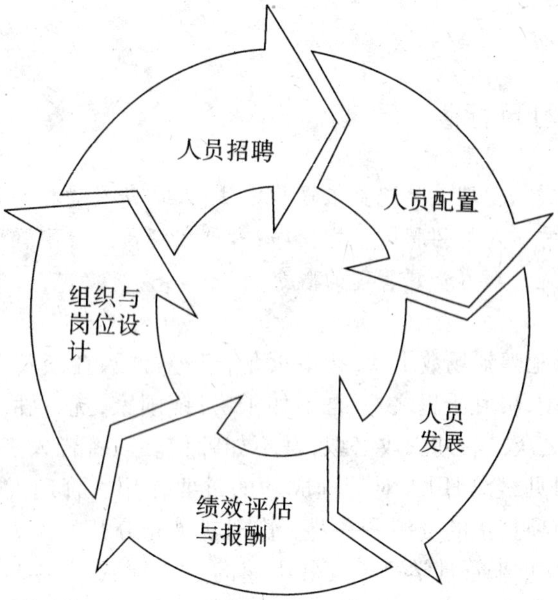

图4-1　人力资源管理的基本流程

二、现代人力资源管理与传统人事管理的区别

现代人力资源管理深受经济竞争环境、技术发展环境和国家法律及政府政策的影响。它作为管理学的一个职能开辟了新的领域,远远超出了传统人事管理的范畴。其区别主要表现在以下三个方面:

1.传统人事管理的特点是以"事"为中心,只见"事",不见"人",只见某一方面,而不见人与事的整体性、系统性,强调"事"的单一方面静态的控制和管理,其管理的形式和目的是"控制人";而现代人力资源管理是以"人"为核心,强调一种动态的、心理、意识的调节和开发,管理的根本出发点是"着眼于人",其管理归结于人与事的系统优化,其管理形式是协调人际关系,激励员工的工作积极性,目的是使组织取得最佳的社会和经济效益。

2.传统人事管理把人设为一种成本,把人当做一种"工具",注重的是投入、使用和控制。而现代人力资源管理把人作为一种"资源",注重产出和开发。有些管理者认为21世纪的管理哲学是"只有真正解放了被管理者,才能最终解放管理者自己"。

3.传统人事管理是某一职能部门单独使用的工具,似乎与其他职能部门的关系不

大,而现代人力资源管理却截然不同。实施人力资源管理职能的组织中的人事部门逐渐成为决策部门的重要伙伴,从而提高了人事部门在决策中的地位。人力资源管理涉及组织的每一个管理者,现代的管理人员既是部门的业务管理者,又是这个部门的人力资源的管理者。人力资源管理部门的主要职责在于制定人力资源规划、开发政策,侧重于人的潜能开发和培训,同时培训其他管理者,提高他们对人的管理水平和素质。所以说,组织的每一个管理者,都要重视培养一支为实现组织目标能够打硬仗的员工队伍。

三、人力资源管理的主要职能和任务

(一)人力资源管理的职能

现代人力资源管理的主要职能包括吸引、录用、保持、发展、评价及调整。

1. 吸引 根据组织目标确认组织中的工作要求,决定做这些工作的人数及技术,对有资格的工作申请人提供均等的雇用机会。

2. 录用 即根据工作需要确定最合格人选的过程。

3. 保持 保持雇员有效工作的积极性,保持安全健康的工作环境。

4. 发展 这种职能活动是以雇员的知识、技巧、能力及其他方面的提高从而保持和增强雇员工作中的竞争性为目的的。

5. 评价 即对工作、工作表现以及人事政策的服从情况等作观察和鉴定。

6. 调整 即试图让雇员保持所要求达到的技能水平而进行的一系列活动。

人力资源管理这六个方面的职能构成了一个相互联系的网络,从而建立了人力资源管理系统。

(二)人力资源管理的具体任务

人力资源管理关心的是"人的问题",其核心是认识人性、尊重人性,强调现代人力资源管理"以人为本"。在一个组织中,围绕人,主要关心人本身、人与人的关系、人与工作的关系、人与环境的关系、人与组织的关系等。

现代人力资源管理就是对一个人力资源的获取、整合、保持、激励、控制调整及开发的过程。现代人力资源管理的主要工作任务包括求才、用才、育才、激才、留才等内容。

现代人力资源管理主要包括以下几大系统:①人力资源的战略规划、决策系统;②人力资源的成本核算与管理系统;③人力资源的招聘、选拔与录用系统;④人力资源的教育培训系统;⑤人力资源的工作绩效考评系统;⑥人力资源的薪酬福利管理与激励系统;⑦人力资源的保障系统;⑧人力资源的职业发展设计系统;⑨人力资源管理的政策、法规系统;⑩人力资源管理的诊断系统。

现代人力资源管理主要包括以下一些具体内容和工作任务:①制订人力资源计划;②人力资源成本会计工作;③岗位分析和工作设计;④人力资源的招聘与选拔;⑤雇佣管理与劳资关系;⑥入院教育、培训和发展;⑦工作绩效考核;⑧帮助员工的职业生涯发展;⑨员工工资报酬与福利保障设计;⑩保管员工档案。

四、人力资源管理的意义

在人类所拥有的一切资源中,人力资源是第一宝贵的,自然成了现代管理的核心。

现代人力资源管理的意义可以从"国家、组织、个人"这三个层面来加以理解。"科教兴国"、"全面提高劳动者的素质"等国家的方针政策,实际上,谈的是一个国家、一个民族的人力资源开发管理。只有一个国家的人力资源得到了充分的开发和有效的管理,一个国家才能繁荣,一个民族才能振兴。在一个组织中,只有求得有用人才、合理使用人才、科学管理人才、有效开发人才等,才能促进组织目标的达成和个人价值的实现。针对个人,有潜能开发、技能提高、适应社会、融入组织、创造价值、奉献社会的问题,这都有赖于人力资源的管理。

在这里,我们仅从中观层面,即针对组织来谈现代人力资源管理,认为现代人力资源管理对组织的意义,至少体现在以下几方面:

1. 对组织决策层　人、财、物、信息等,可以说是组织管理关注的主要方面,人又是最为重要的、活的、第一资源,只有管理好了"人"这一资源,才算抓住了管理的要义、纲领。通过合理的管理,培养全面发展的人,实现人力资源的精干和高效,取得最大的使用价值。

2. 对人力资源管理部门　人不仅是被管理的"客体",更是具有思想、感情、主观能动性的"主体"。如何制定科学、合理、有效的人力资源管理政策、制度,来调动广大员工的积极性和创造性,最大限度地发挥人的主观能动性,并为组织的决策提供有效信息,永远都是人力资源管理部门的课题。

3. 对一般管理者　任何管理者都不可能是一个"万能使者",更多得应该是扮演一个"决策、引导、协调"属下工作的角色。他不仅仅需要有效地完成业务工作,更需要培训下属,开发员工潜能,建立良好的团队组织等。

4. 对一个普通员工　任何人都想掌握自己的命运,但自己适合做什么、组织的目标和价值观念是什么、岗位职责是什么、自己如何有效地融入组织中、结合组织目标如何开发自己的潜能、发挥自己的能力,如何设计自己的职业人生等,这是每个员工十分关心,而又深感困惑的问题。我们相信现代人力资源管理会为每位员工提供有效的帮助。

第二节　人员招聘

一、概　述

人员招聘就是组织为补充所缺人员,而采取寻找和发现合乎工作要求的申请者的办法。要招聘人员首先要制订人员需求计划和人员供给计划,根据人员需求和供给情况制订人员招聘计划,然后进行人员招聘和聘用。

(一)人员需求计划

人员需求计划是使用预算方法,来进行人员需求预测和规划。人员需求计划中应阐明需求的职务名称、人员数量、希望到岗时间等。

（二）人员供给计划

人员供给计划是人员需求的对策性计划。主要阐述人员供给的方式（外部招聘、内部招聘等）、人员内部流动政策、人员外部流动政策、人员获取途径和获取实施计划等。通过分析过去劳动力的人数、组织结构和构成以及人员流动、年龄变化和录用等资料，就可以预测出未来某个特定时刻的供给情况。预测结果勾画了组织现有人力资源状况以及未来在流动、退休、淘汰、升职及其他相关方面的发展变化情况。

（三）人员招聘计划

人员招聘计划是由人事部门根据人员需求和供给情况而制订的，包括招聘人数、招聘条件要求（主要是文化水平、专业技术、实践经验、年龄、性别等）、招聘的人员组织、招聘工作的负责者、考核方式、经费预算、完成时间等。

二、人员招聘的原则

（一）少而精原则

可招可不招时尽量不招；可少招可多招时尽量少招。招聘来的人一定要充分发挥其作用。

（二）宁缺毋滥原则

一个岗位宁可暂时空缺，也不要让不适合的人占据。

（三）公平竞争原则

只有通过公平竞争才能使人才脱颖而出，才能吸引真正的人才，才能起到激励的作用。

三、人员招聘的基本程序

（一）制定招聘要求

制定招聘要求需要先进行职务设计与职务分析。通过对工作任务的分解，根据不同的工作内容，不同的职务，规定每个职务应承担的职责和工作条件、工作能力要求等。依据职务分析的结果，进行"职务描述"，确定要招聘人员的岗位任务与人员素质要求。一般包括基本信息、知识素质要求、心理素质要求和综合素质要求等，具体要求举例说明。

例1. 某单位招聘护士要求如下：

1.生理要求

（1）年龄　20～35岁。

（2）性别　不限。

（3）听力　正常。

（4）视力　矫正视力正常。

（5）健康状况　无残疾、无传染病。

（6）外貌　五官端正，无畸形。

（7）声音　口齿清楚，语音和语速正常。

2. 知识和技能要求

(1) 学历要求　大专以上。

(2) 专业背景要求　持有护士执业证书。

(3) 工作经验　须从事护理专业 2 年以上工作经验。

(4) 英文水平　达到国家三级或以上水平。

(5) 计算机应用　熟练使用 Windows 和 MS Office 系列。

3. 特殊才能要求

(1) 语言表达能力　能够准确、清晰地介绍个人情况;并准确、正确地解答招聘者提出的各种问题。

(2) 文字表述能力　能够准确、快速地将希望表达的内容用文字表述出来。

(3) 观察能力　能够很快了解和把握招聘者的要求。

(4) 逻辑处理能力　能够将多相并行的事务安排地井井有条。

4. 综合素质

(1) 有良好的职业道德,能够保守医患秘密。

(2) 独立工作能力强,能够独立完成岗位所规定的工作任务。

(3) 工作认真细心,技术操作能力强。

(4) 有较好的协调能力,具有接受和学习新知识的能力。

5. 其他要求

(1) 按工作需要值夜班等各种班次。

(2) 心理素质良好,适应能力强。

例2. 以招聘培训教师工作分析为例,说明岗位任务与人员素质要求的内容(表 4-1)。

表 4-1　培训教师招聘要求

岗位名称	培训教师
工作任务说明	1. 根据培训大纲,制订教学计划,确定教学内容、方法和手段 2. 选定教材,或在需要的时候编写补充教材 3. 讲授专业知识,并承担足够的课时 4. 负责使用管理培训所用的教具、设备、设施、仪器等 5. 根据需要设计或制造新教具 6. 根据培训方针,独立编写创新的教材 7. 分析培训需求,提出新的培训方向,供领导决策
任职资格	1. 具有至少一年的教学经验 2. 大学毕业或相当于大学毕业以上的教育程度 3. 身心健康,坚持四项基本原则 4. 受过教育学和心理学培训 5. 有相关专业背景和教学经验者优先

（二）寻求符合岗位要求的候选人

一旦做出人员招聘决策后，首要的任务就是吸引更多的应聘人员供组织和部门挑选。招聘宣传是传播招聘信息、动员潜在合格人员参与应聘的过程，其途径多种多样，如员工推荐、职业介绍机构推荐、发招聘广告等。其中，发招聘广告是最常见的途径。招聘广告应包括以下基本内容：招聘医院简介、招聘工作的种类及其特点、招聘工作的待遇、应聘者的资格条件、申请时间、地点、程序等。参加应聘的人员应填写求职申请表，主要用于用人单位或部门的资格审查。

（三）甄选

根据招聘要求，筛选符合的人员，对其进行理论技术考核和面试，二者皆不可少。考核具有公平性和客观性，能够较好地反映应试者的知识水平。考核的内容应针对具体岗位的职责要求选择，例如，招聘护理人员的理论考核内容重点是基础护理知识、专科护理知识及护理相关知识；技能考核主要是基础护理操作和专科护理操作技能。如果是选择护理管理人员，除上述内容外，还要进行管理相关知识和能力的考核。而面试可以真正直接了解本人的具体情况，并能对众多的应聘者进行比较，较之前者更具有直观性和灵活性。

（四）录用

通过对应聘者的资格认定、理论技术考核和面试等综合分析后，组织人力资源管理部门需要对具有合格资格应聘者进行录用体格检查，来确认应聘者身体状况是否达到岗位要求。健康检查并非招聘的必须程序，但从对组织和应聘者个人负责的观点看，进行有关项目的健康检查还是必要的。

完成上述所有程序后即做出初步录用决策，但并不马上与应聘者签订聘用合同，而是先试用，时间一般为3个月到半年。试用期满后，具体试用部门对拟聘人员在试用期的表现做出鉴定，以供组织人事部门在招聘决策时参考。对在试用期中不符合录用条件的人员，可给予辞退。通过将应聘者与任职岗位要求比较和应聘者之间的比较，使候选人的数量逐步接近组织或部门需要的数量，最终做出录用决策。

（五）招聘工作评价

招聘活动的最后步骤是评价。主要包括测算获得的求职人员数量和质量情况，每位受聘人员的工作胜任和工作成功程度，以及整个招聘过程投入和产出效率的总结分析。

第三节 人员配置

一、人员配置的原则

人员配置是指在具体的组织或企业中，为了提高工作效率、实现人力资源的最优化

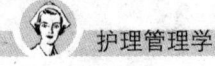

而实行的对组织或企业的人力资源进行科学、合理的配置。如何实现科学合理的配置，使人力资源真正做到人尽其才，才尽其用，人事相宜，最大限度地发挥人力资源的作用呢？必须遵循如下的原则：

（一）科学配置原则

要求组织人员的配置数额与组织任务的搭配具有科学性。护理管理部门应在分析护理业务范围、种类和服务对象需求的基础上确定人员的配置数额。常用的方法有：比例配置法，按照医院规模和床位数，根据卫生部要求的床位与人员比进行护理人员配置；工时测定法，通过对护理工作量和消耗时间之间相互关系的研究确定护理人员数量；分类法，按照病人分类、病种分类等测算护理人力需要量。

（二）能级对应原则

合理的人力资源配置应使人力资源的整体功能强化，使人的能力与岗位要求相对应。组织岗位有层次和种类之分，处于不同的能级水平。每个人也都具有不同水平的能力，在纵向上处于不同的能级位置。岗位人员的配置，应做到能级对应，即每一个人所具有的能级水平要与所处的层次和岗位的能级要求对应。

（三）优势定位原则

人的能力发展是不平衡的，其个性也是多样化的。每个人都有自己的长处和短处，除了总体的能级水准，也有自己的专业特长及工作爱好。优势定位包括两个方面的内容：一是指人自身应根据自己的优势和岗位的要求，选择最有利于发挥自己优势的岗位；二是指管理者应根据个人特长，将其安置在最有利于发挥其优势的岗位。

（四）动态调节原则

动态原则是指当人员或岗位要求发生变化的时候，要适时地对人员配备进行调整，始终保证合适的人工作在合适的岗位上。岗位、岗位要求、人员都是在不断变化的，人对岗位的适应也有一个与认识实践的过程。因此，一次定位、一职定终身既影响工作又不利于人的成长，只有及时地进行动态调整才能真正实现能级对应、优势定位，从而提高工作效率，降低人员成本。

（五）结构合理原则

整体效率不仅受个体因素影响，还受到群体结构的影响。群体结构是指本部门不同类型人员的配置及其相互关系。就护理人力资源配置而言，结构合理化即是要求护理人员在专业结构、知识结构、年龄结构、智能结构、生理结构等方面形成一个合理的整体护理群体，形成护理人员能级对应，优势互补的群体工作氛围。

（六）内部为主原则

组织在使用人才，特别是高级人才时，不要总抱怨本单位人才不足，关键是要在组织内部建立人才开发机制和人才激励机制。这两个机制同等重要，如果只有开发，没有激励，人才就可能外流。从内部培养人才，给有能力的人提供机会与挑战，是促成单位发展的动力。当然，这并不排斥引入必要的外部人才。当确实需要从外部招聘人才时，我们就不能"画地为牢"，死死地扣住组织内部。

二、护理人员配置依据和方法

护理人员配置是护理人力资源管理的重要环节。主要包括两项内容:一是人员在组织内各部门或单元间的分配,二是人力资源在部门内的科学排列和组合。护理人员配置管理的主要作用是对护理人力的有效组合,更侧重于对护理人力资源潜力高层次的开发和利用。

(一)配置依据

护理人员配置受许多因素的影响,主要依据的是:我国卫生行政主管部门的相关政策与规定;国家卫生人事制度改革和各地卫生部门的要求;社会对护理服务的需求;医疗卫生业务服务范围;护理单元承担护理工作量的大小;护理群体素质的数量和质量标准;组织支持系统及资源保障情况等。

(二)配置方法

护理人员配置的方法有:以经济、法律、行政政策为依据,对人员配置进行宏观预测;根据护理任务定性定量指标分析,制订护理人员数量规划;运用直接、间接护理工作量综合平衡各护理单元的人员配置。

1.按国家规定的编制原则配置

(1)人员编制比例　300 张床位以下的,按 1:(1.3~1.4)计算;300~400 张床位的,按 1:(1.4~1.5)计算;450 张床位以上的,按 1:(1.6~1.7)计算。

(2)各类人员比例　医生 25%;护理 50%;医技 25%;药剂 8%;行管 8%~10%;工勤 18%~22%。

(3)各级人员比例　护士:护理员 =3:1;护士:护师 =3:1。

(4)病房护理人员配置　护士人数:床位数 =1:0.4。

计算公式:

$$护士数 = \frac{编制床位数 \times 床位使用率 \times 每名患者每日平均护理时数}{每名护士每日工作时间} + 机动数(17\%~25\%)$$

这种计算方式没有考虑新技术的引入和人员的培训,单纯以床位和编制计算不够科学。另外,初级人员不能过早固定专科,也会给管理带来一定程度的困难。

2.按实际工作需要配置　要按实际工作需要配置护理人员,需要从以下几个方面考虑:

(1)确定护理方式　我国的护理方式从 20 世纪 20 年代开始,以个案护理为主;40~50 年代,以功能制护理和小组护理为主;60~70 年代,以责任制护理为主;80 年代后,开始实行整体护理模式。

(2)确定护理工作量　护理工作量包括直接护理、间接护理和相关护理活动。直接护理是指病人直接得到的生理、心理、健康教育的护理,它随着病人数量、严重度、床位使用率增加而增加。间接护理是指为直接护理所做的准备、计划、记录等,不受病人严重度影响,而受病房环境、布置、硬件设备、护理方式、护理文书、人员组成等影响。相关护理活动是指管理、协调、教育、领物、工间休等。

（3）评估护理活动所需时间　直接测量护理活动所需时间有3种方法。①自我记录法：由护理人员自己记录，缺点是不够准确。②观察法：经费昂贵，影响因素太多，个体差异大。③工作样本法：随机抽取工作中的活动片段加以记录，整理分析，测定各类护理活动所占比例，需完善的准备工作，资料易收集，花费少，但资料较粗糙。

（4）确定所需护理人员类别和数量　①确定人员类别；②确定需要何种素质要求的护理人员，了解不同护理人员的需求比例；③计算所需护理人员数量。

计算公式：

$$护理人员 = \frac{各级护理所需时间总和}{每位护士每天工作时间} + 机动数（17\% \sim 25\%）$$

3. 根据病人分类系统（PCS）配置　就是对患者在特定时间内的需求等级加以分类，确定病人的严重程度和护理工作量。通过使用患者分类量表来量化患者的护理等级、测算出护理工作量，根据结果来计算人力、分配工作等。

决定护理患者的需要可由患者总数、患者病情严重程度、床位使用率、护理时数、患者分类系统等工具测得，现以德格鲁特的患者分类系统人员管理矩阵（PCS Staffing Matrix）说明。

如表4-2所示，如果某护理单元有30位病人，其中第一类患者有1位，第二类有10位，第三类有18位，第四类有1位，平均患者分类层级为：(1×1+2×10+3×18+4×1)/30＝2.63，对照表，该单位患者的病情严重程度属中度，换算出白班（39%）需8.9人，小夜（35%）需8人，大夜（26%）需5.9人。

表4-2　内外科患者分类系统人员管理矩阵

严重度	轻 度			中 度			重 度		
	<2.40 每位患者一天的 时数=5.5			2.41~2.89 每位患者一天的 时数=6.1			≥2.90 每位患者一天的 时数=6.7		
班别 人数	白班 (39%)	小夜 (35%)	大夜 (26%)	白班 (39%)	小夜 (35%)	大夜 (26%)	白班 (39%)	小夜 (35%)	大夜 (26%)
30	8.0	7.2	5.4	8.9	8.0	5.9	9.8	8.8	6.5
29	7.8	7.0	5.2	8.6	7.7	5.7	9.5	8.6	6.3
28	7.5	6.7	5.0	8.3	7.5	5.6	9.1	6.2	6.1
27	7.2	6.5	4.8	8.0	7.2	5.4	8.8	7.9	5.9
26	7.0	6.3	4.6	7.7	6.9	5.2	8.5	7.6	5.7
25	6.7	6.0	4.5	7.4	6.7	5.0	8.2	7.3	5.4
24	6.4	5.8	4.3	7.1	6.4	4.8	7.8	7.0	5.2
23	6.2	5.5	4.1	6.8	6.1	4.6	7.5	6.7	5.0
22	5.9	5.3	3.9	6.5	5.9	4.4	7.2	6.4	4.8
21	5.6	5.1	3.8	6.2	5.8	4.2	6.9	6.2	4.6
20	5.4	5.8	3.6	5.9	5.3	4.0	6.5	5.9	4.4

所以,护理管理者应对医院现有护理人员进行科学有效的调配,以促使他们发挥最大潜能。同时,不断应用和借鉴现代管理模式,用现实的、科学的、预见性的眼光,对护理人力资源进行整体分析,通过实施绩效管理,把人作为活的资源加以开发,注重人与事相结合,事与职相匹配,达到人、事、职能效益最大化。

三、护理人力资源分配

护理人力资源分配即人员排班,是运用适当的护理人力为患者提供高质量的护理服务,并能有效的控制预算。护理是 24 小时的工作,需要轮班以满足患者的需要,但是护理人员也渴望能在居家生活方面尽可能的规律,这种矛盾使得人员管理及排班成为影响护理质量、成本以及能否任用和留住护理人员的重要因素。有研究显示,排班一直是护理人员对工作满意与否的主要因素,也是解决护理人员缺乏的一个关键性议题。因此,如何选择最好的人员管理及排班方法,使两者达到平衡,同时兼顾经济或成本效益,始终是护理管理者关注的热点问题。

(一)排班的原则

1. 满足需求原则　满足需求是指各种班次的护理人力在质量和数量上都要能够完成当班护理活动,并从整体角度满足患者需要。在满足患者需要的同时,还要尽可能照顾到护理人员的需要。护士长在具体安排工作时,应从人性化管理和管理的服务观点出发,考虑不同年龄段护理人员的特点和个人需求,在两者不发生冲突的情况下,进行合理调整和安排,尽量为下属提供方便。

2. 结构合理原则　结构合理是指要对各班次护理人员进行科学合理的搭配。这是有效利用人力资源,保证临床护理质量的关键。既要让每个人都清楚自己的排班,也要配备机动人员,以应付紧急改变的调整,避免人力过多或不足的情况发生。护理人员合理搭配的基本要求是:尽量缩小各班次护理人员在技术力量上的悬殊,基本做到其专业能力和专科护理水平的相对均衡;保证每个护理班次都有能够处理疑难问题的资深护理人员,以避免因人力安排不当出现的护理薄弱环节,保证各班护理质量。

3. 效率原则　效率原则是指在保证护理质量的前提下,把人员的成本消耗控制在最低限度。即用尽可能少的人力成本,完成尽可能多的护理任务,同时保证护理质量。它是护理管理者排班面临的挑战之一。具体排班过程中,护士长应结合本护理单元每天的护理工作量对护理人员进行合理组织和动态调整。护理人员调整参照指标包括:病房当日实际开放床位数、病危人数、手术人数、等级护理工作量、治疗业务配合需求、当班护理人员的实际工作能力等。

4. 维持公平原则　公平性在排班上的具体体现是:护士长根据护理工作需要,合理安排各班次和节假日值班护理人员,保持各班的工作量基本均衡,公平对待每位护理人员。是否受到公平对待对加强组织凝聚力、调动护理人员工作积极性具有直接影响,是成功管理的关键,值得管理者重视。

5. 按职上岗原则　护士长还应结合护理人员的专业技术职称进行工作安排,基本原则是:高职称护理人员承担专业技术强、难度大、疑难危重病人的护理工作;低年资护士承担常规和一般患者的护理工作。这样可以从职业成长和发展规律的角度保证护理人才培养和临床护理质量。

（二）排班的种类和方法

1. 排班的种类

（1）集权式排班　由主管部门（如护理部）统一排班。可以兼顾到各部门的工作，但不了解护士的具体情况。

（2）分权式排班　是目前最常用的排班方法。由各护理单元自主排班。对护士的具体工作情况了解，但不能按需调配护士。

（3）自我排班法　是一种班次固定，由护理人员根据个人需要选择具体工作班次的方法。这种排班方法适用于护理人员整体成熟度较高的护理单元，国外一些医院采用这种方法。自我排班法能较好满足护理人员的个人需求，但也给管理者带来一些问题。因为一般情况下，多数护理人员更愿意上白班，不愿意在节假日和晚上值班。这种情况需要由护士长做好协调工作。

2. 排班的方法

（1）周排班法　是指排班以周为周期的方法。一般由病房护士长根据病房护理工作情况进行安排。国内许多医院都采用周排班方法。其特点是对护理人员的值班安排周期短，有一定灵活性，护士长可根据具体需要对护理人员进行动态调整，做到合理使用护理人力；一些不受护士欢迎的班次，如夜班、节假日班等可由护理人员轮流承担。但缺点是较为费时费力，班次轮转较为频繁。

（2）周期性排班法　又称循环排班。一般以4周为一周期，依次循环。其特点是排班模式相对固定，排班省时省力，既可使每位护理人员对自己未来较长时间的班次做到心中有数，提前做好个人安排，又可为护士长节约大量的排班时间。这种方法适用于病房护理人员结构合理稳定、患者数量和危重程度变化不大的护理单元。

（三）排班的注意事项

1. 依护理人员不同的层次来排班，因不同的护理人员层次有不同的能力，如此可确保经验及责任的分配。

2. 排班应在患者所需照顾与护理人员需求间达到平衡，当发生冲突时应以照顾患者为优先。

3. 护理工作是涵盖一天24小时及一周7天的，但护理的需求通常晚上及夜间较白天少，而星期假日的工作量亦较平日少20%～30%，因在这段时间中患者的需求降低、医嘱较少，或两者都有，所以每个单位应依其不同的需要来设定三班护理人员需求的百分比。

4. 星期天、节假日亦应适当的安排护理人员确保患者得到持续的照顾，但也要考虑到护理人员排班的公平性，因假日休息对护理人员而言很难得，最好是能连续休两天，其次则最好能在一周中间连续休2天或2天以上。

5. 应尽量避免长期连续的工作（通常指连续工作超过5天以上）。

6. 晚上及夜间的工作要比白天更辛苦，基于此理由，排班时应注意三班的轮换，而上晚班和夜班的护理人员有时也应让他们上白班，以便于参加一些特殊的课程和训练。

7. 大多数的护理人员喜欢留在同一个单位，而较不喜欢轮调其他单位，他们的理由是:一方面因为长期在一特殊单位较能发展专业的知识和技能;另一方面则是与同一团体成员相处久了,彼此间的友谊亦是值得珍惜的。但不论如何,仍是有些护理人员不在乎这些,因为他们认为轮调单位可以学到更多的宝贵经验。

8. 尽可能安排他们喜欢的班别,以满足个别的需要。

9. 人员的选择能尽量与单位及其他从业人员的需要平衡。

10. 允许护理人员自己安排特别的休假时间,或在人员政策规定的范围内换班。

11. 应以劳动法、人员政策及合约为依据。

护理管理者究竟是采用集权、分权或自我排班? 班制是采取 8 小时班制,即每日三班制排班、10 小时班制或 12 小时班制每日两班制排班? 排班的方法是传统式排班、电脑资讯系统排班或周期性排班? 这需要根据本护理单元特点综合考虑。坚持公平公正的原则,避免分配不均、浪费人力及经费,如有生病、紧急事件或病人照顾需要的改变时,应能及时做调整。管理者在排班时,亦需考虑员工的工作士气、员工的进修、安排假期及其他休息时间,鼓励员工进修,配合其需要,做继续的值班安排,以促进高质量的护理。

四、护理管理岗位职责及任职资格

中华人民共和国卫生部等级医院标准规定:根据医院的规模,护理管理层次可以设置两个或三个层次。我国的三级医院要求三级管理体系,即护理部主任或护理行政主管(executive)、科护士长或管理协调者(coordinator)、护士长或护士管理者(nurse manager)。两级管理体制是护理部主任或总护士长、护士长两个层次。

成为护理管理人员的基本要求包括:必须有临床和管理经验,能全面履行管理者角色所固有的责任。护理管理者需掌握以下实践领域的知识和技能:组织中护理人员的行为基础、管理知识体系和管理程序、临床护理工作指南、护理实践标准、护理工作相关法律法规、护理常规和伦理、关于护理服务的有关问题、护理服务和人员的评价和结果测评、健康照顾经济、健康和公共卫生政策、财政管理基本知识等。

(一)护理部主任岗位职责及任职资格

1. 护理部主任岗位职责 护理部主任的基本工作内容包括:规划、组织、人事、领导、合作、促进和评价。每一项都在营造和维持一个发展的环境和支持护理专业实践。在医院护理管理活动中,护理部主任与相关的管理者合作,履行以下责任:以决策者的角色参与医院的发展策略和远期规划的制订;在临床护理和护理管理的目标和方向中起领导作用;负责组织、制定为完成临床护理和护理管理目标而设立的功能和程序;获取、分配与实现组织目标相关的护理人力、物力和财力资源;运用评判性思维在护理组织中起领导作用;在护理人力资源的培养、使用和管理等方面起领导作用;制定和评价护理服务标准和程序,推进护理服务预期目标的实现;确保对护理服务单元和护理整体服务质量进行连续的评价和改革;健康管理和护理管理领域中科学研究的实施、总结和应用;作为改革者帮助所有护理人员理解变革的重要性、必要性、作用以及变革的过程;作为护理专业角色模范和顾问,激励、培养、招收和保留未来的护理管理人才。

2. 护理部主任任职资格 护理部主任任职基本条件包括:国家注册护士,护理专业学士或管理硕士学位;接受过管理专业知识和技能的培训和教育;10 年以上护理工作经验,5年以上护理管理经验;高度的责任心和敬业精神;良好的语言和书面沟通能力;良好的组织才能;出色的人际交往能力;身心健康,能满足岗位需要。建议护理部主任能具备硕士学位和国家级护理机构认可的护理管理证书。

(二)科护士长岗位职责及任职资格

1. 科护士长岗位职责 科护士长的主要工作职责和内容包括:信息管理,确保及时和准确地处理医院信息,负责将医院及上级护理管理部门的宗旨、目标、规划转化为本部门护理人员的行动;负责所辖科室的护理质量,参与护理管理部门临床护理质量的督察与评价、护理人力资源管理、病室环境管理、所辖科室相关护理活动的组织、沟通与交流;积极参与各级护理专业活动;负责个人及管辖科室护理人员的专业发展、科室临床护理教学、意外事件和特殊任务的协调处理等。

2. 科护士长任职资格 科护士长的任职资格因地区和医院要求而异。建议任用的基本条件包括:国家注册护士,护理专业学士或硕士学位;接受过管理专业知识和技能培训;5年以上护理实践经验,至少3年以上护理管理经验;有高度的责任心;具有良好的沟通能力、人际交往能力和组织能力;身心健康,能满足职位需要。建议具备国家级护理机构认可的护理管理证书。

(三)护士长岗位职责及任职资格

1. 护士长岗位职责 护士长对科室主任和护理部主任负责,管理一个或若干个护理单元;在小的医疗机构,护士长可能负责管理整个部门和服务;为上级护理主管提供相关信息咨询,以作为决策参考依据,同时将上级要求传达给下属;协调本护理单元的有关工作,协调护士之间、护士与其他工作人员之间的团结合作;护士长对本护理单元的护理工作目标、任务、计划和护理服务标准的实施负有主要的责任;护士长有责任保障良好的临床治疗和护理环境,保证日常护理工作的正常运作;评价护理服务的质量和安全性;为下属提供工作指南并对下属的日常护理服务活动进行督导;以患者为中心,协调配合与其他健康专业人员的医疗服务;根据需要参与护理人员的招收、选拔和保留;负责本护理单元护理人员工作安排和排班;负责本护理单元的护理人员资格认证、培训、教育和继续专业发展;评价本护理单元护理人员的绩效和工作表现;参与所在单元成本监督管理;参与并带领本部门护理人员参与临床护理科研活动;参与护理教学和教学管理,为护理专业和其他专业的学生创造有益于教育的气氛。

2. 护士长任职资格 护士长的任职资格也是因地区和医院要求而异。基本条件包括:国家注册护士,护理专业学士或硕士学位;接受过管理专业知识和技能培训;5年以上护理实践经验;具备护理管理经验;有高度的责任心;具有良好的沟通能力、人际交往能力和组织能力;身心健康,能满足职位需要。具备省级护理行政机构认可的护理管理证书。

第四节 人员发展

一、职业生涯规划

20世纪70年代,欧美一些国家的企业管理者意识到,组织管理者可以帮助员工在组织内部实现个人目标,从而使员工获得职业满意感,这对组织的生存和发展也是有利的。职业生涯管理由此应运而生。

组织或单位要想留住关键员工、实现部门的可持续发展,必须重视职业生涯管理。要了解员工各自的特点,通过设定和调整目标,不断为员工指明目标和努力方向,并设定有效的职业路径,通过组织激励,尽可能地满足不同员工的需求,最终达到个人与组织或单位双赢的局面,见图4-2。

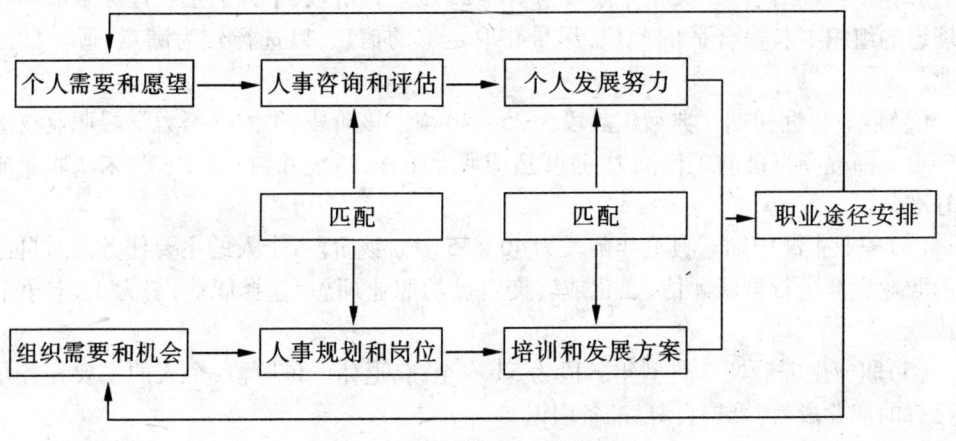

图4-2 职业生涯规划与管理

(一)相关概念

1. **职业生涯** 是指一个人一生工作经历中所包括的一系列活动和行为。具体来说,即指个体获得职业能力、培养职业兴趣、职业选择、就职、最后退出职业劳动的完整的职业发展过程,包括个体、职业、时间、发展和动态几方面的含义。护士职业生涯是指护理人员在从事的护理专业领域内的行为历程。

2. **现代职业发展观** 是指组织为其成员构建职业开发与职业发展,并通过工作历程通道,使之与组织的职业岗位需求相匹配、协调和融合,以达到满足组织及成员的各自需求、彼此受益的目标。

3. **护士职业生涯管理** 是组织和护理人员通过制订职业生涯规划等一系列活动,满足护理人员个人、组织和管理者三者发展需要的动态过程。

4.护理职业路径 是组织为本单位护理人员设计的自我认知和成长通道的管理方案。其目的在于帮助护理人员了解自我,同时让组织掌握护理人员的职业需求,以便为护士提供发展的条件,满足其需要。另外,管理者还可通过合理的引导,将护理人员的职业目标和发展计划与组织或护理岗位的需要结合起来,使双方共同发展。良好的护理职业路径设计可以激发护理人员的工作热情、开发工作潜能,并且有利于吸引和留住优秀护理人才,从而使护理队伍的整体素质得到提高。

(二)职业生涯规划理论

对于自己所要从事的工作,每个人都要经历一番职业选择的过程,最终相对稳定在一个能做到退休的岗位上。虽然每一个职业发展阶段时间长短不同,但是大部分参加工作的人都要经历几个阶段。

1.格林毫斯的职业生涯理论 格林毫斯认为人生在不同年龄段有着不同的职业发展任务,并以此将职业生涯划分为5个阶段:

(1)职业准备阶段 处于此期的典型年龄段为0~18岁。该阶段,个人的主要任务是发展职业想象,对职业进行评估和选择,接受必需的职业教育。

(2)职业探索阶段 典型年龄段为18~25岁。该阶段,个人的主要任务是争取在一个理想的组织中获得合适的职位,尽量获取足够的信息,以选择较为满意、适合自己的职业。

(3)职业生涯初期 典型年龄段为25~40岁。该阶段,个人在努力学习职业技术的基础上不断提高自己的工作能力,逐步适应职业工作,适应并融入组织,为未来职业成功做好准备。

(4)职业生涯中期 典型年龄段为40~55岁。该阶段,个人的主要任务是对自己早期的职业生涯进行重新评估,强化或转变自己的职业理想,选择职业,努力工作,争取有所成就。

(5)职业生涯后期 典型年龄段为55岁至离、退休。该阶段,个人的主要任务是保持已有的职业成就,维护自尊,准备引退。

2.施恩的职业锚理论

(1)职业锚的概念 美国著名职业指导专家施恩教授认为,人的职业生涯发展是一个持续不断探索的过程,在此过程中,每个人都会根据个人的动机、天分、能力、态度和价值观等逐渐形成与职业有关的自我概念和明显占主导地位的职业定位(职业锚)。职业锚以员工习得的工作经验为基础,个人动机、需要、价值观和能力相互作用、逐步整合的结果。它不是预测,而是选择和确定的职业定位,而员工个人及其职业锚不是固定不变的。

职业锚能够清楚地反映个人的职业追求与抱负,可以帮助个人确定自己的职业成功标准、发展方向与途径。而明确的职业成功标准和发展方向又有助于组织成员积累职业技能和工作经验,为个人中后期职业发展奠定了基础,并对促进个人工作效率和组织生产率不断提高具有积极作用。组织也可以根据个人发展意向,针对性地设定合理有效的职业发展途径,利于个人与组织稳固的相互接纳,进而加深个人的职业归属感和对组织的认同感。

（2）职业锚的类型

1）管理型职业锚　特点是追求承担管理责任，具有很强的升迁动机和价值观，具有将分析能力、人际关系能力和感情能力相结合的技能，以提升、等级和收入作为衡量成功的标准。这类人比较依赖组织。

2）技术/功能型职业锚　特点是强调实际技术或功能等业务工作，注重的是个人在专业技能领域的进一步发展，不喜欢全面的管理工作。

3）创造型职业锚　特点在某种程度上与其他类型职业锚有重叠。这类人有强烈的创造需求和欲望，意志坚定，勇于冒险。

4）自主型职业锚　特点是希望最大限度地摆脱组织约束。工作方面主要要求随心所欲，追求能施展个人职业能力的工作环境。在自主型职业工作中显得愉快，享有个人自由，有职业认同感，把工作成果与自身努力相连接。

5）安全稳定型职业锚　特点是追求安全稳定的职业前途，在行为上倾向于根据组织提出的要求行事，不越雷池半步。对组织有较强的依赖性，个人职业生涯的开发与发展较为受限。

（3）护理人员职业锚的个人开发　护理人员的职业锚是在护理实践工作经验中获得，并能直接反映护理人员个人职业发展的潜在需求和动机。主要开发策略有：①了解个人能力特点，提高个人对护理专业的适应性，目标专一，在职业活动中逐渐适应护理职业环境，拓展知识结构，做好本职工作；②根据组织和护理管理部门的职业发展计划表，选定职业目标，发展职业角色形象；③培养、提高自我职业决策能力和决策技术，扬长避短，分阶段实现职业发展目标。

（三）职业生涯规划的基本原则

1. 个人特长和组织需要相结合原则　有效地职业生涯规划应该是将个人优势在组织需要的岗位上充分发挥。职业生涯发展的前提是认识个人的特征及优势，在此基础上分析所处环境、具备的客观条件和组织需要，进而找到适合自己的职业定位。只有找准个人和组织需要的最佳结合点，才能保证个人和组织共同发展，达到双方利益的最大化。

2. 长期目标和短期目标相结合原则　目标的选择是职业发展的关键。长期目标是职业生涯发展的方向，是整体设计；短期目标是实现长期目标的保证，目标越具体简明，越容易实现，就越能促进个人发展。所以，长短期目标结合更有利于个人职业生涯目标的实现。

3. 稳定性与动态性相结合原则　职业生涯发展需要一定的稳定性，以获得人才成长所必需的知识和经验。但是发展目标并不是一成不变的，当内外环境条件发生改变时，也应结合外界条件适当调整自己的发展规划，这就是职业生涯发展的动态性。

4. 动机与方法相结合原则　有了明确的职业发展目标和动机，还须结合所处环境和自身条件来选择自己的发展方案。科学合理的发展方案是保证职业发展计划落实、避免职业发展障碍、不断提高个人职业素质的关键。

（四）护理人员职业生涯规划

1. 自我评估　是指护理人员对自己在职业发展方面的相关因素进行全面、深入、客观地认识和分析的过程。评估内容包括：职业价值观、为人处世的基本原则和追求的价值目标、掌握的专业知识与技能、人格特点、兴趣等。通过评估，了解自己的职业发展优、劣势，在此基础上形成自己的职业发展定位，如护理管理人员、护理教师、专科护士等。

2.分析个人的内外环境　需要分析的环境因素有：环境的特点及发展变化、个人职业与环境的关系、个人在环境中的位置、环境对个人提出的要求、环境对自己职业发展有利和不利的因素、护理人力资源需求、组织发展战略、组织护理人员的升迁政策、组织护理队伍群体结构等。只有通过对上述因素的评估，确认适合自己职业发展的机遇与空间环境，才能准确把握自己的奋斗目标和方向。

3.选择职业发展途径　护理人员如何选择个人职业发展途径？其决策依据是自我评估和环境评估的结果。如果选择的职业发展途径和自身及环境条件不适合，就难以达到理想的职业高峰。例如，一位优秀的护士不一定会成为一名合格的护理教师。除此之外，外在条件、组织需求、机遇等因素的也会对护理人员的职业发展有所影响，这就需要个人对自己的职业定位进行调整。护理人员职业生涯规划的主要途径，如图4-3所示。

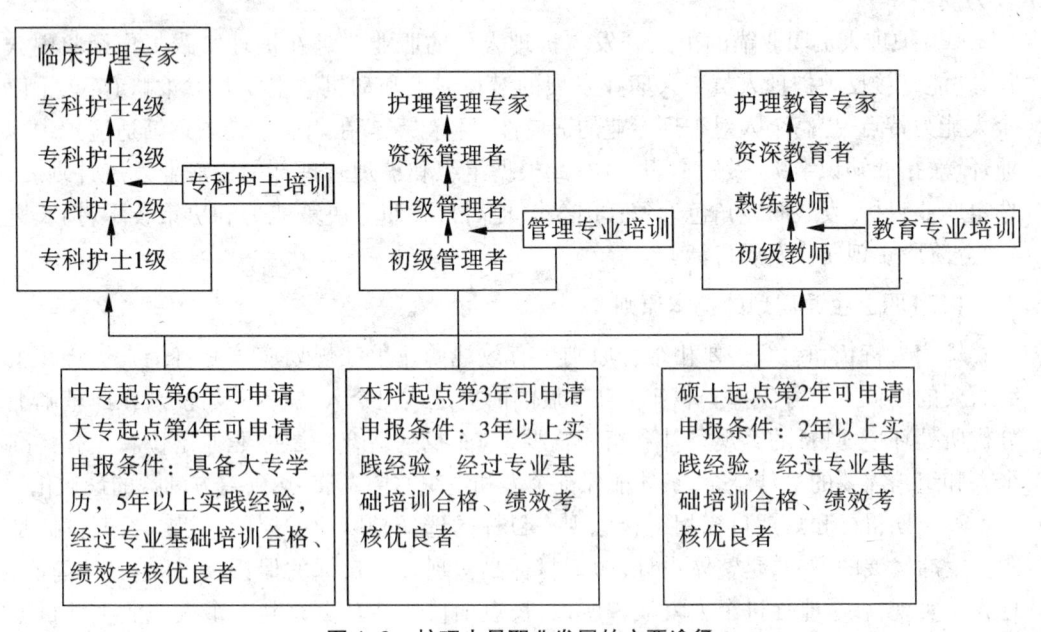

图4-3　护理人员职业发展的主要途径

4.设置个人职业生涯目标　确定了职业生涯发展途径后，就需要设置职业生涯目标。目标设定应该是多层次、分阶段、长期目标与短期目标相结合的。每个人的背景不同，设置的目标也应有所区别。设置目标时需要注意：目标要适合个人自身特点、符合组织和社会需求；目标要具体，高低要适当；同一时期不要设定太多的目标。

5.行动计划与措施　实现职业目标，需要个人积极的具体行动以及有效的策略。护理人员实现目标的具体行动包括个人在护理工作中的表现与业绩以及超越现实护理工作以外的利于个人发展的前瞻性准备，如在职学习等。有效平衡职业发展目标与个人生活目标、家庭目标等其他目标之间的相互关系、岗位轮转、提高个人学历、在组织中建立良好的人际关系、参与社会公益活动等,也是护理人员实现职业目标的有效策略。

6.评估与调整 在实现职业生涯发展目标过程中,当发生不同程度的阻碍时,需要个人根据实际情况,针对所面临的问题和困难进行分析和总结,及时调整自我认识,并重新界定职业目标。

综上所述,护理人员进行职业定位时,需要重点考虑三方面的问题:①个人希望从哪一条途径发展,主要考虑自己的理想、价值、目标取向、成就动机等;②个人适合从哪条途径发展,主要考虑自己的性格、特长、学历、经历等,确定自己的能力取向;③个人能够从哪条途径发展,主要考虑自身所处的环境,确定自己的机会取向。护士职业发展要从日常护理工作做起,出色完成本职工作,显示个人能力,寻找、获得职业生涯发展的有关信息,争取成为自己领域的专家;不满足于现状,培养职业责任感和敬业精神,对自己的职业发展进行适应性调整,找到理想与现实的结合点;不忽视工作中的每一个细节,奠定自己的职业发展基础,逐步实现个人职业生涯目标。

(五)组织和管理者在护理人员职业生涯发展中的责任

组织与护理人员个人的职业生涯发展是相互依存,相互作用,共同发展的。护理人员的个人职业发展是以组织为依存载体的,没有组织,就谈不上个人的职业生涯发展,"皮之不存,毛将焉附",说的就是这个道理。反过来,护理人员与护理工作又是医疗卫生机构存在的核心要素,护理业务的发展依赖于护理人员个人的职业发展。

组织和管理者有必要对护理人员进行职业生涯管理,其主要内容有:确定组织发展目标和职业需求规划;帮助护士进行职业生涯规划与开发;将护理人员的绩效评价与职业生涯发展规划结合起来;评估护理人员职业生涯发展,并与岗位调整匹配;确定不同职业生涯期护理人员的职业管理任务等。

护士长在护士职业生涯发展中的责任主要包括:对本部门护理人员的日常工作能力进行评估,反馈信息并提供建议,进行有效的职业指导,帮助护士进行职业定位;根据护士个人特长进行分工,为其展现和发展个人潜能提供机会;促进和鼓励本部门护士在组织内晋升。

二、护理人员培训

通常,组织或部门为满足成长的需要,可以通过引进人才和内部培训来丰富自己的人力资源构成。引进人才的工作受很多因素的影响,比较困难。所以,在人力资源开发过程中,"内部培训"扮演着非常重要的角色。培训(training)是指组织有计划、有组织地对组织成员进行培养训练,不断提高他们的素质的管理活动。护理人员培训是通过对医院护理人员的工作指导、教育和业务技能训练,使护理人员在职业态度、知识水平、业务技能和工作能力等方面得到不断提高和发展的过程。护理人员的培训是组织和部门优化护理人力资源结构,激发护理人力资源潜力,提高人力资源使用效率的有效措施。护理人员的培训对帮助护理人员在工作岗位上保持理想的职业水平、高效率完成组织和部门工作任务、促进个人职业的全面发展和自我实现具有积极的现实意义。

(一)培训的原则

1.与组织战略发展相适应原则 护理人员培训首先要从组织的发展战略出发,结

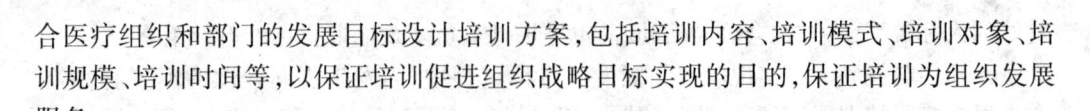

合医疗组织和部门的发展目标设计培训方案,包括培训内容、培训模式、培训对象、培训规模、培训时间等,以保证培训促进组织战略目标实现的目的,保证培训为组织发展服务。

2. 按需施教,学用一致原则　护理人员培训要从护理人员的年龄情况、知识和能力结构、岗位的实际需要出发,注重将培训结果向生产力转化的实际效果。培训结果要能够促进组织、部门和护理人员竞争优势的发挥和保持,使人员的职业素质和工作效率不断地得到提高,使组织培训效益达到最大化。

3. 综合素质与专业素质培训相结合原则　护理人员培训除了要注重提高护理人员专业素质,还应包括组织文化建设的内容,使护理人员从工作态度、文化知识、信念、理想、人生观、价值观等方面符合组织文化要求。

4. 重点培训和全员培训相结合原则　培训是一项投资,要花费大量资金,因此必须要有侧重点。这个重点就是首先对护理技术骨干力量,特别是护理管理人员进行培训,因为他们对医院护理工作的发展影响力大。同时,不要忽略护理队伍整体素质的提高,组织中的每一个护理人员都有接受培训和教育的权利,管理者要做到全员培训。

5. 长期性与急用性相结合的原则　在当今这个科学技术迅速发展的社会里,组织对人员的培训必须坚持长期性原则,将对员工的培训规定为一种制度可保持其长期性。护理人员只有不断学习,不断接受新的知识和信息才能保持自己的专业能力不落后。而当护理人员的岗位职责和工作内容发生变化时,也应该及时针对岗位需要,增加急需的知识和技能,以满足组织和部门新业务、新技术、改革项目等对人员素质的基本要求。

(二)培训的形式

1. 岗前培训　岗前培训又称定位(orientation)教育,是使新员工熟悉组织、适应环境和岗位的过程。护士岗前教育的目的在于:帮助新护士放弃自己与组织要求不适应的理念、价值观和行为,学习新的工作准则和有效的工作方法,尽快适应新组织的要求;帮助新护士熟悉胜任工作必需的知识技能、职业道德规范、岗位职责和工作环境,了解医院和护理系统的有关政策、规章制度和运转程序。岗前教育是为护士开始一项新工作提供帮助,而以后的职业培训则是为满足护士继续发展的需要。

2. 脱产培训　脱产培训是医院根据工作的实际需要,选派不同层次有培养前途的护理骨干离开工作岗位,到专门的学校、研究机构或其他培训机构进行集中时间学习或接受教育,是一种较正规的人员培训。这种培训在理论知识方面学习的比重较大,培训内容有一定深度,比较系统,对提高管理人员和专业技术骨干的素质和专业能力具有积极的意义。不足是受训者原来的工作要派人顶替,且培训成本较高,培训人员数量受限制。

3. 不脱产培训　不脱产培训是边生产边学习的一种培训方式。多由高年资的护士对低年资的护士进行指导,故又称师傅带徒弟的方式,内容包括:操作技能、价值观的形成、人际关系的建立、合作精神等。这种教育关系属于一种工作支持和帮助。护士工作岗位轮转也是在职培训的主要方式。通过岗位轮转,拓宽护理人员的专业知识和技能,积累临床护理经验,增强解决临床护理问题的能力,使其胜任多方面的工作,并为今后的职业发展打下良好的专业基础,同时,也为在组织内形成护理人才的合理流动,更加有效地安排护理人力资源创造了条件。

4. 业余教育　业余教育是员工在业余时间参加补习班、业余学习,如护理人员利用自己业余时间参加成人教育学习。

5. 自学　自学是指员工依靠自己的自觉性,自己制订学习计划,并自觉按计划进度学习。这种形式,组织所需成本费用少,但员工的学习目标不一定和组织期望一致。所以,组织要设法引导员工的自学方向,使其与服务组织结合起来。

(三)培训的方法

常用的培训方法有:

1. 讲授法　是一种以教师讲解为主,学习对象接收为辅的传统的知识传授方法。优点是有利于受训人员较系统的接受新知识,教学人员可以同时对数量较多的人员进行培训,信息量大,并且可以较好地控制学习进度。

2. 演示法　是借助实物和教具进行示范,使受训者了解某种具体工作是如何完成的。常用于护理操作技术的培训。如演示导尿法、演示呼吸机的使用方法等。演示法的主要优点有:一目了然,感官性强,有利于对学习内容的理解,效果明显。

3. 讨论法　通过受训人员之间的讨论来加深对知识的理解、掌握和应用,或者解决疑难问题。教师起指导作用。优点是参与性强,能激发学习者的学习兴趣;集思广益,受训者之间能取长补短,利于知识和经验的交流;促使受训者积极思维,有利于能力的锻炼和培养。缺点是不易控制,费时,对教师的水平要求较高。

4. 其他　视听和多媒体教学法、角色扮演、案例学习等教学方法都可根据具体情况(如教学条件、培训对象特点、培训要求等)选择性地运用于护理人员的培训。计算机网络技术的发展、远程教育手段等新教育技术为护理人员培训提供了更加广阔的前景。

第五节　绩效评估与报酬

一、绩效评估

(一)什么是绩效

进入21世纪,绩效问题已成为众多企业和组织特别关注的热点。但是很多企业和组织对于绩效的理解并不准确,对于绩效评估和绩效管理的应用也不是很自如。在谈绩效评估之前,我们首先要弄明白绩效是什么。对于什么是绩效,观点各不相同,有人说它是一个结果,也有人说是我们工作的效率、工作产生的效益或对待工作态度、人际关系、勤奋等。总的来看,只要有目标、组织、工作就必然存在绩效问题。所以,简单地说,绩效就是一切我们想要的东西,也就是结果。绩效首先是结果,但是,当其他因素对结果的影响相对不变,改变特定因素能促进产生良好的结果时,绩效的意义也就与这些因素等同起来了,这些常见的与绩效有关的因素有:工作者本身的态度、工作技能、掌握的知识、IQ、EQ 等;工作本身的目标、计划、资源需求、过程控制等;包括流程、协调、组织在内的工作方法;工作环境,包括文化氛围、自然环境以及工作环境;管理机制,包括计划、组织、指挥、监督、控制、激励、反馈等。

(二)绩效评估的概念和目的

绩效评估是组织通过系统的方法、原理来评定和测量员工在职务上的工作行为和成果的过程,是一种正式的员工评估制度。绩效评估是人力资源管理的核心环节,其结果可以直接影响到薪酬调整、奖金发放及职务升降、培训等诸多员工的切身利益。

绩效评估的目的在于:对员工的晋升晋级、奖惩、人事调整、薪酬决策提供依据;了解员工和团队的培训和教育的需要;对培训和员工职业生涯规划效果的评估;对员工进行绩效考评并反馈;对员工和团队对组织的贡献进行评估;对招聘选择和工作分配的决策进行评估;对工作计划、预算评估和人力资源规划提供信息。

护理人员工作行为和效果的多因素性,增加了绩效评估工作的难度。如何科学有效地对护理人员进行绩效评估,并发挥绩效评估的作用,是新时期护理管理人员面临的挑战。

(三)绩效评估的基本原则

1. 评估标准基于工作的原则　绩效考评标准的建立依据是工作岗位内容,是具体的岗位职责,而不是完成这项工作的人。如护理部主任、护士长、普通护士的岗位职责不同,其评估指标也应有所区别。另外需要注意的是,制订标准时应尽量使用可衡量的描述,以便提高评价标准的可操作性。考评内容要有侧重,应该选择岗位工作的主要内容进行考评,不要面面俱到,以提高考评的效率,降低考核成本,并且让员工清楚工作的关键点。

2. 评估标准公开化原则　建立的工作评估标准应尽量客观化,经有关专业人员审定后在事前公之于众,使员工明确知道组织对他们的期望行为和业绩的水准,帮助他们找准自己努力的方向。如果员工对绩效考评标准了解不够,甚至一无所知,则会影响工作绩效或根本达不到绩效评价的目的。

3. 评估标准化原则　有以下四层含义:第一,对同一负责人领导下的从事同种工作的人员,应使用同一评估方法;第二,评估的间隔时间应该基本相同;第三,定期安排所有人员的评估反馈会议和面谈时间;第四,提供正式的评估文字资料,被评估人应当在结果上签字。

4. 评估激励原则　绩效评估的目的是激励下属更加努力工作,而不是让组织成员丧失工作热情。对工作出色的员工要进行肯定、奖励,以巩固和维持组织期望的业绩;对工作表现不符合组织要求者要给予适当地批评教育或惩罚,帮助其找出差距,建立危机意识,改进工作。通过绩效评估结果比较,使员工之间拉开距离,以此作为组织人事或管理部门使用、晋升、奖惩、培训的依据。

5. 评估结果公开化原则　大多数员工都渴望知道自己的业绩,以及组织对自己工作的评价。好的评估体系应该随时保持向员工提供持续性的反馈,以帮助他们把工作做得更好。允许员工询问评估结果,也就是允许他们发现可能或已经出现的错误。

6. 评估面谈原则　面谈为管理者和下属提供了一个交流思想的好机会,对护理人员

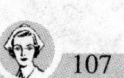

本身的发展也极为重要。无论管理人员工作多么繁忙，都必须进行绩效评估面谈。面谈一般包括三方面内容：讨论被考评人的工作业绩；帮助被评人确定改进工作的目标；提出实现这些目标所采取措施的建议。应注意及时性。

为保证面谈的有效性，管理者应该注意：建立和维护彼此信任；明确说明面谈目的；鼓励下属说话；认真倾听下属陈述；沟通过程优缺点并重，避免对立和冲突；谈话焦点集中在绩效及工作方面，而非被考评人的性格特征；当面谈目的达到或交谈状况不利继续时应适时终止面谈；谈话重点应侧重于未来而不是过去；以积极的方式结束面谈。

（四）绩效评估的类型

根据考评内容不同，可将绩效评估分为以下3种类型。

1. 效果主导型　考评的内容以考评结果为主。着眼于"干出了什么"，重点在结果而不是行为及过程。由于它考评的是工作业绩而不是工作效率，所以标准容易制定，且容易操作。像目标管理考评办法就是该类考评。适用于具体生产操作的员工的考评。缺点是具有短期性和表现性。

2. 品质主导型　考评的内容以员工在工作中表现出来的品质为主。着眼于"他怎么干"，考评包括其忠诚、可靠、主动、有创新、有自信、有协助精神等内容。适用于对员工工作潜力、工作精神及沟通能力的考评。缺点是难以具体掌握，操作性与效度较差。

3. 行为主导型　考评的内容以考评员工的工作行为为主。着眼于"如何干"、"干什么"，重在工作过程。考评的标准容易确定，操作型强，适用于管理性、事务性工作的考评。

（五）绩效评估程序

绩效评估是一个系统的过程，一般由三部分组成：确定绩效标准、评价绩效、结果反馈及应用。

1. 确定绩效标准　即界定绩效的具体考核指标及各指标的内容和权重。人员的绩效评估必须与某一个固定的标准相比较才能得到较公正的结果，如护理人员的工作标准越明确，绩效评估的结果才越有意义。绩效标准要以具体岗位描述为依据，结合考核目的和要求综合制定，一般包括两类基本内容：一是明确被评价者应该做什么，这类指标有工作职责、工作的质和量及一些相关指标；二是明确被评价者做到什么程度，其相应的指标有具体的工作要求和工作表现标准。而且，应给予各项考核指标以不同的权重数，以反映各工作要素的相对重要程度。

2. 评价绩效　即制订出有效、可操作性强的考评方案并实施的过程。实施是组织绩效评估的关键环节，主要活动包括：制订评价绩效的实施计划，落实评价人员、确定评价对象和时间、选择科学、实用、操作性强的评价工具；将被评估对象的实际工作表现与所制定标准相比较；收集、处理、分析、综合总结评价信息并将评价结果向相关领导和部门报告等。这是一项长期复杂的工作过程。管理者对员工进行绩效评估时，应注重将正式定期的综合评价、部门的过程性评价与经常性的日常工作表现等结合起来，强调员工在平时工作中的自我约束和规范，从而能更准确、客观、公正地评价每一位员工。

3. 结果反馈及应用　即部门或管理人员与被考评者进行沟通，以及应用绩效考评结

果的过程。绩效评估工作结束后,管理人员除应及时将人员的整体评估结果提供给人力资源部门,以作为组织决策的依据外,还应将个人的评估结果告诉被评估者本人,以使被考评者了解自己的工作情况,促进管理者与员工共同分析工作中存在的不足、确定整改措施。反馈内容包括表扬和建设性批评两方面的信息,反馈时要注意方式,方式不当或提法不妥,将会给被评价者带来消极的影响,对今后的工作极为不利。

(六)评价绩效的工具及实施

1. 评价绩效的工具

(1)绩效评价表　绩效评价表是一种根据限定因素对员工表现进行考核、衡量工作效率的方法,根据评定表上列出的指标(评价要素),对照被评价人的具体工作进行判断和记录。指标一般有两种类型:一是与工作相关的指标,如工作质量和数量;二是与个人特征相关的指标,如积极性、主动性、适应能力、合作精神等。除了设计评价指标外,还应对每项指标给出不同的等级。对指标和等级定义得越确切,评价结果就会越完善、越可靠。当每一个评价者对每个指标和等级都按同样的方法解释时,就会取得整个组织评价的一致性。

(2)排序法　排序法是一种把同一部门或小组中的所有人员按照总业绩的顺序排列起来,进行比较的评价方法。如把绩效成绩好的护士排在前面,差的排在后面。优点是简单、省时、省力、便于操作。局限之处是当护士业绩水平相近时难以进行排序。平行比较法是由排序法演变而来的,它将每个成员的绩效与团队中其他成员的绩效相比较,这种比较多有一个单一的标准,如总绩效。在所有被比较的成员中,获得对比结果最多的被排列在最高的位置。

(3)比例分布法　比例分布法是一种把同一部门或小组的所有人员分配到一种近似于正态分布的有限数量的类型中去的评价方法。如将一个病房中最好的5%的护士划为优秀组,其次20%的护士划为良好组中,再次之的50%划为平均水平组,再次的20%放在低于平均水平等级组中,剩下的5%在最低的等级组中。比例分布法有一个假设,即所有组织或部门中都有优秀、良好、一般、合格、较差表现的员工分布,故较受争议。

(4)描述法　描述法是一种用陈述性文字对组织人员的工作态度、能力、业绩、优势和不足、培训需求等方面做出评价的方法。侧重于描述组织成员在工作中的突出行为,而非日常业绩。这种方法对评价者的写作技巧和能力要求较高。因为没有统一的标准,在进行比较时有一定难度,使用时应根据评价的目的和用途结合其他方法。但是有些管理者却认为,描述法是最简单的评价方法,而且是对员工评价的最好方法。

(5)关键事件法　关键事件法是一种将被评价人在工作中的有效行为和无效或错误行为记录下来作为评价依据的方法。关键事件是指员工某种对部门或组织的工作和效益产生重大影响的行为,可以是积极,也可以是消极的。使用这种方法时应贯穿于整个评价阶段,在评价后期,评价者应综合这些记录和其他资料对员工业绩进行全面评价。

(6)目标管理法　目标管理评价重视成员对组织或部门的个人贡献,是一种有效评价员工业绩的方法。绩效目标管理过程是员工同自己的直接主管一起建立绩效目标,但在如何达到目标方面,管理者会给予员工一定的自由度。参与目标的建立使员工成为过程的一部分,更增加了员工实现目标的可能性。

（7）360°绩效评价方法 360°绩效评价方法又称为全视角评价，是由被评价者的上级、同事、下级和(或)客户（包括内部和外部客户），以及被评价者本人从多个角度对被评价者工作业绩进行的全方位衡量和反馈的方法。此种评价方法强调反馈，以达到促进行为改进提高绩效的目的。其目的是扩大评价者的范围和类型，从不同层次的人员中收集关于被评价者的绩效信息，多视角地对组织成员进行综合客观评价，使评价结果全面公开，所以该评价方法的信息来源具有多样性，保证了评价的客观性和准确性。

2. 实施

（1）直接领导评价 应该由那些能直接观察到员工工作业绩的人员来进行绩效评价，如护士的绩效评价一般由所在护理单元的护士长进行，因直接主管护士长对自己所辖的护理单位负有管理责任，可以直接观察到其下属的工作表现和业绩。

（2）同行评价 因为同工作部门的员工长时期内共同工作，彼此间相互配合，比其他人对彼此的业绩都更为了解，能较准确地做出评价，而且来自本部门同行适当的压力对员工自身的工作来说也是一个积极的促进因素。同行评价反映的是众多人的观点，相对来说较为客观。

（3）自我评价 好处是让员工随时对自己的工作进行反思，使他们更了解自己在工作上的优势和不足，以便保持和发扬或改进。自我评价还可以使员工在工作中更加积极主动，从而对其职业发展起到积极的促进作用。但是，自我评价对员工本人的成熟度有一定要求，为保证评价质量，应用前需进行必要的培训。

（4）下属评价 直接下属所处的位置最利于观察领导的管理效果。

（5）综合评价 以上评价方式并不相互排斥，而事实上，许多组织都是将多种评价方式相组合，包括组织外部的服务对象的评价。事实也证明，多种评价方式的组合可提高评价结果的可靠性和有效性，使评价工作更具有实质意义。

二、人员薪酬管理

薪酬管理是人力资源管理的重要管理功能，目的是为组织吸引、留住和激励有能力的人才。如何保证组织和部门具有相对公平的分配系统，并通过薪酬体系有效调动员工的工作积极性，是管理人员长期以来不断改革探索的问题。

（一）薪酬概述

1. 什么是薪酬 薪酬（compensation）是组织根据员工在组织中所作出的贡献付给的相应回报。组织成员对组织的贡献包括在组织中实现的绩效，在工作中付出的努力、时间、学识、技能、经验与创造。薪酬是员工满足基本需要的重要保证，所以它在组织中对员工的工作行为和绩效有直接的影响。员工的薪酬可以反映组织的公平原则和员工的保障体系，从而成为组织吸引和保留优秀人才、对员工进行长期激励和约束的重要手段。

2. 薪酬的分类 薪酬包括直接经济薪酬和间接经济薪酬。

（1）直接经济薪酬 直接经济薪酬是指组织以工资、薪水、佣金、奖金和红利等形式支付给员工的全部薪酬。

（2）间接经济薪酬 间接经济薪酬又称福利，包括直接薪酬以外各种形式的经济补偿，如组织为员工提供的各种福利、保险、休假等。

从员工绩效考评的角度看,薪酬又可分为固定薪酬和浮动薪酬。固定薪酬一般包括基本工资、津贴和福利等;浮动薪酬主要包括奖金、佣金等短期激励手段和职工股票等。广义上讲,薪酬还包含非经济因素。这些非经济因素涉及组织为员工创造的条件和机会,使员工从工作本身或工作环境等方面获得满足感,如工作的认同感、成就感、工作的挑战性等。

3. 决定护理人员薪酬的因素　在任何组织中,每位工作人员的薪酬水平是不同的。按照薪酬支付的原则,一般情况下,护士薪酬水平的区别,主要取决于外界环境、护士本人的基本条件、医院的支付能力、政府和组织的薪酬政策、护理人员劳动力市场几个因素。

(二)薪酬管理原则

1. 按劳分配原则　按劳分配原则从根本上来说,是一个效率原则。按劳分配是社会主义时期分配个人消费品的基本原则。遵循这一原则,有助于调动员工的劳动积极性。按劳付酬是指组织对员工所从事的工作应该以劳动为尺度计算薪酬。这里的"劳"是指劳动量,包括在劳动过程中体力与脑力的消耗量,前提是劳动量必须有效。但是,劳动有复杂和简单之分,在同一时间内的不同劳动,复杂劳动量大于简单劳动量。因此,按劳付酬不能单纯用劳动时间或产品作为计量劳动的尺度。

2. 公平原则　公平原则要求组织制定的薪酬水平应当与岗位的工作性质、数量、质量以及员工的主观判断标准结合起来。分配公平包括两层含义:客观公平性和主观公平感。护理人员的公平感受主要有:与外部其他相似医院岗位比较产生的感受;与本医院其他类似岗位比较产生的感受;对本医院分配机制和人才价值取向的感受;对组织薪酬制度执行过程的严格性、公正性、公开性所产生的感受;对最终获得具体薪酬数额多少的感受。公平与效率,孰轻孰重,如何兼顾,是管理者应该考虑的问题。目前多认为,工资分配应体现效率,福利待遇照顾公平。

3. 激励原则　薪酬分配要在组织内部各工作岗位、各级职务的薪酬水准上适当拉开差距,真正体现员工的薪酬水平与其对组织的贡献大小的相关性,使组织的薪酬体系充分发挥激励作用。一个有激励效果的薪酬机制能增强员工的职业责任感、调动工作积极性和热情;能不断激励员工掌握新知识、提高业务技能,创造更好的工作业绩;能让组织和部门业绩变得欣欣向荣。

4. 经济原则　组织在确定各级人员的薪酬标准时,要从整体情况出发,考虑自身的实际承受能力,因为员工的加薪就意味着组织人力成本的提高。管理人员还须注意,不同成本构成的组织,受到人力成本的影响强度不同,如对于劳动密集型的组织,员工的薪酬稍有提高,组织的人力成本就会明显增高。

5. 合法原则　组织制定薪酬制度、设计薪酬方案时,要按照国家现行人事、劳动与社会保障政策、法律法规,如工资法、劳动法、劳动者权益保护法等有关要求进行。

(三)薪酬支付

1. 支付时机　员工的工作积极性是需要调动的,而调动工作热情最有效的手段之一,就是当他们取得良好的工作成绩,及时地给予奖励。恰当的薪酬支付时机是维持员工工作积极性的关键,要求管理人员有效把握。

2.支付方式 目前我国主要的薪酬支付方式有:高弹性模式、高稳定模式和折中模式。各组织或单位可以根据自己的实际情况选择使用或在此基础上进行改良。

(1)高弹性模式 主要是根据员工近期的绩效决定其薪酬的数量。此模式在基本工资部分常实行绩效薪酬(如计件薪酬、销售提成薪酬等),奖金和津贴的比重大一些,福利、保险的比重小一些。这种模式激励作用强,但是员工压力较大,安全感低。

(2)高稳定模式 主要取决于员工工龄和组织经营状况。薪酬的主要部分是基本工资。奖金的比重较小,一般根据组织的经营状况及个人工资的比例发放。员工安全感较强,但激励作用较差,如果组织人力成本增长过快会造成组织的负担过大。

(3)折中模式 需要管理者根据组织的经营目标、组织的经济效益情况以及行业工作特点合理有效地进行组合搭配。这种模式既具有弹性,能激励员工不断提高工作绩效,同时又具有稳定性,使员工有安全感,有精力关注组织和个人的长远目标,是较为理想的薪酬支付形式。

三、护理人员的晋升

(一)护士任职条件

护理中专或专科以上毕业通过国家护士执业考试。

(二)护师任职条件

中专毕业后工作5～7年;大学专科毕业工作3年以上;大学本科毕业参加护理资格考试通过者。

(三)主管护师任职条件

护理大专毕业,从事护师工作5年以上;护理大学本科毕业,从事护师工作4年以上;护理硕士,护师工作2年以上;护理博士;考核合格,通过国家统一考试。

(四)正副主任护师任职条件

大学本科以上学历,主管护师工作5年以上;护理硕士,主管护师工作4年以上;博士学位从事主管护师2年以上。目前高级专业技术职务任职资格采取考试与评审相结合的方式进行。专业理论知识和工作能力(水平)采取考试方法进行评价。考试合格,通过专家学术委员会评审后晋升。

护理专业高级技术职务设副主任护师(为副高级职务)、主任护师(为正高级职务)。护理人员高级职称晋升的具体要求各地区有所不同。河南省卫生技术人员申报和评审条件附后。

思 考 题

1.如何理解人力资源管理?

2.护理人员配置的原则有哪些?

3.护理人员的配置有哪些依据?

4.结合自身情况制订一份职业生涯规划。

第五章

领　导

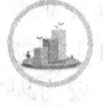

【学习目标】

◆掌握　各种激励理论的主要内容及其在护理管理中的运用;冲突的处理方法及护理管理者处理冲突的策略;沟通的技巧及妨碍沟通的因素;影响人际关系的因素及改善人际关系的途径。

◆熟悉　领导的概念,能够分析领导者与管理者的不同;冲突的基本过程、管理;各种领导理论的主要观点及其对管理的指导作用。

◆了解　领导艺术的概念及常用的领导艺术。

第一节　概　述

领导是管理工作的一个重要职能,在管理过程中为计划、组织及控制等职能的进行提供保证。任何一个国家或单位,其兴衰成败都与领导水平的高低关系极大。

一、领导的概念

(一)领导的内涵

要给领导下一个统一的定义很困难,不同的人对于领导的理解亦不同。综合来说,所谓的领导是指领导者通过各种手段对人们施加影响,以达到实现组织或群体目标的行为过程。这一定义包含了3个要素:①领导者拥有影响被领导者的能力或力量。②领导是一种艺术创造过程。领导者面临千变万化的组织环境,部下千差万别,而且人们的情况也处在变化之中,越是高层次的领导行为,越需面对更多复杂的和不确定的因素。③领导是目的性很强的行为,其目的是实现组织或群体目标。

(二)领导者与管理者的区别

领导者与管理者并非同一概念,两者在产生的方式、职权以及影响力等方面均有所不同。

1. 管理者（manager） 是由上级指派而产生的，有正式职位，且拥有特定的职权，此职权即所谓职位上的合法权利，如护士长可行使规划、组织、控制等工作。

2. 领导者（leader） 领导者的职位是经上级任命或是由群体内部自然产生的，领导者运用其影响力、人际关系、领导才能与艺术，指导、影响群众完成组织或群体目标，并不需要以正式职位为基础，是致力于实现领导过程的人。

因此，领导者不一定是管理者，管理者也并不一定是领导者。二者既可合二为一，也可相互分离。有的管理者可以运用职权迫使人们去从事某一件工作，但不能影响他人去工作，他不是领导者；有的人没有正式职权，却能以个人的影响力去影响他人，他是一位领导者。在理想的情况下，所有的管理者都应该是领导者。护理事业需要那些将领导特点和管理才能恰当的平衡、将管理者与领导者两个角色有效融合的高效护理管理者。

二、领导者的影响力

所谓影响力是指一个人在与他人交往中，影响和改变他人心理与行为的能力。领导者的影响力，是指领导者在领导活动中，有效地影响和改变他人的心理和行为，使之纳入组织活动目标轨道的能力。领导者的权威是通过影响力的方式发生作用的。领导者的影响力由两大系统构成，即权力性影响力和非权力性影响力，见图5-1。

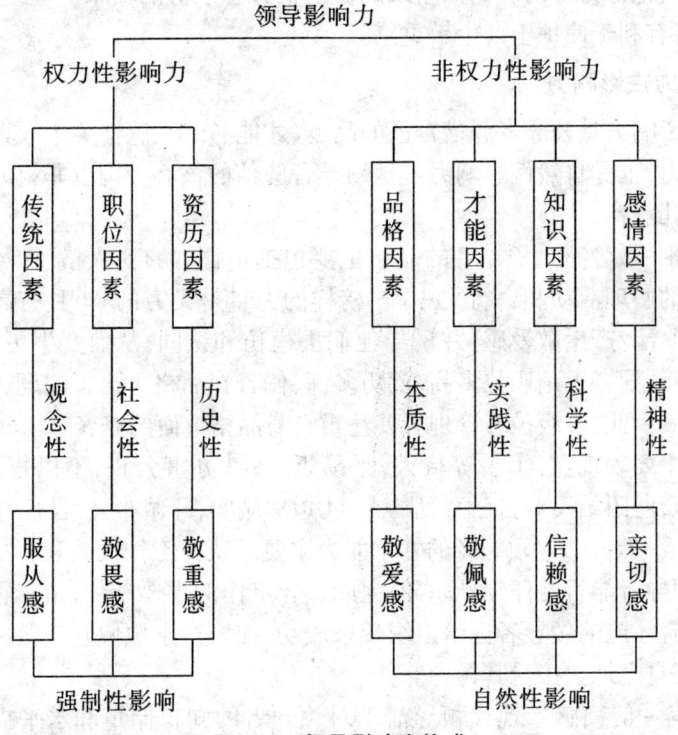

图5-1 领导影响力构成

（一）权力性影响力

权利性影响力是指领导者为实现组织目标，在实施领导过程中而对下属施行的强制性影响力和制约力,其来源为社会或组织赋予个人的职务、地位、权力与资历等。特点是对别人的影响带有强制性,不可抗拒性(如护士即使不愿意,也必须服从护士长的排班安排),以外推力的形式发生作用。构成权力性影响力的因素主要有3个方面。

1. 传统因素-服从感　几千年来的社会生活,使人们对领导者形成了这样一种观念:认为领导者不同于普通人,他们有权,有才干,比普通人强,从而产生对领导者的服从感。服从领导作为一种传统观念,从小就影响着每个人的思想,这种影响力普遍地存在于每个领导者的言行之前,是传统附加给领导者的力量,只要是领导者就能自然地获得这种力量。

2. 职位因素-敬畏感　居于领导地位的人,由于组织赋予他一定的职权,可以发布命令,施行奖惩手段,从而使被领导者产生敬畏感。领导者职位越高,权力越大,别人对其产生的敬畏感就越强,影响力及其范围也越大。这种影响力以法定职位为基础,与领导者本人的素质没有直接关系。在实际生活中,职位因素的影响是很深刻的,是行使权力的有利条件。

3. 资历因素-敬重感　包括领导者的资格和经历两个方面。资历反映一个人过去的情况。现实生活中,资历较深的领导者往往比资历较浅的领导者更容易使人们产生敬重感。资历主要与过去所任的职务有关,产生的影响力主要也属于强制性影响力范围。它存在于领导者实施行为之前。例如新来的护士长有着丰富的临床护理经验,且拥有管理的硕士学位,将有利于使护士产生敬重感。

(二)非权力性影响力

非权利性影响力是领导者凭借自己的品德、才能、知识、感情等个人素质对被领导者所产生的影响力,也称自然性影响力。是领导者威信的核心。构成非权力性影响力的主要因素有以下几点:

1. 品格因素-敬爱感　领导者的品格主要包括道德、品行、人格、作风等。品格主要表现在领导者的心理活动和言行之中。"榜样的力量是无穷的"。具有高尚品格的领导者,容易使被领导者产生敬爱感,并诱导他们去模仿和认同,从而产生更大的号召力、动员力、说服力。领导者无论职位多高、资历多深,倘若在品格上出了问题,就会威信扫地,失去其影响力。因此,各级护理管理者要注重自身品格方面的修养。

品格因素主要表现在:①平等待人,平易近人;②办事公正,不以权谋私;③宽宏大量,能容人之短,能团结反对自己意见的人;④坦率诚实,开诚布公,言行一致等。

2. 才能因素-敬佩感　领导者的才干能力主要反映在工作成效和解决实际问题的有效性方面,是领导者能否胜任领导职务、完成领导工作的重要条件,是其影响力大小的重要因素。一个有才能的领导者会给组织带来成功,使人产生敬佩感。敬佩感是一种心理磁力,会吸引人自觉地去接受其领导。

3. 知识因素-信赖感　现代领导活动对领导者的知识储量和水平提出了更高的要求。领导者掌握的知识越丰富,对下属的指导越正确,就越容易使下属产生信赖感,从而增强其影响力。例如,如果一位护士长拥有丰富的管理或业务技术方面的知识,能够对工作中遇到的问题采取正确的处理措施,那么下属将更信任护士长,而使得护士长具有更高的威信。这种威信会与护士长职权发挥协同作用,大大提高护士长的工作效能。所以，提高业务知识是提高医院中护理管理者影响力的有效途径。

4.感情因素-亲切感　感情是人对客观事物好恶倾向的内在反映。一个领导者待人和蔼可亲，能时时处处体贴关怀下级，与群众的关系十分融洽，其影响力往往就比较高。

（三）权力性影响力和非权力性影响力的区别

权力性影响力是"权"的体现，它的核心是"权"，属于"硬"影响力，其特点是：对他人的影响带有强制性，以外推力的形式发挥作用；在这种影响力作用下，被影响者的心理与行为主要表现为被动服从，对其激励作用是有限的。权力性影响力即随权力地位而产生，也随地位改变而发生变化，是外界赋予的，因而不稳定，常靠奖惩等附加条件而起作用。

非权力性影响是领导者行为和素养的体现。它的核心是"威"，是"软"影响力。对他人的影响不带有强制性，无约束力；被管理者不会受到掌权者的奖惩，不随掌权者的职权地位影响而改变，其影响力比较稳定和持久，是潜移默化的作用，使被管理者从心理上信服、尊敬、顺从和依赖，并改变其行为。

（四）权力性影响力和非权力性影响力的应用

两种影响力相互影响，其中，非权力性影响力制约着权力性影响力。威信的高低可以导致实际权力大小的变化；权力性影响力也对非权力性影响力产生一定影响，如果领导者有一定的职权和资历，就会对非权力性影响力起到增力作用。领导者应合理地使用两种影响力，综合使用可以取得良好的领导效果。

权利性影响力是推行领导者意图、完成工作任务的有利条件，应充分合理使用。但是需要注意的是：在运用权力性影响力的过程中，领导者要注意持审慎态度，执法公正严明，不要滥用职权；要秉公自律，为政清廉，赏不避仇，罚不避亲，不以权谋私；否则，会使下属产生对抗；要善于用人授权，大权集中，小权分散，不搞专权独断；要深入实际，调查研究，具体指导，不当甩手掌柜。

非权力性影响力能激发下属的工作热情，提高其自觉性，是在领导影响力中起决定作用的力量。列宁说："保持领导不是靠权力，而是靠威信、毅力、丰富的经验、多方面的工作和卓越的才能"，强调的就是非权力性的影响力。要提高领导者的威信与作用，关键在于提高非权力性影响力。在以上非权利影响力的四个因素中，以品格、才能因素为主，知识、情感因素次之。领导者品格因素欠缺，其他因素必然会受到严重的影响。而在一个领导者的品格因素及格的情况下，决定非权力性影响力大小的主要是才能因素，才能极差的领导者也不称职。

三、领导者的基本素质要求

领导者的素质是指领导者具有的内在因素、基质和基本条件，是工作方法与艺术的基础，体现和决定着领导者的才能、领导水平、领导艺术、工作绩效。领导者的良好素质不是自然而然获得的，需要在实践中不断积累和提高，并在实践中接受锻炼和考验。领导者素质主要包括：

（一）政治素质

政治素质是指领导者对其所从事的事业所抱的态度和所持有的立场，是领导者素质

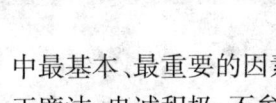

中最基本、最重要的因素。领导者要有较强的事业心和责任感,有献身精神,能够做到公正廉洁、忠诚积极、不牟私利和不考虑小团体的利益;要能够以身作则,树立"领导就是服务"的思想观念,以实际行动来影响和团结群众,自觉地接受群众监督;不断提高自己的政治思想修养和道德品质水平。

(二)业务素质

业务素质是指领导者对本职工作熟悉的程度,是否精深且有相当的造诣。领导者的业务素质水平,不但直接影响和决定着领导素质,而且也直接影响着领导工作与艺术;如果对本职工作长期不熟悉,参加领导活动就有可能办错事、说错话,将严重影响领导绩效。

护理领导者不仅要具备护理专业的知识,相关的医学、社会学、心理学等学科的知识,还要掌握管理学、经济学、计算机应用等知识,能够对护理工作中的问题进行分析、解决。以增加护理人员的信任感,提高自己的非权力性影响力。

(三)心理素质

心理素质是指领导者要有健康的、优良的心理状态:既感情丰富又不脱离理智的控制;既有坚定的原则性又不拘泥固执;既意志顽强、坚忍不拔又不坚持错误而善于吸取教训;既有主见又善于团结同志听取他人意见;既不感情脆弱、多愁善感、心胸狭窄,又具有宽容精神和自知之明等。

但是,作为领导者也需要注意防止、排除和克服以下几种不健康的心理因素。

1. 挫折心理　指领导者在从事有目的的活动过程中,遇到障碍或干扰,致使个人动机不能实现及个人需要不能满足时的情绪状态。领导心理在遭受挫折时,容易导致倒退、妥协以及攻击行为,这种挫折心理极不利于工作继续前进。作为领导者应战胜挫折,面对现实,认真、冷静、客观地分析各种因素,主动地进行心理调节和控制。

2. 从众心理　指领导者对群众压力服从的心理特点,如对上级唯命是从,屈服于部分群众的舆论和不正确意见,产生偏离行为的恐惧心理及害怕犯错误的心理。

3. 心理偏见　指领导者对人和事评价时,不能公正地判断事物的全貌,从而有碍事业的进步和发展。偏见往往与不正确的或有限的信息来源有关,有的含有先入为主的判断,有的对自己偏爱的下属认为一好百好,不喜欢的下属则全盘否定。偏见容易使领导者自以为是,难以团结人。为了克服偏见,领导者应多深入群众,倾听各种意见,养成良好的工作作风和健康心理。

4. 嫉妒心理　是一种阻碍领导者事业和发展创造性思想的情绪。领导者恐惧下属优于自己,将其优越之处视为对自己的威胁,甚至不惜借助贬低手段来摆脱困扰。在选才用才上,实行"矮子"政策(用能力不及自己的人),结果打击和埋没了人才,在工作上自己做不出成绩,也不让别人做出成绩,这种嫉妒心理对于领导开展工作是极为有害的,必须通过提高道德修养来矫正。

(四)生理素质

生理素质即领导者身体健康状况,能否有旺盛的精力和饱满的情绪。如果身体状况不佳,长期担任繁重的工作就有力不从心之感。在第一线工作的护理领导者,领导活动繁多,大小事务不断,没有一个健康的身体是不可能适应的。

　　另外,作为现代的领导者还要具备与市场经济相联系的现代意识,主要包括法律意识、开放意识、全球意识、商品经济意识和市场竞争意识、效率、效益意识与开拓创新意识、风险意识、诚信与服务意识等。

　　提高领导者的素质,首先是要重视提高领导者的个人素质,增强学习意识,树立终生学习的观念,加强政治理论、专业知识和技能以及管理理论和领导艺术的学习,并且注重联系实际,创造性地开展工作,在实践中培养、锻炼和成长;其次,重视提高群体素质,使领导者有机会吸收众人所长,为领导者个人素质的提高和发挥创建优良的群体环境。

第二节　领导理论及其应用

　　西方行为学家和心理学家十分重视对领导理论的研究,从20世纪40年代起,学者们从领导者的特征入手,对领导的行为和领导环境因素等方面做了大量的研究,试图找出有效领导的途径。领导理论按照其发展阶段大致分成3种类型:特征领导理论、行为领导理论和权变领导理论。

一、特征领导理论

　　特征领导理论是早期的领导理论研究的重点。研究者们试图通过大量的观察和调查等方法,归纳总结出领导者与非领导者在个性、社会、生理或智力等因素方面的差异,找到领导者应该具有的特征,从而按照这个标准去选择、培养领导者。

　　在探索领导者具备的共性的特征上,研究人员采用了两种方法:一是将领导者与非领导者的特征相比较;二是将有效领导者与无效领导者的特征相比较。遗憾的是,从1904年到1948年,理论界进行了100多种有关领导特征的研究,大多以失败告终,那些特征因素并不总能对领导者与被领导者,以及有效领导者与无效领导者进行区分,而且许多不容置疑的杰出领导者并不具备常人所认为的领导特征。例如,亚伯拉罕·林肯忧郁而又内向。

　　直到20世纪70年代中期,人们看到虽然没有哪一种特性确保成功领导,但是某些性格特点还是有潜在的作用。90年代,研究者们发现领导者存在着六项特征,即进取心、领导愿望、正直与诚实、自信、智慧和工作相关知识,这些个性特点能够将有效的领导者与其他人区别开来,但其中更多并不是天生的,而是能够通过努力得到的。

(一)进取心

　　进取心是指能够反映高水平努力程度的一系列个性特点。努力进取包括对成功的强烈欲望、不断地努力提高、抱负、精力、毅力、主动性。有效的领导者表现出高努力水平,拥有较高的威望。他们进取心强,精力充沛,对自己所从事的活动坚持不懈,并有高度的主动精神。

（二）领导愿望

领导者有强烈的愿望去影响和领导别人，表现为乐于承担责任。他们不想被人领导，并能够在领导过程中获得满足和利益。

（三）正直与诚实

即言行一致，诚实可信。领导者通过真诚、无欺及言行高度一致，与下属之间建立相互信赖的关系。

（四）自信

下属觉得领导者从没缺乏过自信。自信能让领导者克服困难，在不确定的情况下敢于作出决策，领导者为了使下属相信他的目标和决策的正确性，必须表现出高度的自信。

（五）智慧

领导者需要具备足够的智慧来收集、整理和解释大量的信息，并能够确立目标、解决问题和作出正确的决策。

（六）工作相关知识

广博的知识能够使他们作出富有远见的决策，并能理解这种决策的意义。高学历很重要，而有关组织的业务知识更重要。

领导特征理论有其局限性，受到很多批评和质疑。比如，很多学者认为，该理论只研究领导者单个因素，而且仅对领导者做静态的品质分析，忽略了领导者的活动过程以及领导者和环境因素的作用，有较大的片面性；特性理论并不能使人明确，一个人究竟应在多大程度上具备某种特性；几乎每一种确证的素质都有很多的例外，等等。但是，领导特征理论强调了良好的个人特性或品质对于领导工作的重要意义，可以为组织提供一些选拔和培养领导人才的依据。如果护理管理者能够具备以上领导特征，将有利于护理管理工作的开展，提高领导的有效性。

二、行为领导理论

20 世纪 40 年代后期，研究者开始将目光转向了领导行为的研究，希望了解有效领导者的行为是否有独特之处，例如，他们如何与下属进行沟通，如何分配任务，如何激励下属等。试图从领导者的行为方式中探索有效的领导模式。行为领导理论（behavioral pattern theory）研究领导者的风格和领导方式，将领导者的行为划分为不同的类型，分析各类领导行为的特点与领导有效性的关系，并将各类领导行为、领导方式进行比较。以下介绍 3 种有代表性的理论。

（一）领导作风理论

所谓领导作风就是对不同类型领导行为形态的概括，例如，有的领导者和蔼可亲、平易近人；有的严厉专断、高高在上。它表现在领导者思想及工作上的态度和行为，所采取的方法和形式。该理论以权力定位为基本变量，把领导者在领导过程中表现出来的极端行为分为如下 3 种类型：

1. 权威型（专制型、独裁型、命令型）　领导者个人决定一切，布置下属执行，要求下属绝对服从。领导者除了工作命令外,从不把更多消息告诉下级,下级没有任何参与决策的机会,只有奉命行事。领导者主要靠行政命令、纪律约束、训斥惩罚来维护领导者的权威。领导者与下级保持相当的心理距离。这种领导行为,权力高度集中,管理的中心主要落在工作任务和技术方面。例如,在抢救病人时,护士长迅速指挥护士们完成各项抢救措施,不允许迟疑和拒绝。

(1)优点 ①行动快,常用于处理、抢救紧急情况;②控制力强;③效率高,此方式适用于缺乏参与能力的下属。

(2)缺点 ①反馈信息差,很少听取下属的意见,增加了下属的依赖性;②领导者自己作决定,增加了工作压力;③下属受到控制,降低了下属的自尊感及工作满意度;④信息少,不能集思广益。

2.民主参与型 领导者在采取行动方案或作出决策之前会主动听取下级意见,或者吸收下级人员参与决策的制定。适用于知识、技能比较成熟,能参与决策的下属。在这种领导行为中,领导者尽量照顾到每个人的能力、兴趣和爱好,不具体安排下属的工作,个人有相当大的工作自由。主要运用个人权力和威信使人服从。领导者积极参加团体活动,与下级无任何心理距离。护理领导者在制订护理技术改革、教学及科研计划时,采用民主参与型较为适宜,目前广为使用。

(1)优点 ①参与可以使下属容易接受领导,成员之间和谐友好,共同为实现组织目标而努力;②提高工作效率和质量;③激励成员的积极性、自觉性,成员满意度强;④成员清楚了解任务的意义与目的;⑤领导者信息畅通,可集思广益。

(2)缺点 ①通常需要花费较长的时间;②不适合于处理紧急情况;③职工如运用不恰当(如以个人或局部利益为目的等),将影响决策的正确制定。

3.放任式领导 领导者极少运用其权力影响下属,而是给下属高度的独立性。领导者仅布置任务及提供资料,很少参与指导、协调、监督、检查等职责。这种领导方式使用比较少,对知识、技能成熟,能制定决策、执行任务、能自我指挥及控制的少数专业人员可以适当采用。

(1)优点 ①能充分发挥成员的聪明才智;②促进产生新观念、新设想、新技术。

(2)缺点 ①放弃领导权力;②控制少;③只适用于少数小组或个人。

经过多年实践研究证明,任何一种领导方式的运用,都取决于环境情况,即因人、因事、因地、因时而异。三种领导方式各有其特点,而绝不是某种类型的领导方式一概不好,或某种类型绝对完善。有效的领导者可根据工作的优先性、紧迫性、难度及复杂性,职工的条件、领导者的条件综合或灵活地应用不同的领导方式。

(二)领导行为四分图理论

20世纪40年代末期,美国俄亥俄州立大学的研究人员对领导者行为进行了全面的研究,收集了大量的下属对领导行为的描述,最后归纳出两类主要的领导行为:工作行为(关心组织)和关系行为(关心人)。工作行为是指领导者更愿意界定和建构自己与下属的角色,以达成组织的目标,包括组织设计、职责任务的划分、规章制度的制定、确定工作目标等。关系行为是指领导者尊重和关心下属的看法与情感,更愿意建立相互信任的工作关系。每类行为又分为高与低两个区域,并由此设计出了著名的领导行为四分图,见

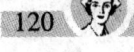

图 5-2。

许多研究发现,"高工作-高关系"型领导者,常常比其他三种类型的领导者更能使下属达到高绩效和高满意度,但是"高-高"型并不总是能产生积极的效果,在实际应用中,还需要加入情景因素,即考虑环境和被管理者的条件。

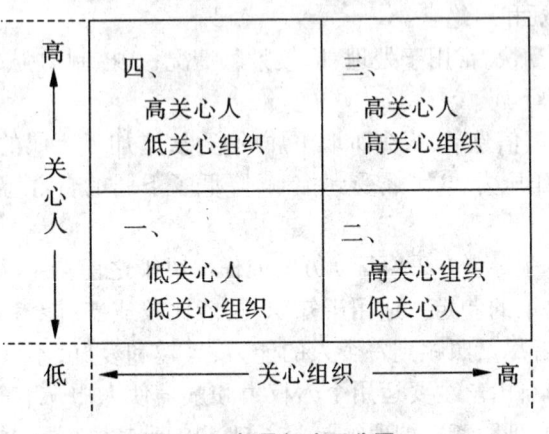

图 5-2　领导行为四分图

(三)管理方格理论

在领导行为四分图理论的基础上,美国德克萨斯大学的工业心理学家布莱克和莫顿于 1964 年出版了《管理方格》一书,书中提出管理方格理论,并构造了管理方格图。横坐标表示管理者对生产的关心程度,纵坐标表示对人的关心程度。每个坐标有 9 个数量级,表示关心的程度。纵横交叉组成不同的领导类型,图中最具有代表性的领导类型有 5 种,见图 5-3。

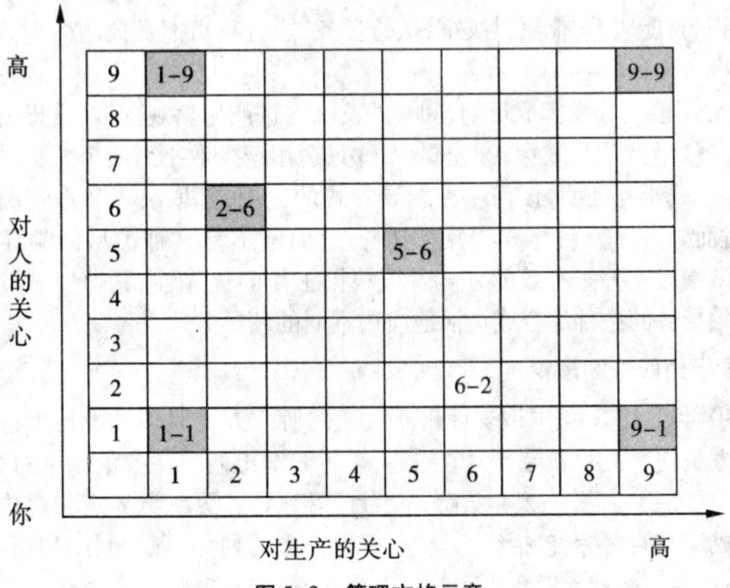

图 5-3　管理方格示意

1.1-1 贫乏型 领导者付出最小的努力来完成必须做的工作及维持人际关系,对人和工作都不关心。

2.9-1 重任务型 领导者只重视任务的完成效果,而不重视下属的发展和下属的士气。

3.5-5 中庸之道型 领导者对工作和人都有适度的关心,保持工作与满足人的需要之间的平衡,维持一定的工作效率与士气。

4.1-9 乡村俱乐部型 领导者只注重支持和关怀下属而不关心任务效率。

5.9-9 团队型 领导者通过协调和综合工作相关活动而提高任务效率与工作士气,对人和工作都高度重视。是最理想有效的领导类型,但较难做到,应是领导者努力的方向。

管理方格理论为管理者正确评价自己的领导行为,培训发展管理人员,掌握最佳的领导方式提供了有效的指南。

行为领导理论虽然在特征理论的基础上有较大的发展,但仍然有局限性。人们发现在实际中哪种领导方式最为有效要视具体的工作环境而定,而上面介绍的几种行为领导理论都忽视了环境因素对领导有效性的影响,于是科学家们开始进行环境因素对领导有效性影响的研究,形成了权变领导理论。

三、权变领导理论

权变理论家认为,领导行为的有效性不单纯是领导者个人行为,某种领导方式在实际工作中是否有效主要取决于具体的情景和场合,没有最好的领导模式,只有最适合的领导模式。许多理论家企图找出影响领导有效性的关键情境因素。研究表明,常见的影响因素包括:任务结构、上下级关系、领导者职权、下属角色明确性、团体规范明确性、组织内沟通渠道畅通程度、下属的成熟程度等。

(一)费德勒的权变理论

费德勒(Fred Fiedler)认为,领导者风格难以改变,试图改变领导者的领导风格来适应不断变化的环境,不仅效率低下,甚至是枉费心机。良好的群体绩效只能通过两种途径取得:使领导者与工作环境相匹配,或者使工作环境与领导者相匹配。

他把人格量表(LPC问卷)与情景分类联系起来研究,提出了有效领导的权变理论,即费德勒模型,是第一个综合的领导权变模型。LPC问卷(最难共事者问卷),用以测量个体是任务型领导者还是关系型领导者。费德勒首先用LPC问卷对个体的基本领导方式评估,在此基础上再对情景因素进行评估,并列出3种影响领导有效性的情境因素:

1. 领导者与成员的关系 指下属对领导者的信任、尊重、喜爱和愿意追随的程度。如果双方高度信任、互相支持,则属相互关系好;反之,属关系差。

2. 任务结构 指任务的明确程度及下属对这些任务的负责程度。任务越明确,且部下责任心越强,则领导环境越好;反之,当任务结构复杂又无先例,没有固定的程序标准的时候,群体角色越模糊,则领导环境越差。

3. 领导者职权 指与领导者固有职位相关联的正式权力,以及领导者在整个组织中从上到下所取得的支持程度。如果领导者对下属的工作任务分配、职位升降和奖罚等有决定权,则属职位权力强,反之,则属职位权力弱。

费德勒根据领导情景中 3 个变量组合成八种不同条件的环境类型,并将其与两种领导类型相匹配,经过调查研究,得出如下结论:在组织情况极有利或极不利时,任务导向型是有效的领导形态;在组织情况一般时,人际关系型是有效的领导形态。具体结果,如图5-4所示。

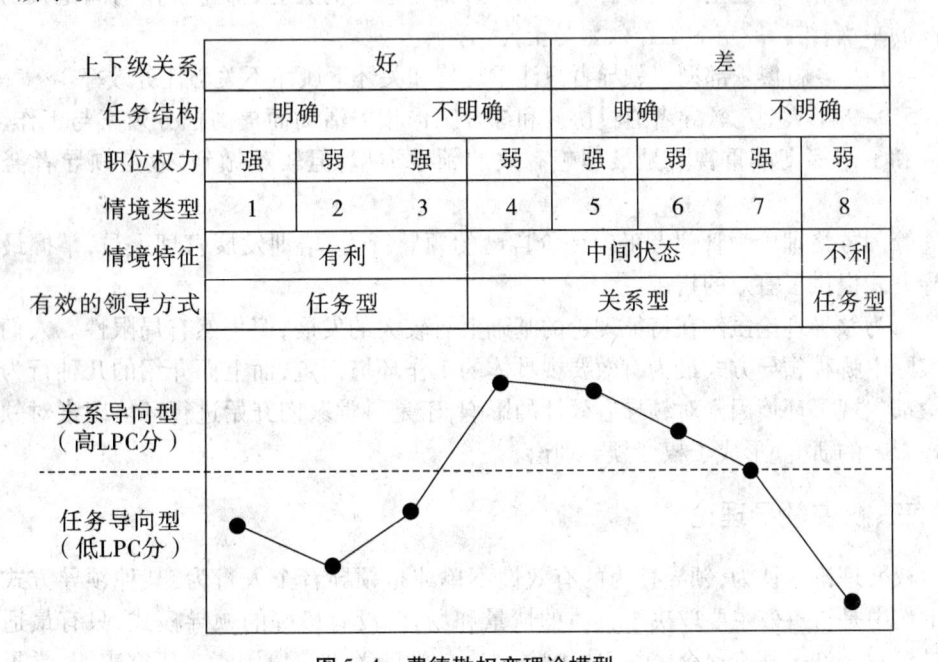

上下级关系	好				差			
任务结构	明确		不明确		明确		不明确	
职位权力	强	弱	强	弱	强	弱	强	弱
情境类型	1	2	3	4	5	6	7	8
情境特征	有利				中间状态			不利
有效的领导方式	任务型				关系型			任务型

图 5-4　费德勒权变理论模型

(二)情境领导理论

情境领导理论是另一个被广泛推崇的领导权变理论,由管理学家赫尔塞(P. Hersey)和布兰查德(K. Blanchard)提出。该理论的主要观点是:有效领导行为应随被领导者的"成熟度"的变化而变化。成熟度包括工作成熟度和心理成熟度。工作成熟度是指一个人的知识和技能。工作成熟度越高,在组织中完成任务的能力越强,越不需要他人的指导。心理成熟度(psychology maturity)是指一个人做某事的意愿和动机。人的心理成熟度越高,工作的自觉性越强,越不需要外部激励。

情景理论认为,随着下属的成长,领导者与下属之间的关系要经历四个阶段,领导者要因此不断地改变自己的领导风格,领导生命也随之呈周期性变化,所以情景理论又被称为领导生命周期理论,见图5-5。

1.命令式阶段　适用于低成熟度的下属,如护生或刚从学校毕业的护理人员。他们不能自觉承担工作责任,领导者可以采取高工作、低关系的命令型领导方式,与下属采取单向沟通的方式,明确规定工作目标和工作规程,告诉他们做什么,如何做,何时做,在何地做等。

2.说服式阶段　适用于较不成熟的下属,如从学校毕业年限较短的护理人员。他们

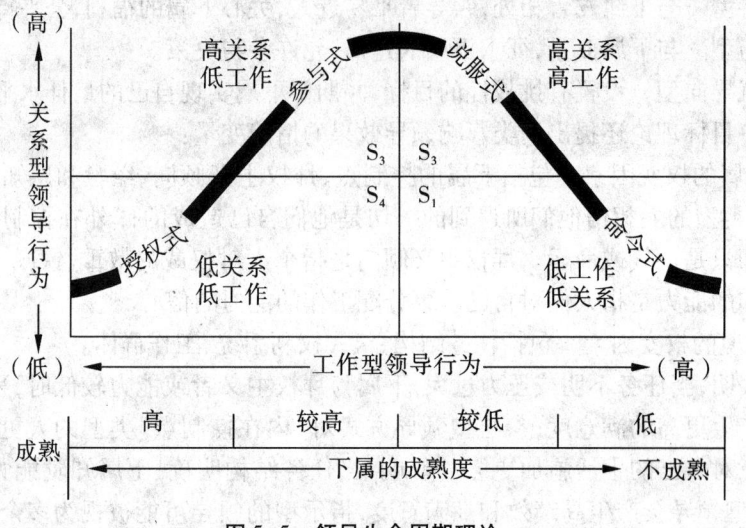

图 5-5 领导生命周期理论

初知业务,并愿意担负起工作责任,但尚缺乏工作技巧,领导者可以采取高工作、高关系的说服型领导方式,这种方式由领导者对绝大多数工作做出决定,但需要以双向沟通的方式对下属的意愿和热情加以支持,并向职工推销决定,通过解释和说服获得下属的认可和支持,给予直接的指导。

3. 参与式阶段 适用于比较成熟的下属,如工作年限较长的护士。他们的工作经验逐渐丰富,不仅具备了工作所需要的技术和经验,而且工作信心和自尊心增强。领导者如对他们有过多的控制和约束,将被看做不信任而影响他们的积极性。领导者可以采取低工作、高关系的参与型领导方式,加强交流,鼓励下属参与决策,为其提供便利条件,对下属的工作尽量不做具体指导。

4. 授权式阶段 适用于高度成熟的下属,如主管护师以上人员。他们不仅具备了独立工作的能力,而且愿意并具有充分的信心来主动完成任务并承担责任。领导者可以采取低任务、低关系的授权型领导方式,充分授权下属,放手让下属自己做决定并承担责任。

(三)路径—目标理论

路径—目标理论已经成为当今最受人们关注的领导观点之一,它是由罗伯特·豪斯、马丁·伊文斯建立的领导权变模型。其基本观点是,领导者的工作实质就是帮助下属达到他们的目标,并提供必要的指导和支持以确保他们各自的目标与组织总目标的一致。路径—目标理论认为,领导者的职能应包括:①通过帮助下属获得好的工作绩效来增加个人满意的机会;②指明方向,提供取得好的工作绩效所必需的辅导、指导、支持和奖励。

路径—目标理论将领导行为分为 4 种类型:

1. 指示型 让下属明确任务的具体要求、工作方法、工作日程,决策都由领导者做出。

2. 支持型　与下属友善相处，领导者平易近人，关心下属的福利，公平待人。

3. 参与型　与下属商量，征求下属的建议，允许参与决策。

4. 成就导向型　设置有挑战性的目标，并期望下属实现自己的最佳水平。

路径—目标理论还提出两类影响领导效果的情境变量：

（1）下属的权变因素　包括下属的控制点、拜权主义倾向、经验和感知的能力。"内在控制点"类型的人相信他们所遇到的一切是他们自己造成的；"外在控制点"类型的人相信这一切只是运气或命运。拜权主义倾向是指个人对权威的敬重、钦佩、尊重的程度。经验和感知的能力是指人们对自己从事分配工作的能力的信心。

（2）环境的权变因素　包括任务结构、正式权利系统、工作群体。

研究表明，当任务不明或压力过大，下属为拜权主义者或能力较低时，采取指示型领导方式可产生更高的满意度；参与型领导方式对"内在控制点"类型的人更合适，因为这些人更愿意对自己的生活施加更多的影响；当任务结构明确、下属知觉能力强或经验丰富时，支持型领导会产生高绩效和高满意度，指示型的领导可能被视为多余；组织中的正式权利关系越明确、越官僚化，领导者越应表现出支持型行为，降低指示型行为；当任务结构不清时，成就导向型领导将会提高下属的努力水平，从而达到高绩效的预期。

第三节　激励理论及其应用

一、激励及激励过程

（一）激励的概念

激励是激发人的动机，诱导人的行为，使其发挥内在潜力，为实现组织目标而努力的过程，即调动和发挥人的积极性的过程。

（二）激励过程

现代心理学研究表明，人们之所以会产生一些特定的有意识的行为，是由其动机决定的。一个组织中下属的工作绩效如何主要取决于其动机有没有被激发，积极性有没有被调动起来，而不是能力的问题。动机是由人的内在需要引起的，动机的过程产生于个体存在未被满足的需要，当需要未被满足时就会导致个人内心的紧张，进而激发个体采取某种行为以满足需求来解除或减轻其紧张程度。目的达到时，需要满足，激励过程结束。如果目的没有达到而受到挫折，会采取相应的积极或消极行为，继续不断再向目标前进。激励过程的基本模式，见图5-6。

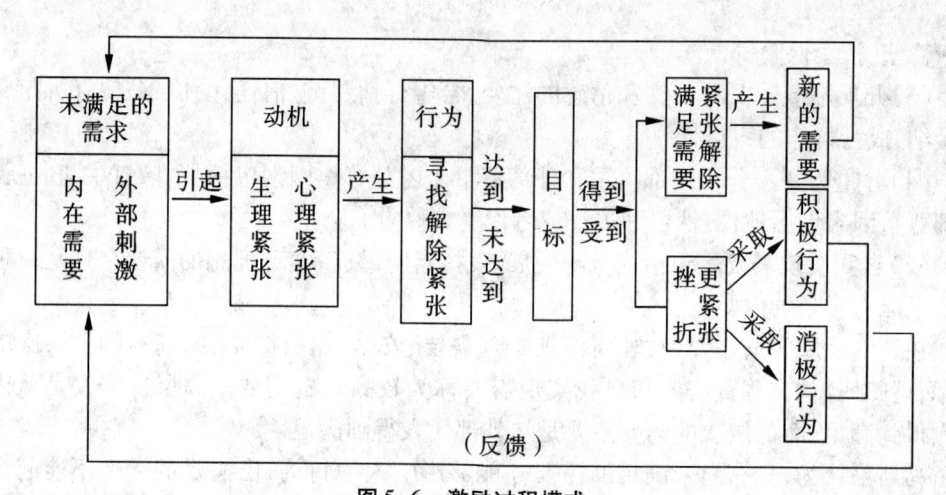

图 5-6　激励过程模式

二、激励理论

(一)内容型激励理论

着重研究人的需要的内容和结构,以及如何推动人们的行为。

1. 需要层次理论　美国社会心理学家亚伯拉罕·马斯洛认为,人的基本需要可以归纳为五个层次,从低到高依次为:生理需要、安全需要、归属需要、尊重需要、自我实现需要,见图 5-7。

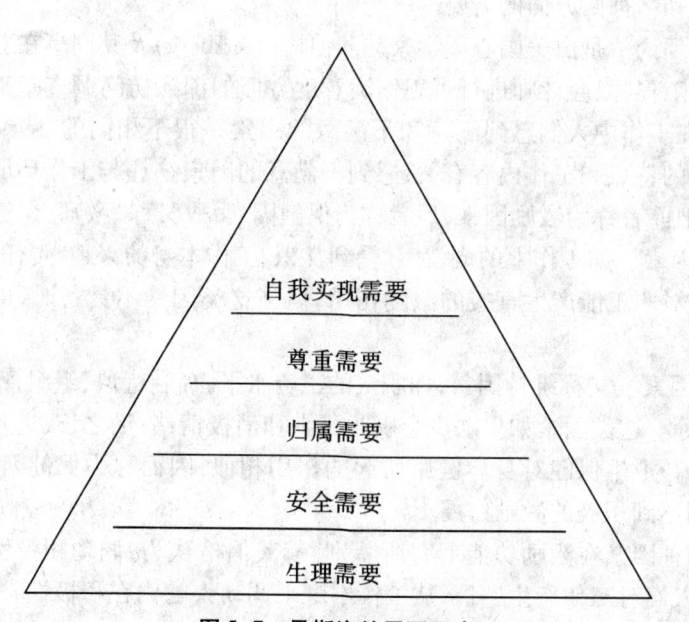

图 5-7　马斯洛的需要层次

(1)生理需要　是人类最基本的需要,如衣、食、住、行等。

(2)安全需要　是保护自己免受身体和情感伤害的需要,包括劳动安全、职业安全、生活稳定、社会保险等。

（3）归属需要　又称社交和情感的需要，希望得到友谊、信任、爱情，渴望有所归属和被接纳，成为群体的一员。

（4）尊重需要　分为内部尊重和外部尊重。内部尊重因素包括自尊、自主和成就感；外部尊重因素包括地位、认可和关注或者说受人尊重。

（5）自我实现需要　包括成长与发展、发挥自身潜能、实现理想的需要。这是一种追求个人能力极限的内驱力。

在这 5 个层次的需要中，马斯洛把生理需要、安全需要称为人的基本的低层次的需要，而把归属需要、尊重需要和自我实现需要称为较高级的需要。高层次需要是从内部使人得到满足，而低层次的需要主要是从外部使人得到满足。

马斯洛认为，只有尚未满足的需要才能够影响人的行为，已满足的需要不能起激励作用；当某一个特定需要满足时，高一层次的需要就变成主要的激励因素；同一时期可能同时存在几种需要，但每一时期总有一种需要占支配地位，对人的行为方向起决定作用的就是这个人在这一时期的主导需要。

亚伯拉罕·马斯洛的需要层次理论强调了激励的中心问题是满足人的需要。作为一名护理管理者，要想充分调动护士的积极性，应该注意首先了解和分析每个护士的真正需要，不同时间、不同情况下，每个人的需要也各不相同，要有针对性的采取激励措施。例如，对刚参加工作的护士来说，可能归属需要表现的会比较突出，希望得到大家的认可，成为科室的一分子；而老护士则会更加倾向于受人尊重和自我实现。同时，还要注意满足护士物质和精神两方面的需要。

2. 双因素理论　是由美国心理学家赫茨伯格（Herzberg）及其同事在对美国匹兹堡地区的 200 多位工程师、会计师进行了工作满意度方面的深入访问调查基础上提出的。调查结果发现，在工作中人们感到满意和不满意的因素是很不相同的，感到满意的因素往往与工作本身的特点和工作内容有关，感到不满意的因素往往与工作环境或外部因素有关，赫茨伯格把前者称为激励因素，后者称为保健因素，故又称"激励–保健理论"。

（1）激励因素　如工作上的成就感、受到赏识、工作本身的兴趣、责任感、提升和发展等。这些因素对职工能产生直接的激励作用，但当这类因素不具备时，也不会造成职工的极大不满。

（2）保健因素　又称维持因素，如职工的工资水平、福利待遇、组织管理制度、工作条件、同事关系等。这类因素如果缺少会引起不满和消极情绪；反之，改进则能预防和消除职工的不满。与卫生保健对身体健康所起的作用相似，因而称为保健因素。但是，保健因素对职工起不到积极的激励作用。

因为这两种因素在激励功能上有所差别，赫茨伯格认为，调动积极性应主要使用激励因素，即使人们对工作产生感情，从工作本身来调动人的内在积极性，当工作本身具有激励因素时，人们对外部因素引起的不满会具有较大的忍受力；改善保健因素不能直接对人产生激励，即使有作用也只会暂时提高工作的满意程度，其效果十分有限，但也不应忽视保健因素，否则职工会不满和反抗。在实际工作中，两因素可相互转化。

依据上述调查和分析，赫茨伯格提出：传统的"满意–不满意"观念（即认为满意的对立面是不满意)是不确切的。满意的对立面应该是没有满意,而不是不满意;不满意的对立面应该是没有不满意,而不是满意,见图5-8。

双因素理论在护理管理中的应用:①重视保健因素对护士情绪的影响,为护士创造良好的组织气氛和工作环境,如合理的管理制度,和谐的上下级关系,公平的分配制度等;②重视激励因素对护士内在动力的作用,如通过工作任务再设计,使护士感到工作内容丰富、有成就感、能得到成长,肯定成绩,提供学习机会等,从不同的角度调动护士的工作热情;③建立合理的奖金分配制度,合理分配奖金,变保健因素为激励因素,反对在分配上的"平均主义"。

传统观点

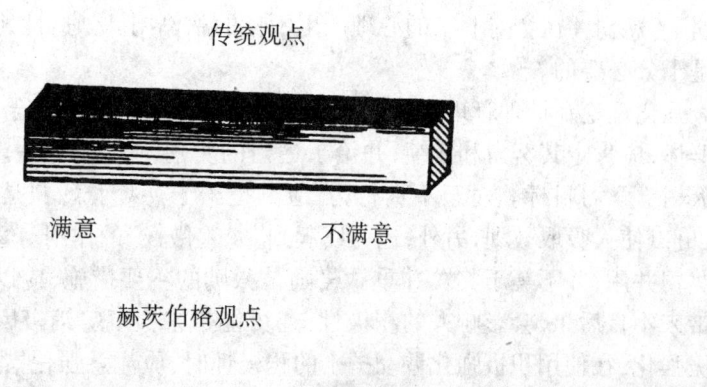

满意　　　　　　　　　　不满意

赫茨伯格观点

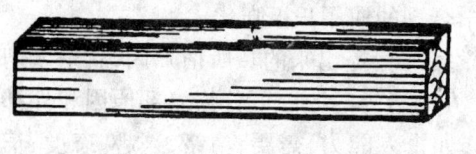　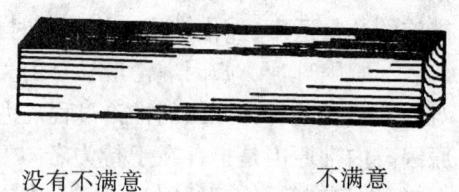

满意　　　　没有满意　　　　　没有不满意　　　　不满意

图5-8　满意–不满意观点对比

(二)行为改造型激励理论

行为改造型激励理论认为激励的目的是改善和修正人的行为。这类理论主要研究如何通过外界刺激对人的行为进行影响和控制。

1.强化理论　美国心理学家斯金纳等人认为:个体对外部事件或情境(刺激)所采取的行为或反应,取决于特定行为的结果。当行为结果对其有利时,该行为会重复出现;而当行为结果不利时,个体可能会改变自己的行为以避免这种结果。强化理论认为,管理者可以利用各种强化手段,来修正职工的行为,并有效地激发职工的积极性。常见的强化手段有以下4种:

(1)正强化　即对人的某种行为进行肯定,使个体感到对自己有利,从而增强以后该行为发生的频率,如:表扬、奖励。工作本身也可以成为正强化物,充满乐趣、富于挑战性、内容丰富的工作远比单调机械的工作有正强化效应,从而具有更强的激励性。

(2)负强化　即个体通过改变自己的行为来避免不愉快的结果。负强化是事前的规避,它通常表现为组织的规定所形成的约束力。职工为了取消或避免不希望的结果而对自己的行为进行约束。如：不遵守劳动纪律会受处罚的刺激使职工遵守纪律。

（3）惩罚　即运用消极的结果来阻止或更正不当的行为。如：对工作中出现的错误，施以警告、记过、批评、降职等措施，其目的在于杜绝以后再出现类似情况。与负强化不同，负强化只是包含了惩罚的威胁，在职工表现满意时并不付诸实际；而惩罚则是落实对组织不利行为的惩罚措施。

（4）忽视　即对行为不给予强化，从而使行为逐渐消退或消除。如：不理睬开玩笑的人、对出色的工作不予表扬，是一种"冷处理"。

强化理论认为，在塑造组织行为的过程中，应将重点放在积极的强化，而不是简单的惩罚上，惩罚往往会对职工的心理产生不良的副作用。创造性地运用强化手段对于管理者是十分必要的。

强化理论在护理管理中有如下几方面的应用。①奖惩结合：对于有成绩的护士个体或群体，应肯定其努力和成绩，并给予适当的奖励，促使其进一步努力做好工作，并为其他人树立学习目标。对于不良行为，应酌情给予惩处。惩罚是维持组织秩序的重要手段，可以使人吸取教训，另外，还可以起到"杀鸡儆猴"的作用。②以奖为主、以罚为辅：强调奖罚并用，并不等于奖罚并重。奖励是激励的主要措施，应以积极强化为主。惩罚常会带来不良后果，会影响人的积极性，还可能带来报复等消极因素。③科学合理的应用积极强化：在使用积极强化调动护士的积极性时，应注意强化措施的选择因人而异、强化措施的数量适度、强化措施实施的及时性等，科学合理的使用积极强化。

2. 归因理论　归因理论最早是由美国心理学家海德提出来的。所谓归因，就是人们对他人或自己行为原因的推论过程。海德认为，人的行为的原因可分为内部原因和外部原因。内部原因是指存在于行为者本身的因素，如个人能力、需要、情绪、兴趣、态度、信念、努力程度等；外部原因是指行为者周围环境中的因素，如，他人的期望、奖励、惩罚、指示、命令，天气的好坏、工作的难易程度等。归因理论认为，任何行为的发生或多或少与人们本身的内部原因或外界环境因素有关。

美国心理学家韦勒沿用和发展了海德的理论，认为人们的行为获得成功或遭到失败，主要归因于4个方面的因素，并且将这4个方面的因素分为3个维度，关系如下：

（1）能力　内部因素、稳定、不可控制。

（2）努力　内部因素、不稳定、可控制。

（3）任务难度　外部因素、稳定、不可控制。

（4）机遇　外部因素、不稳定、不可控制。

不同的人对成功和失败有不同的归因，由此导致了不同的情绪反应和行为表现。将成功归因于能力强有利于增强个人信心和对工作的胜任感；归因于个人努力有利于激发人的工作积极性。将失败归因于能力不足或工作难度太大会使人有不胜任感，对工作丧失信心；归因于努力不够将使人感到惭愧而努力工作；而归因于机遇可以减轻挫折感和内疚感，有助于心理稳定。"努力"是个人唯一可控制变化的因素，对人的行为改变影响最大。在组织成员对成败归因时，可以将其归因引向"努力"因素，强调主观能动性的作用，调动成员的工作积极性，挖掘自己的潜力，这对引发积极情绪，消除消极情绪，调动工作积极性都大有益处。

应用归因理论时,护理管理者应注意以下几点:①了解和分析不同护士对行为的不同归因;②引导护士把过去的成功归因于自身能力和个人努力,增强他们的职业自信心,调动工作积极性;③改变护士对过去失败的消极归因,调动护士的主观能动性。如果人们把失败归因于自己的能力低和任务难度大,他们可能会放弃所承担的任务,降低自己的工作目标;而当人们把失败归因于努力不够时,他们可能会为取得成功付出更大的努力。

(三)过程型激励理论

过程型激励理论是从激励过程的各个环节上去探索如何激发人的积极性,具体来说,就是研究如何由需要引起动机,由动机引起行为,并由行为导向目标的理论。

1. 期望理论　期望理论是由美国心理学家弗罗姆(V. H. Vroom)提出来的。该理论认为,人的努力工作是建立在对某种奖酬目标的期望基础上的。当人有达到目标的可能性,而该奖酬又对其具有吸引力时,人的工作积极性就会最大限度地激发出来。用公式表示为:

$$激励力(M) = 效价(V) \times 期望值(E)$$

即在一项工作上人们受到激励的程度(激励力 M),取决于经努力后取得成果的价值(效价 V)与他对实现目标的可能性的估计(期望值或称期望率 E)的乘积。

期望理论的基础是自我利益,它假设每一职工都在寻求获得最大的自我满足;核心是双向期望,管理者期望职工的行为,职工期望管理者的奖赏;前提是管理者应当知道什么对职工最有吸引力。若想有效地激发职工工作动机,还必须正确处理好 3 种关系,见图5-9。

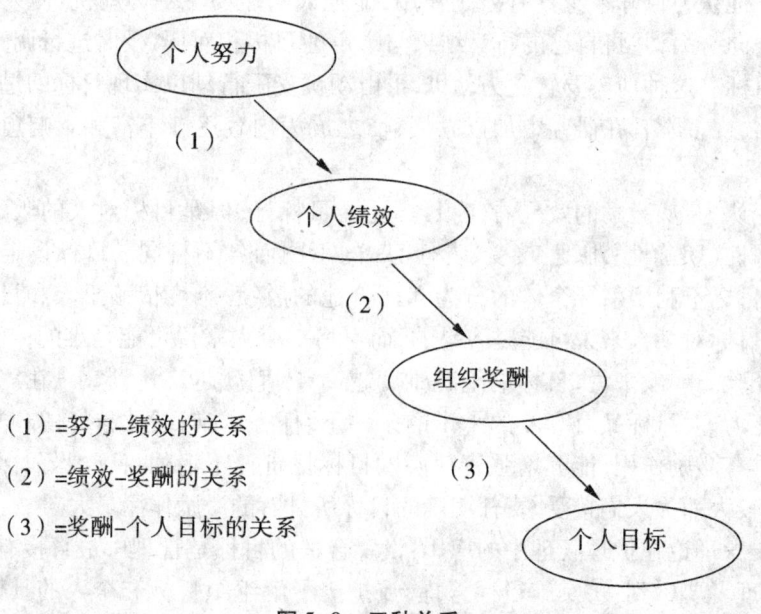

(1)=努力–绩效的关系

(2)=绩效–奖酬的关系

(3)=奖酬–个人目标的关系

图 5-9　三种关系

(1)努力-绩效的关系　即个人感觉到通过努力而达到个人绩效的可能性。当通过努力有较大可能获得好成绩,即期望值较高时,人们就会信心十足地去努力工作。管理者在制订工作目标时必须注意切实、可行,并尽量排除那些可能会干扰职工完成任务的不利因素。

(2)绩效-奖酬的关系　即个人相信达到一定工作绩效后可以获得所希望奖酬的可能性程度。管理者应制定出按劳分配的工资和奖励制度,使职工多劳多得,并信守诺言,保持奖励政策的稳定。

(3)奖酬-个人目标的关系　即如果工作完成,组织奖励满足个人目标或需要的程度和对于个人的重要性程度。任何奖励报酬只有对人产生足够大的吸引力时才会激发其积极性。奖励什么要适合各种人的不同需求,要考虑效价。因此奖励要因人而异,内容丰富,形式多样,奖人之需,这样才能最大限度地调动职工的积极性。

期望理论在护理管理中的应用:①明确期望行为,管理者应该明确组织所期望的行为。这样就能告知护士若想得到报偿,该做些什么,如要求护士参加继续护理教育。②设置的目标要可以达到,管理者应该让护士了解组织将按什么标准来评价他们的行为,且该标准要可以达到,如果护士们觉得要达成这个标准太困难了或不可能,他们受到的激励就很低。如每年必须获得一定的继续护理教育学分。③强调工作绩效与报酬的一致性,若想保持激励力量,短期内一定要对成功实现的绩效给予适当报偿。④重视护士的个人效价,护士对奖酬有不同的价值观。有人重视金钱、物质方面的奖励,但有人更重视领导的称赞和组织的认可等精神方面的鼓励。因此,管理者应重视护士对奖酬反应的个人倾向性,最大限度满足护士所期望的需要。

2.目标设置理论　目标设置理论最早是由美国心理学家洛克(E. A. Locke)于1967年提出的。他认为目标本身具有激励作用,能把人的需要转变为动机,使人们的行为朝着一定的方向努力,并将自己的行为结果与既定的目标相对照,及时进行调整和修正,从而能实现目标。这种使需要转化为动机,再由动机支配行动以实现目标的过程就是目标激励。之后,许多学者在研究中加以发展,使之成为内容逐渐丰富和影响愈来愈大的新的激励理论。

该理论认为:从激励的效果看,有目标比无目标好,但是目标对人的激励程度,又因为目标的属性(明确性、难度、接受、责任心)的不同而各不相同。目标设定得越明确越好,模糊的目标不利于引导个体的行为和评价他的成绩;难度依赖于人和目标之间的关系,同样的目标对某人来说可能是容易的,而对另一个人来说可能是难的,这取决于他们的能力和经验。一般来说,目标的绝对难度越高,人们就越难达到它。在完成任务的人有足够的能力、对目标又有高度的承诺的条件下,任务越难,绩效越好;被职工接受的目标才能够具有激励作用;能够增强责任心的目标比责任不清的目标要好。总而言之,具体的、难度较大而为人们接受、责任明确的目标所具有的激励作用最大。

目标设置理论在护理管理中的应用:设置合适的目标是管理中最直接有效的激励方法,因此管理者要做到:①实施目标管理,让护士了解组织目标和个人的具体目标;②尽可能为护士提供参与制定和实现目标的各种机会和条件;③经常不断地给予目标进程的反馈;④根据大家实现目标的程度给予不同程度的肯定和奖励。

3.公平理论 公平理论是由美国心理学家亚当斯(J.S.Adams)在 1965 年首先提出的。它着重研究相对报酬对工作积极性的影响。所谓公平是指个体在工作中的投入与工作所得报酬之间的比率。个体的工作投入包括教育、经验努力水平和能力;工作所得报酬包括认可、薪酬、福利、满意度、安全感、工作分配、惩罚等。

公平理论认为,当个体获得报酬时,他们并不会只是关心所得报酬的绝对量,而且还将自己所获报酬与所付出的努力之比值,与其他人(横向)相比或自己过去(纵向)相比来判定其所获报酬是否公平或公正。职工的工作积极性以及对工作的满意程度取决于他们在工作中和分配问题上是否受到公平待遇。如果职工认为他们受到公平对待,就会心情舒畅,保持旺盛的工作热情。否则,他们就会感到心理压力,产生不满情绪,并有消极行为。近期研究还发现,公平理论中包含了时间因素。在某一界限以内,人们能够容忍一系列的不公平事件,但是超出一定范围后,一桩小事就足以将个体推出其可容忍的范围,感到忍无可忍,做出不适当的过激的反应。

公平理论认为至少有 4 种方式可减轻人的不公平感觉:①实际改变自己的投入或报酬,如谋求增加自己的报酬,或减少自己的投入,少做工作。②在认识上改变对自己或别人投入与报酬的评价,如没有得奖的人认为自己没有别人那么努力。③选择另一种比较对象,取得主观公平感,俗话说"比上不足,比下有余",讲的就是这个道理。④离开所处的环境,变换工作或辞职。

公平理论在护理管理中的应用:公平理论可以用于组织的晋升、奖金分配、工资调整等实际管理工作中。应用时须注意以下几点:①重视护士都有受到公平对待的需求,只有满足了护士的这种需求,他们才能心情舒畅地工作。②公平不是平均主义,也不是"大锅饭"。组织应根据个人对组织的贡献大小不同,而对个人的报酬有所区别。那些在工作中贡献较大的护士应得到更多的奖励。③在强调"按劳取酬"分配原则的基础上,管理者还应在护士中提倡比贡献大小,培养奉献精神。④让护士相信管理者能提供程序性公平,例如,让他们能够和管理者共同制定决策,并关注过程的公平性。因为公平是主观的愿望或感觉,人们总是倾向于过高估计自我的付出,而过低估计自己所得到的报酬,而对他人的估计则刚好相反,但是事实上,只要程序公平,即使人们认为他们得到的产出不公平,他们也会认为已获得了公平。

不同类型的激励理论各有其侧重面,没有一种单一的激励方法能最大限度地增加职工的工作成绩和满意感。学习有关激励的各种理论可以增长我们对激励的知识与能力,在具体工作中,应结合实际情况综合应用。

第四节 冲 突

一、概 述

组织中的个体或群体在相互交往的过程中,由于各种原因,常常发生意见分歧、争论、冲突,使彼此间的关系出现紧张状态。冲突对任何组织来说都是个严重问题,它可能会危害组织的工作绩效,或影响团结,甚至导致很多优秀职工流失。但并不是所有冲突都是坏事,冲突有消极的也有积极的。处理冲突的能力是管理者需要掌握的重要技能之一。

(一)冲突的定义

有关冲突的定义有很多种。一般认为,冲突是相互作用的主体之间存在的不相容的行为或目标。它发生于对稀缺资源分配方式的分歧以及不同的观点、信念、行为、个性的冲撞。冲突的实质就是观点差异。

(二)冲突观念的演变

多年来,人们对于组织冲突的观念在不断变化,主要有以下三种观点:

1. 传统观点　20 世纪 40 年代以前,人们普遍认为冲突是有害的,会妨碍组织目标的实现,甚至认为冲突的出现是管理失败、组织崩溃的前兆,所以应该绝对避免,管理者有责任消除组织中的冲突现象。

2. 人际关系观点　20 世纪 40 年代末到 70 年代中期,人们认识到冲突是组织中自然发生的现象、不可避免,因此应该接受冲突的存在。该观点使冲突的存在合理化。

3. 相互作用观点　现代组织理论中对组织冲突的看法有了根本的改变。这种观点认为冲突是绝对必要的,不主张完全消除,如果冲突太少或几乎没有时,要鼓励冲突出现。一定水平的冲突能使组织保持团体活力、自我反省力和创造力。

事实上,冲突只是企业组织中的成员在相互交往、相互作用的过程中发生的一种关系而已,它本身具有两面性——建设性功能和破坏性功能。也就是说,组织中出现的冲突虽然是不可避免的,但并不一定会给组织带来破坏性的后果,有些冲突对组织目标的实现还是有益的。关键在于如何对冲突进行管理,使其消极作用最小,积极作用最大。

(三)冲突的分类

根据冲突的作用,可将其分为两类:建设性冲突和非建设性冲突。

1. 建设性冲突

(1)概念　建设性冲突是指一种支持组织或小组实现工作目标,并对组织或小组工作绩效具有积极建设意义的冲突。

(2)特点　①冲突双方都关心共同目标的实现和现有问题的解决;②冲突双方愿意了解彼此的观点,并且以争论问题为中心;③冲突双方争论是为了寻求较好的方法解决问题;④争论双方不断地增加信息交流。

建设性冲突对组织具有以下积极作用:①可以促使组织或小组内部发现存在的问题,并及时采取措施进行纠正;②可以促进组织或小组内部的公平竞争,进而提高组织效率;③可以防止思想僵化,提高组织和小组的决策质量;④可以激发组织或小组内员工的创造力,使组织适应不断变化的外界环境。

2. 非建设性冲突

(1)概念　非建设性冲突,亦可称为破坏性冲突,是指阻碍组织或小组达到工作目标,对组织或小组绩效具有破坏意义的冲突。

（2）特点 ①冲突双方非常关注自己的观点能否取胜;②冲突双方都不愿听取对方意见,反而千方百计陈述自己的理由,抢占上风;③冲突双方的争论不是以问题为中心,而是转为人身攻击;④冲突双方互相交换意见的情况不断减少,以致完全停止。

非建设性冲突对组织或小组具有以下不利作用:①对组织或小组的发展起消极破坏作用;②造成组织或小组内成员的心理紧张、焦虑,人与人之间相互排斥、相互对立,削弱了组织或小组的战斗力;③涣散士气,破坏组织的协调统一,阻碍组织或小组目标的实现。

区别建设性和非建设性冲突的标准是小组的工作绩效。因为小组存在的目的是达到或实现一定的工作目标,所以冲突是否促进小组目标实现可以作为判断冲突性质的依据。尽管有时候对小组成员个人来说冲突是非建设性的,但只要对小组实现工作目标有利,这种冲突就是建设性的冲突。冲突的类型与工作绩效的关系,见表5-1。

表5-1　冲突的类型与工作绩效

情况	冲突水平	冲突类型	组织内活动的性质	工作绩效
1	很低或没有	破坏性	冷漠的、停滞的、对改革没有反应、缺乏创意	低
2	适量	建设性	有活力的、自我批评的、创新的	高
3	高	破坏性	破坏性的、无秩序的、不合作的	低

二、冲突的基本过程

美国学者罗宾斯将冲突的过程分成五个阶段:潜在的对立或不一致、认知和个性化、行为意向、行为及结果,见图5-10。

阶段Ⅰ	阶段Ⅱ	阶段Ⅲ	阶段Ⅳ	阶段Ⅴ
潜在的对立或不一致	认知和个性化	行为意向	行为阶段	结果

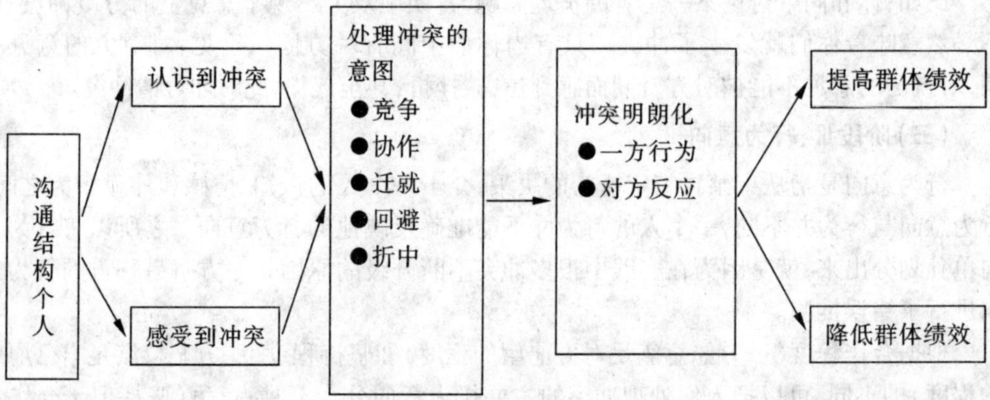

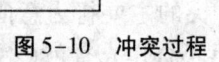

图5-10　冲突过程

（一）阶段Ⅰ：潜在的对立或不一致

在这个阶段组织认知到了内部的潜在对立和不一致，具有产生冲突的条件，但并不一定导致冲突。这些条件（也可称冲突源）可从如下3个方面来分析：

1. 由沟通引起的冲突　沟通不良是引起冲突的原因之一。通常来自于误解、语义理解上的困难以及沟通渠道的障碍。沟通中的时间也是一个不可忽视的因素。一方面，沟通会因耗费时间、延误合作而导致误解；另一方面，充分时间的沟通也可以排除误会。研究表明：过多或过少的沟通都会导致冲突的产生。

2. 由结构因素引起的冲突　这里讨论的结构有多重含义，包括团体规模的大小、员工工作的专门化程度、管辖范围的清晰度、组织成员目标的一致性、领导风格、奖励制度等。研究表明：团体规模越大，成员工作专门化程度越高，引起冲突的可能性就越大；成员越年轻，任职时间越短，发生冲突的可能性越大；管辖范围的模糊性也会增加成员间为控制资源和领域而产生的冲突；组织中各部门的目标越多，分歧越大，则产生冲突的可能性就越大；领导风格也会影响冲突的产生，如领导风格越是独裁、苛刻，冲突的可能性越大，而过于过分强调下属参与的领导风格也会因过多鼓励参与成员的意见而激发冲突；在奖惩制度方面，如果奖励方法不公平，惩罚不一视同仁，也必然会引起冲突。

3. 个人因素　个人因素主要包括个人价值观和个性特征。研究表明：某些人格类型很容易引发冲突，如十分专制教条的人、缺乏自尊的人等，是冲突的潜在原因；个人价值观的差异是导致冲突的一个重要原因，人价值观的差异会导致偏见、意见分歧、个人不公平感等，从而引发冲突。如你认为护理模式改革很有必要，其他护士却认为没有必要。

（二）阶段Ⅱ：认知和个性化

各种潜在的冲突条件进一步发展，引起挫折并被人知觉时，冲突便产生，即冲突问题变得明朗化了。这里需要强调的是，冲突必须被感知，即冲突双方至少有一方感觉到冲突的存在。然而，认识到的冲突并不意味着它已个性化了，如一方认识到双方有分歧时，并不一定会感到紧张或焦虑，也并不一定会影响到对另一方的感情。只有在有了情感上的投入，进入情感上的冲突（felt conflict）时，双方才会体验到焦虑、紧张、挫折感或敌对感。比如，你和同事讨论某一患者的护理问题，言谈中双方出现了意见上的分歧，但这并不必然意味着你们就发生了冲突。只有当你们中间有一方固执己见，对对方的意见不满，对自己的意见不能被对方赞同而感到焦虑、挫折，甚至气愤，此时才可谓冲突。

（三）阶段Ⅲ：行为意向

行为意向是指从事某种特定行为的决策，介于一个人的认知、情感和外显行为之间。行为意向与行为并不同，一个人的行为并不能准确反映他的行为意向。之所以将行为意向单独划分出来，就是因为在实践中很多冲突不断升级的原因是一方对另一方的行为意向进行了错误推测。

根据合作程度（一方愿意满足对方愿望的程度）和坚持程度（一方坚持满足自己愿望的程度）的不同，可以把人们处理冲突的主要行为意向分为五种：竞争（坚持但不合作），协作（坚持且合作），回避（不坚持且不合作），迁就（不坚持但合作），折中（合作性与坚持性均为中等程度）。

(四)阶段Ⅳ:行为阶段

在这个阶段冲突表现为外显的对抗形式。冲突行为的强度是个连续体,它从轻度的意见分歧,到公开质问,到武断的言语攻击,到威胁和最后通牒,再到挑衅性身体攻击,最后到摧毁对方的公开努力。例如护士质问护士长奖金的分配情况,职工罢工要求提高工作待遇等都是冲突的外显形式。冲突的行为外显阶段也是大多数处理冲突的方式开始出现的时候。一般而言,一旦冲突表面化,双方就会寻找各种方法处理冲突。

(五)阶段Ⅴ:结果

当冲突发展到外显对抗阶段后,就会产生一些结果。结果只有两个,要么提高群体绩效,要么降低群体绩效。

三、通过谈判解决冲突

谈判是两个或更多个的,既有冲突又有一致利益的个体,相互公开意见,就某些重大问题进行磋商以求达到可能协议的行为。当冲突发生,自己的利益和双方关系都很重要时,就需要通过谈判的方式来解决问题。

(一)谈判策略

谈判的结果和谈判的形式有两种情况:分配性谈判和整合性谈判,其关键在于谈判双方的力量和态度。

1.分配性谈判(也称零和谈判) 分配性谈判其实质是对于一份固定利益谁应分得多少进行协商,是输-赢的谈判,一方所得就是另一方所失。如劳资双方对工资的谈判。工人总是想尽可能多的从资方那里得到钱,资方则相反,因而谈判双方都把对方视为必须击败的对手。分配性谈判能够成功,在于双方的目标都有弹性并有重叠区存在,重叠区就是双方和解达成协议的基础。谈判双方只进行谨慎的交流,不完全信任对方,甚至欺骗、威胁对方。总之,双方进行的是一场紧张的冲突。

进行分配谈判时,你的战术主要是试图使对方同意或尽可能接近你的目标,以下是几点建议:①试图让你的对手相信达到他的目标点毫无可能性,而在接近你的目标点上达成和解是明智的;②申辩你的目标是公正的,而对手的不是;③试图激发对手,使他感情用事觉得应该对你慷慨,从而使达成的协议更接近你的目标点。

2.整合性谈判(也称双赢谈判) 整合性谈判认为至少有一种处理办法能得到赢-赢的结果。比分配性谈判更为可取,它将谈判双方团结在一起,并使每个人在离开谈判桌时都感到自己获得了胜利。这种谈判要求双方对另一方的需求十分敏感,各自都比较开放和灵活,双方都对另一方有足够的了解和信任。在此基础上通过开诚布公的谈判,就可能找到双赢的方案,从而建立起牢固的长期的合作关系。

(二)谈判过程

谈判过程包括如下5个阶段:

1.评估和计划 谈判开始之前,需要对谈判双方情况进行详细评估。评估可围绕着下面几个方面的问题进行:"是什么性质的冲突? 谁参与谈判? 他们是怎样理解冲突的? 你想从谈判中得到什么? 你的目标是什么? 对方对你的谈判目标会有什么想法,可能会

提出什么要求？对他们来说哪些利益是重要的,希望达成什么样的协议?"在评估的基础上有针对性地制订出谈判计划,注意要把目标写下来并规定一个许可的范围,即从最希望达到的目标到可接受的最低限度。

2.界定基本规则　制订出计划后,和对方一起就谈判本身界定基本规则和程序。例如:谁参加谈判? 在哪里进行? 谈判要受到哪些方面的约束? 如果谈判陷入僵局,应遵循什么具体的程序? 在这一阶段,双方将交流他们最初的提议和要求。

3.阐述和辩论　双方就自己的提议进行解释、阐明、澄清、论证和辩论。本阶段不一定是对抗的,它可以是双方对问题进行信息交换,并给对方提供所有支持自己观点的材料。例如:为什么这些问题很重要? 怎样才能使双方达到最终的要求?

4.讨价还价和解决问题　谈判双方为达成协议分别做出让步。

5.结束和实施　将已经谈成的协议正规化,并为实施和监控执行制定出必要的程序。

(三)解决冲突时的注意事项

1.不要等对方先行动　以积极主动的态度开始谈判也许只是一个小小的让步,但会得到对方同样让步的酬答。

2.针对问题,而不针对个人　着眼于谈判的问题本身,而不针对对方的个人特点,应避免攻击对手。不同意的是对方的看法或观点,而不是其个人。

3.不要太在意最初的目标　仅把最初目标当做谈判的出发点。每个人都有自己最初的观点,他们可能是很极端、很理想化的。

4.采取对大家都有利的解决办法　即赢-赢的结果,而不是一方赢,一方输的结果。

5.应视谈判对象而采用不同的谈判方式　如对自己的同事、上下级、家人、陌生人应分别根据其不同特点选用不同的谈判方式。

6.正确对待两种冲突　鼓励进行建设性冲突,如鼓励对立分别向冲突双方提供必要的信息,适当拖延解决冲突的时间,让冲突更加明朗化;缓和破坏性冲突,如正视冲突、解决冲突,帮助双方转化,使用权威,回避。

7.营造开放和信任的氛围　好的谈判者首先应该是个好听众,他们更多的是询问问题,直接关注对方的提议,更少防卫性,并避免使用能够激怒对手的语言。

四、护理管理者处理冲突的策略

在组织或小组内发生冲突是不可避免的,作为护理管理者,应该正确认识冲突的性质,提倡和引导建设性冲突,保持组织的生命力;及时处理破坏性冲突,避免或尽量减少此类冲突给组织带来的负面影响,保证管理的有效性。以下几点建议仅供护理管理者在处理本单位冲突时参考。

1.肯定冲突的不可避免性,正确认识冲突,欢迎或鼓励自己单位存在一定程度的分歧。

2.当护士之间发生冲突时,原则上让冲突双方自己解决问题,管理者只需从旁帮助和引导,帮助他们了解沟通的必要性,同时表示你相信他们有自己解决冲突的能力。

3.如果管理者亲自处理护士之间发生的冲突时,必须谨记两点:信任和合理。首先要创造一个有利于解决问题的环境,选择合适的时间。在倾听当事人陈述时,要充当一个客观的观察者,而非家长或仲裁者。在整个过程中,不要批评或否认人的正常感情,如生气、激动、愤怒等。陈述自己的看法时,要公正,不偏不倚,重点放在如何保持冲突双方的关系。

4.确认在本单位内长期抱怨的人,并找出原因,着手解决。这一点非常重要。长期抱怨的行为会造成组织内工作气氛的不协调,有导致冲突发生的可能,并且会给整个工作环境带来不利影响,妨碍组织工作效率。

第五节 沟 通

一、概 述

"沟通"一词来自英文的"communication",意指信息的传递、交流等。现代意义上的沟通是指个人、组织、社会之间的信息传递、接收、交流、分享和双向交流的过程。在信息时代,沟通已经成为人们社会生活中一个重要的组成部分。

(一)沟通的基本概念

沟通是指发送者凭借一定渠道(又称媒介或通道),将信息发送给既定对象(接收者),并寻求反馈以达到理解的过程。沟通的含义包含四个方面的内容:①沟通是信息的传递,如果信息没有传递给接收者,则不存在沟通;②沟通的信息不仅要被传递,而且还要被充分理解,完美的沟通应是经过传递之后,接收者感知到的信息与发送者发出的信息完全一致;③有效的沟通是沟通双方准确理解信息的含义,而非达成一致意见;④沟通是一个双向、互动的信息传递和反馈过程,其目的是结果,而不是行为本身。

沟通是管理工作中极其重要的部分。同样的在护理管理中,有着大量的沟通活动,如交班例会、护理人员会议、护理查房、护士长与护士个别谈话、交班报告等护理文件的书写等。组织的等级越高,花费在沟通上的时间越多。有资料证明,护士长在临床实际工作中有74%的时间用于沟通。

(二)沟通过程

为了更好地理解沟通的含义,维持组织内正常有效的沟通,有必要了解沟通的过程。完整的沟通过程包括6个要素,即信息来源、信息编码、沟通渠道、信息解码、接收信息、反馈,见图5-11。

1.信息源 即信息的发出者或来源,是沟通的主体。

2.编码 主体采取某种具体形式传递的信息内容,编码过程受信息发出者的态度、知识、社会文化背景和沟通技巧的影响。

3.沟通渠道 是信息传递的媒介,起桥梁作用,如口头交流的通道是空气,书面交流的通道是纸张。

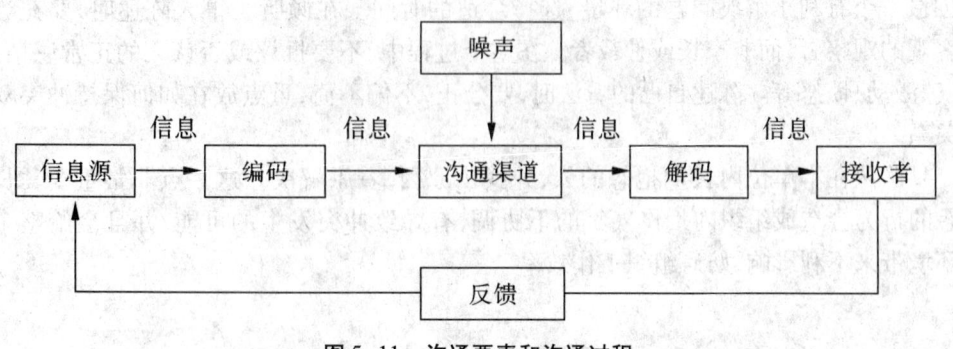

图 5-11　沟通要素和沟通过程

4.解码　客体对接收到的信息所作出的解释、理解;与编码过程一样,信息的解码过程也受到接收者个人知识、态度以及社会文化背景等方面的影响。

5.接收者　是沟通的客体。

6.反馈　客体将沟通效果返还给主体,使其了解沟通是否准确。

可以看出,编码、解码和沟通渠道是沟通取得成效的关键环节,整个沟通过程始于主体发出信息,终于得到反馈。

(三)沟通的作用

1.起到工具的作用　目的是传达情报,同时传达者将其知识、经验、意见等告知接收者,企图影响接收者的知觉、思想及态度体系,进而改变其行为。例如,护士长将护理部关于护理质量的标准及本病房护理质量总结传达给全体护士,并讲明护理质量的重要性,目的在于提高护理人员对护理质量的认识,促进护理人员从行动上加强对患者的护理。

2.满足需求　通过沟通表达自己的情绪状态,以解除内心紧张,征得对方的同情、共鸣,确定与对方的人际关系等。例如,护士对工作有意见、牢骚或委屈的情绪,通过向护士长倾诉、沟通,来表达自己的情绪,解除内心紧张,并征得护士长的理解与同情。

二、沟通的形式、方法和原则

(一)沟通形式

根据划分标准不同,信息沟通可被分为不同的类型。

1.按沟通的媒介分类　可以分为语言沟通和非语言沟通。

(1)语言沟通　又可细分为口头沟通和书面沟通。

1)口头沟通　是指采用口头语言的形式进行的沟通。是人们最常用的交流方式。包括说话、听话、交谈、演讲、正式的讨论、非正式的讨论、传闻及小道消息传播等。口头沟通的优点,是信息发出者能立即得到反馈,了解所发出的信息是否被正确理解,这是一种双向沟通。缺点是有时缺乏书面沟通的准确性、清晰性和可备查性。

2)书面沟通　是指利用图、文、字的表现形式来进行沟通。常用的有文字书写的规章、制度、标准、计划、报告、岗位职责、病历、记录等。此形式的优点是正式、清晰、准确、具权威性和备查性,不容易在传递过程中被歪曲,可以永久保留,接收者可根据自己的时间和速度详细阅读、理解,缺点是不能及时得到信息接收者的反馈。

(2)非语言沟通 非语言沟通是指通过某些媒介而不是讲话、文字等语言传递进行的沟通。也许你没有说什么,但你的沉默、姿势等已经能够让对方明白你的心理活动。常见的非语言沟通有:手势、动作、姿势、表情、语调、音量、触摸、颜色、时间、信号、实物、视听设备等。含蓄的形式有如"弦外之音",有时不被人重视,但一般下级更为注意上级的表情姿态,也就是我们常说的"察言观色"。有关资料显示:在面对面的沟通过程中,具有社交意义的信息来自语言文字的不到35%,而65%是以非语言方式传达的,非语言沟通往往反映人的真实思想感情。

2. 按沟通的方向分类 可以分为纵向沟通、横向沟通和斜向沟通3类。

(1)纵向沟通 又分为上行沟通和下行沟通。

1)上行沟通 是指下属的意见、信息向上级反映。有两种表达方式:一是层层传递,如病房护士长向科护士长汇报病室工作情况,再由科护士长向护理部主任汇报;二是越级反映,如病室护士长或护士直接向护理部主任汇报工作情况及自己的意见。应鼓励上行沟通,以利管理者全面了解情况。上行沟通通常用于请示、汇报、申诉、建议等。

2)下行沟通 是组织中的上层按指挥系统自上而下的沟通,如护理部向下布置下阶段工作任务、提出工作改进要求等。这是保证组织工作正常进行的重要沟通形式,通常用于控制、指导、激励和评价等。

与上行沟通比较,下行沟通比较容易。一般来说,传统的管理方式偏重于下行沟通,管理风格趋于专制;而现代管理方式则是上行与下行沟通并用,强调信息反馈,增加职工参与管理的机会。

(2)横向沟通 也可分为两类。一类是群体内部一般员工之间进行的沟通,如主班护士与治疗班护士之间的沟通;另一类是与其他群体(或部门)同等职位的人员进行沟通,如病房护士长之间的沟通。横向沟通主要用于信息交流、协商解决某些问题和社会心理需求等。需要注意的是,因横向沟通头绪过多,信息量大,而容易造成混乱,尤其个体之间的沟通,可能成为职工发牢骚、传播小道消息的途径,造成涣散团体士气的消极影响。

(3)斜向沟通 指不属于同一组织层次的单位和人员的沟通。如病房护士长与护理院校教师之间的沟通,或向总务部门联系购物、维修等,类似平行沟通的目的。

3. 按沟通的渠道分类 可分为正式沟通与非正式沟通。

(1)正式沟通 正式沟通是指通过组织正式的渠道进行信息的传递和交流。如组织间的公函往来,组织内部的文件传达、召开会议,上下级之间的定期情报交换等。

行为学家通过实验发现,在正式的沟通渠道中存在五种典型的沟通网络,即轮式、"Y"式、链式、圆周式和全通道式。这些沟通网络对群体活动效率有不同的影响,见图5-12。

①轮式又称星式。X是群体的领导。轮式中,成员间缺少沟通,导致成员满意感降低,不适于完成复杂的任务;②"Y"式与轮式相似,沟通快,但成员满意感较低;③链式使组织内成员与某些人沟通,谁是领导者不明确,成员的满意感比轮式稍强,但不及其他网

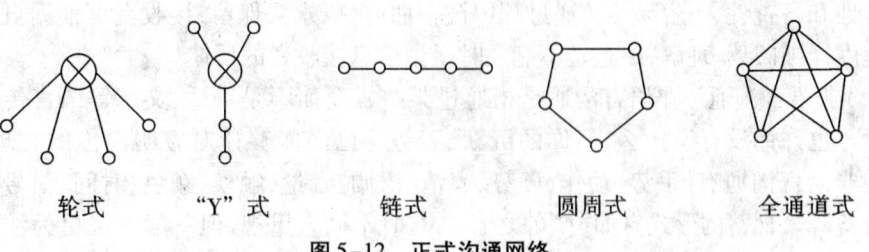

轮式　　　　"Y"式　　　　链式　　　　圆周式　　　　全通道式

图 5-12　正式沟通网络

络,在完成较复杂或较简单任务时,群体工作质量都属中等,其主要缺点是协同努力差,不像一个集体,领导权威弱;④圆周式与链式相似,只是首尾相连,优缺点也与链式相似;⑤在全通道式中,全体人员都可以与其他人员沟通,其结果是领导的明确性较低,似乎每一成员都有决策权。群体成员满意度高,完成复杂任务时绩效也高,但任务简单时,使用时间较长,绩效中等。

综上所述,图中的每种沟通网络均有优缺点,护理管理者应均衡利弊,选择和变化使用各种沟通网络。例如当圆周式沟通失效时(管理者发出指令依次传递,再返回管理者),管理者就应放手让所有成员参与讨论,以全通道式网络取代之。

(2)非正式沟通　非正式沟通是指在正式沟通渠道之外进行的信息传递或交流。它不受组织监督,可自由选择沟通渠道。如组织成员间私下交换意见、议论某人某事、传播谣言和小道消息等。同正式沟通相比,非正式沟通能够更灵活、更迅速地适应事态的变化,省略许多烦琐的程序,加快信息传递,而且人的真实思想、态度和动机往往在非正式沟通中表露出来,因此非正式沟通对正式沟通起到了补充的作用,在管理决策中具有重要的参考作用。

有专家曾对非正式消息的传播进行研究,发现有四种传播方式,见图5-13。

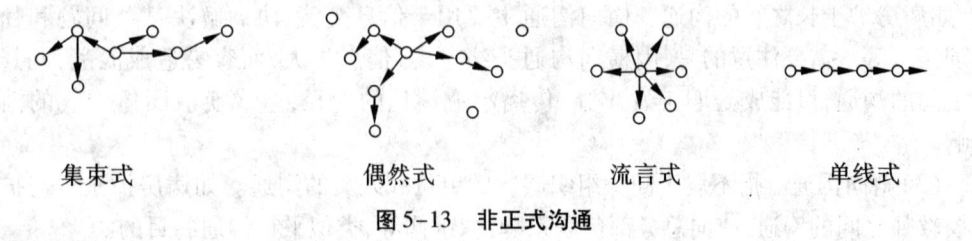

集束式　　　　　偶然式　　　　　流言式　　　　　单线式

图 5-13　非正式沟通

①集束式又称葡萄藤式沟通系统,是把消息有选择地传播给有关人员;②偶然式是由于偶然的机会传播消息;③流言式是某个人主动把消息传播给其他人员;④单线式是通过数名成员连续把消息传播给最终接收者。

在任何一个群体中,经常有少数成员成为非正式消息的传播者。心理学研究表明,非正式沟通的内容和形式往往是能够事先被人知道的,它具有以下几个特点:①消息越新鲜,人们谈论得就越多;②对人们工作有影响者,最容易引起人们的谈论;③最为人们所熟悉者,最多为人们谈论;④在工作中有关系的人,往往容易被牵扯到同一传闻中去;⑤在工作中接触多的人,最可能被牵扯到同一传闻中去。

对于非正式沟通,人们有着不同的观点,有人认为传播非正式消息是散布流言飞语,应严加禁止;有人认为通过非正式渠道传播消息也能起积极作用,应加以利用。非正式渠道的形式活跃,可能预示正式渠道不够畅通,或群体所关心的热点问题没有从正式渠道获得。可以肯定的是,非正式渠道是客观存在的,管理人员应加以重视并利用上述规律,以杜绝起消极作用的"小道消息",利用非正式沟通为群体或组织目标服务。

(二)组织沟通常用的方法

1.发布指令　隐含有自上而下的直线指挥的意思。指令本身一般带有强制性,其内容应该是和实现组织目标密切关联的。指令发布前一般应听取各方面意见,避免指令不恰当。指令可有一般的或具体的;书面或口头的;正式的和非正式的。

2.会议沟通　会议是组织沟通的主要手段。比较其他的沟通方法,会议有一个显著的优点,就是它可以将众多的人聚集在一起,让他们就某个问题互相交流认识、经验和对策,这种集体的智慧往往比个人的思考要全面得多,也更能解决问题。会议为人们之间的沟通提供了场所和机会,能够在人的心理上产生影响,对每位成员产生一种约束力,并且可以显示与会者在组织中的身份、影响和地位。会议形式有很多种,但是要注意合理的组织,使会议达到最大限度的沟通;不能滥用,防止"文山会海"。

3.交谈　是指领导者用正式或非正式的形式,在组织内同下属或同级进行谈话。它的优点在于不受任何约束,双方都会产生信任感和亲切感,对统一思想,认清目标,体会各自的责任和义务很有利,能够表露真实思想,了解思想动态。个别交谈有很大的艺术性。

4.其他形式　如汇报、报表、口头或书面调查访问等,可以了解下级工作情况以及所发出指示的反映。反馈系统畅通是组织有效控制的保证。能全面、准确地倾听到反馈信息,也是沟通中要研究的重要课题。

(三)有效沟通的原则

1.信息明确原则　信息明确是指发出的信息具有价值,信息沟通所用的语言和传递方式能被接收者理解。信息要用对方能够理解的文字、语言、语气等来表达,这是信息发出者的责任,发言人应有较高的表达能力,熟悉对方所能接受的语言,减少沟通障碍。而接收者必须集中精力、对信息有正确的理解。

2.组织结构完整性原则　"组织内的沟通应按组织结构的完整性进行,即上一级对下一级发出信息,而不是越过下级管理人员而直接向有关人员发布指示",只有在时间不允许时,才可以采用越过下级管理人员直接发布指示的方法,但仍应以维护组织完整性为前提。例如,护理部主任不得随意越过科护士长和护士长去指挥护士;护理院校教师不能越过医院护理部和护士长直接向临床教师布置任务。

3.及时性原则　沟通中应该注意及时性。一方面可以使组织制定的政策、目标、措施等尽快得到下级的理解和支持;另一方面也可使上级及时掌握其下属的思想、情感和态度,提高管理水平。如果在贯彻某项决策时需要控制信息传递的时间,那也应该在达到控制的目的后及时进行信息传递。

4.非正式沟通策略原则　非正式组织可以很快传递信息,从而补充了正式组织的沟通渠道,对做好组织的协调工作,是有一定积极意义的。非正式渠道的消息,有时也反映了正式渠道不通畅,应加以疏通。总之,对非正式组织的沟通渠道应加以控制和利用,发挥其积极作用,避免其消极影响。例如护士长在做出某项决策前,可以先通过非正式沟通渠道听取意见和反应;有些通过正式沟通不易解决问题,可以试着通过非正式沟通进行解决。

5.重视交谈与倾听技巧原则　个别谈话是护理管理者的主要沟通形式,技巧性很强,是一种艺术。例如劝导下属、倾听下属意见等。管理者应重视提高谈话效果。

三、组织角色与沟通技巧

(一)组织角色对沟通的影响

1.组织角色　组织内的沟通往往受到组织成员的地位或角色的影响。地位是指某成员在某一层次中所处位置的高低。组织地位(organizational status)是指某成员在组织内的层次位置,体现在头衔、职位上。角色(role)是指居于某种位置的人被期望表现的某类特定行为。例如,当护患之间产生了纠纷,其他人会期望护士长加以劝解并制止,这就是护士长被期望表现的行为。一般将组织环境内的地位和角色两个概念均称为组织角色(organizational role)。

组织内的每一个成员均有其不同的组织角色,可以表现为不同层次的组织角色,如护理部主任、科护士长、护士长、护士;也表现为不同部门或不同岗位的组织角色,如门诊、病房、供应室、手术室或不同岗位的护士。组织角色不同导致态度、观点、利害关系的不同,当接触新信息时,个人就会根据自身的态度和利益进行评估,从而产生不同的意见和结论。

2.组织角色对于沟通的影响　组织角色对沟通的影响,主要是由管理者(上级)与下属之间的组织角色关系造成的。因为管理者与下属之间存在特殊的角色关系,所以在沟通过程中会产生多种问题。

下属方面:下属在组织内的发展前途,在相当大的程度上掌握在上级手中,这种特殊的角色关系会影响到上下级之间的沟通。一方面,在沟通过程中,下属因不愿意发生对自己不利的影响,有可能会对于沟通内容加以选择和控制,掩盖对自己不利的事实,仅仅说对个人有利的内容,或者甚至歪曲事实真相,从而导致沟通信息失真。另一方面,下属对于上级所传达的向下沟通也会发生歪曲。下属想从沟通中得到更多、更微妙的信息,往往会对其中的含义加以猜测,或捕风捉影,自以为是。

上级方面:因为上级接触的范围广,了解的事情多,在与下属接触时,往往容易一个人滔滔不绝,变成单向沟通。权威型的领导,更容易发生上述情况。如果上级能够容忍下属的某些错误或能够接受批评,则可以大大减少沟通发生歪曲的程度。上级的个人特征也会影响到沟通,如偏见、固执等。

(二)沟通障碍

为使沟通得以有效地进行,必须了解并克服沟通中的障碍。

1.信息发出者的问题

（1）信息编码不准确　即信息发出者措辞不当。例如使用晦涩难懂或信息接受者不熟悉的语言，或信息含义不明确的文字。如护士在评估病人时，问到"您心悸吗?"，"心悸"是个专业术语，患者往往不能理解，从而导致沟通障碍。

（2）信息传送不全　信息发出者有时候为了缩短时间，仅传递部分信息，导致信息变得模糊不清。如护士长传达上级精神时，只传达对自己有用的信息，而非全面传达以至于大家不能理解上级的真正意图。

（3）信息传递时间不当　信息发出者忽视了信息沟通中时间的意义，信息传递过早或过晚，都会影响沟通效果。如会议时间通知过早，容易忘记;安排护士加班或调班通知过晚，以致护士缺乏准备而使服从有困难。

2. 沟通通道的问题

（1）信息发出者选择的沟通媒介不合适。例如有些重要的事情用口头传达，接收者容易忽视，导致沟通失败。如重要病情不做详细记录，只简单口头交接班，而造成病情延误。

（2）几种媒介互相冲突。例如口头传达的精神与文件精神不符，造成矛盾。

（3）沟通渠道过长，中间环节多，信息在传递过程中有了改变，甚至颠倒。例如上级精神层层传达，传达到最基层时会丢失很多。

3. 信息接收者的问题

（1）忽视信息　当同时接受的信息不止一个，甚至很多个时，人们有可能会忽视其中某些信息。

（2）信息译码不准确　文化差异、心理障碍或对信息发出者的编码、语言不熟悉，有可能误解信息，甚至理解得截然相反。

（3）拒绝接受信息　有时接收者由于某种原因，对信息拒绝接受。例如，有的护士对信息发出者缺乏信任，拒绝接受批评意见或建议。

（三）护理管理中的沟通技巧

为了保证沟通有效、顺利地进行，除了要遵循沟通的基本原则，克服沟通障碍，还应重视一些沟通中的基本技巧。

1. 积极倾听技巧　倾听是要弄懂所听到内容的意义，要求对声音刺激给予注意、解释和记忆。倾听是护理管理者必备的素质之一。有效的倾听是积极主动的而非被动的，要求倾听者的投入，并能站在说话者的角度上理解信息。

（1）积极倾听的 4 项基本要求如下:

1）专注　要求倾听者精力非常集中地听说话人所讲的内容，不能分散注意力，并概括综合听到的信息，包括每个细微的新信息。

2）移情　要求倾听者把自己的情感置身于说话者的位置上，努力理解说话者想表达的含义。倾听者需要从说话者的角度调整自己的所观所感，进而保证其理解符合说话者的本意。

3）接受　即客观地倾听内容而不作判断。当我们听到不同的观点时，常会在心里阐述自己的看法并反驳他人所言，这样就会漏掉某些信息。积极倾听者应该接受他人所言，而把自己的判断推迟到说话者结束话题之后。

4)对完整性负责　倾听者要千方百计地从沟通中获得说话者所要表达的信息。达到此目标常用的两种技术:一是在倾听内容的同时倾听情感,二是通过提问来确保理解的正确性。

(2)积极倾听的具体方法　①了解下属们的谈话内容、背景及尚未表达的意见;②用面部表情或点头激励下属发言,尽量不打断话题或表现出不耐烦;③听下属的"弦外之音",并试着体会他们的感情;④最后告诉下属你的看法,言词要缓和;⑤多用提问的方法来澄清混淆的谈话内容;⑥不要质问对方或教训下属;⑦不要离题太远;⑧当下属结束话题后,再作出判断与结论,避免使用敷衍的态度或模棱两可的言词;⑨不要让自己在情绪上过于激动;⑩安排较充分和完整的交谈时间等。

2. 谈话的技巧　谈话是一种艺术,也是护理管理者交流技巧的一个重要方面。可分为正式、非正式两种。正式谈话是业务性、工作时间内的谈话,包括座谈、会晤、反映情况、交换意见等。非正式谈话是非业务性、工作时间以外进行的谈话。管理者应积极采用各种谈话形式为管理工作服务。

谈话的技巧要通过反复训练、实践才能获得,为保证谈话效果,要注意以下几个方面:

(1)根据谈话内容选择地点　正式谈话,如护士长会议、征求意见等应选择在办公室、会议室等较正式的场合;非正式谈话,如与护理人员谈心,可选择在值班室或边散步边交谈的方式,显得比较轻松、不拘束。

(2)善于激发下属讲话的愿望、控制自己的冲动　护理管理者应注意说话的态度、方式、语气等,避免产生歧义、多义;态度要清楚、开放、诚实,不要让下属觉得她的领导讲话不诚实或另有企图;否则,她们将不再相信领导的话。总之,在谈话时,护理管理者应创造和谐融洽的气氛,在开诚布公、相互信任的气氛中激发下属讲话的愿望,使其暴露更多的内心思想。而当护理管理者受到指责、抱怨时,应保持清醒、冷静的头脑,在倾听完对方的全部意见以后,再根据具体情况进行分析和解释,切不可一激动就打断对方谈话,自己滔滔不绝地说起来。

(3)抓住谈话重点,掌握评论方式　护理管理者在谈话前应明确谈话目的和内容,谈话中言之有理,简明扼要;布置工作时应明确工作的性质、内容、步骤和完成时间,并给下属明确的指示;听取陈述时,不急于发表评论性意见,作结论性意见时要注意措辞要有分寸,表达要谨慎,不要说会损害对方自尊心的话。

(4)善于掌握对方的个性及心理特征　掌握对方的个性及心理特征是谈话收到良好效果的重要一环。护理管理者在与不同个性的护理人员谈话时应采用不同的方式。例如,对"兴奋型"护理人员,注意使谈话在平静的气氛中进行,对"安静型"的,要循循善诱、要有耐心;对于责任心强、踏实肯干的护理人员,布置任务时只要说明要求和做法,而对于要求过高、有抵触情绪的,就需要采取双向沟通方式,让对方提出要求和具体困难,然后进行解释、疏导,给予一定的帮助,使其接受。

(5)非工作场合与下属谈话的语言技巧　聪明的护理管理者是善于利用非工作场合与其下属沟通感情、融洽关系、交流见解的,而这种感情投资要通过语言来实现。所以,对护理管理者来说,非工作场合与下属谈话的语言技巧至关重要。护理管理者应注意选择语言表达的最好时机,要有人格平等、相互尊重、信任和求同存异的宽容态度,要善解人意,交谈时避免使用"你必须……"、"你应该……"、"你怎能……"等命令式的语言。

3.有效训导技能　虽然惩罚和训导仅仅可以减少或消除不良行为,而并不一定会导致良好行为的出现,但是,作为改变员工行为的必要手段,惩罚和训导也是不可缺少的。

训导是指管理者为强化组织的规范或规章所进行的活动。常见的训导问题有:违反考勤纪律:如旷工、迟到、滥用病假条;工作行为:不服从领导,违反操作规程,出现差错事故;不诚实:欺骗上级、弄虚作假,或在组织内制造谣言、破坏团结等。

(1)训导原则

1)即时性　如果违规与惩处、训导间隔过长,会减弱训导活动的效果。出现过失后,越及时进行训导,员工越容易将训导内容与自己的错误联系,从而收到较好效果。

2)事先警告　在进行正式的训导活动之前,管理者必须先让工作人员明确组织的规章制度并接受之。这样如有违规而被训导时才会认为是公正的。

3)一致性　即公正地对待员工。训导活动不一致会丧失规章制度的效力、降低员工士气。

4)对事不对人　处罚应与过错相联系,实施处罚后,应尽力正确对待下属。

(2)开发有效的训导技能　有效训导的实质包括以下6种行为:

1)以平等、客观、严肃的方式面对员工　应避免愤怒或其他情绪反应,表达意见不能以开玩笑或聊家常的方式来减弱紧张的压力。

2)具体指明问题所在　批评应有事实依据,指明违规日期、时间、地点、参与者及其他因素。要用准确的语言界定过失,具体指出该错误对个人绩效、集体工作效果及其他员工造成的不良影响。

3)使讨论不针对具体人　批评应指向员工的行为而不是人格特征。例如对一名多次迟到的护士,应指明迟到增加其他人的工作负担,影响大家工作情绪,而非指责此人自私自利或不负责任。

4)允许下属陈述自己的看法但要保持对讨论的控制　在实施训导时,给员工机会陈述问题发生的原因和自己的理解。但是,违规者会利用一切机会为自己开脱或干扰训导,因此当员工从自己角度出发陈述事实时必须进行控制。

5)对今后如何防犯错误达成共识　应与违规者共同制订出改正错误的计划并安排检查落实情况的时间。

6)逐步加重处罚,并考虑环境因素的影响　如果某种违规行为重复发生,处罚应逐级加重。从轻到重依次为:口头警告→通报批评→记过→暂时停职→降薪或降职→开除。注意要考虑环境因素,惩罚措施必须是公正而一致的。

4.组织会议的技能　有效沟通的技巧除在个人之间进行外,在护理管理中还有集体的交流,如各种会议。无论信息交流方式如何先进,开会还是无法被取代,因为会议有十分重要的功能:会议是整个社会或组织活动的一个重要反映,也是与会者在组织中或社会上的身份、地位、影响力及所起作用的表示;会议是集思广益的重要场所;会议对每一个与会者将产生一种约束力;会议是显露人才、发现人才的场所。

(1)会议准备工作　不开无准备的会议。开会前需要:确定会议议程,一般包括明确会议议题、时间、地点、参加人员、讨论内容、预测可能出现的问题及对策;准备会议资料;准备会议场所及会议有关的设施;发放会议通知。具体准备工作要落实到人,并根据需要,提前通知相关人员准备好讨论稿或汇报材料,注意给其留出足够的准备时间。

（2）会议的注意事项

1）开短会,不开长会。会议时间不宜太长,以免引起与会者的反感。发言时间要有限制,禁止夸夸其谈或无准备的"随便谈几句"之类的发言。

2）准时开会,不拖拉。

3）主持人一般应使用民主参与型领导方式,开会时创造一种有利于使大家发表意见的氛围。避免一人垄断会议,鼓励并允许有不同意见的人讲自己的意见。

4）注意合理安排议题的先后次序。会议前半部分适合讨论需要与会者开动脑筋、集中精力的议题,以提高会议决议的质量;连续性的讨论会议,应回顾上次会议情况,保持会议连贯性。

5）围绕会议目的集中解决主要问题和讨论项目,避免出现离题现象。

6）控制会议中出现的干扰性因素。

7）会议结束时,尽量做出结论并解释。对不能立即做出结论的问题,应明确再次讨论的时间和解决的办法。

8）会议应做记录并妥为保存,以备查阅。

当然,护理管理工作中还有其他一些沟通技巧,如学会用"双赢"的沟通方式去求同存异,达到良好沟通的目的;恰当安排沟通时间等。管理沟通中"沟"是手段,"通"才是目的。护理管理者风格不同、对象不同、情景不同,沟通的方法和技巧也就会不同,所以,沟通在护理管理中没有固定的模式,只要可以达成目的,就是好技巧。

美国管理协会曾经提出"良好沟通十戒",要点是:一戒沟通前概念不清;二戒沟通目的不明;三戒忽视沟通环境;四戒沟通内容不完整;五戒沟通手段不恰当;六戒沟通信息繁杂无用;七戒沟通后不跟踪不督促;八戒沟通后不注意后果;九戒言行不一致;十戒我行我素。可以供护理管理者参考、借鉴。

第六节　人际关系

一、人际关系的概念

人际关系是指人们在社会活动中建立起来的相互之间的联系,是在人们相互交往过程中形成和发展起来的。如在医院,医患之间、护患之间、医护之间、患患之间由于服务或工作联系的原因形成了人际关系。在建立了联系后,他们的生活或工作就会受这种关系的作用和影响。在现实生活和工作中,人类与周围世界的相互作用是通过一系列的人际关系实现的。人际关系的基本特点是情绪性,不同的人际关系会引起人的不同情绪体验,并由此产生了结合型和分离型情感。结合型情感是指人与人之间在心理距离上很近的情感,在人际关系的行为中表现出对人积极的态度和对他人采用肯定和接纳的行为,如护理人员之间的相互帮助;分离型情感是指人与人之间的心理距离大,或人与人之间经常发生矛盾或冲突,在人的交往过程中表现为否定、排斥和消极的态度。

了解人际关系的规律,熟悉人与人相处的原则和方法,对提高个人社交能力具有重要的意义;对于护理管理者来说,在护理群体中测量人际关系现状,在纷繁复杂的情景中,自觉的形成和改善人际关系,可以促使护理群体中的人际关系协调、平衡的发展,从而有利于管理工作的开展和组织目标的实现。

二、影响人际关系的因素

在群体中,成员之间的人际关系多种多样,有远有近。社会心理学家的研究发现,影响人际关系的因素主要有以下几个方面。

(一)人际吸引

每个人所具备的吸引别人愿意与之交往的因素有很多,如人的仪表、职业、社会关系职位、经济收入、受教育程度、年龄、生活目标、生活作风、能力、性格等,其中影响较大的因素有3点。

1.仪表　包括容貌、衣着、体态、风度等。特别是在初步交往时,因为第一印象的作用,仪表往往是一个重要的吸引因素。但是,随着交往的深入,仪表因素的作用会越来越小,吸引力逐渐被内部道德品质和个性特征所代替。

2.能力、才华　一般来说,聪明的、特长突出、才华出众的人往往具有一种吸引力,容易受到人们的敬佩,使之愿意与他接近。但是才华出众但有些小缺点的人要比极其聪明能干的人更让人喜欢接近他,后者可能会令人敬而远之。

3.人格　在群体中,态度和善、性情宽厚、富有同情心、能体谅他人的人,易于受到其他成员的欢迎,从而易于同他人建立良好的人际关系。反之,性格孤僻、固执,既不愿了解他人、又不愿被他人了解的人,就会难以与他人形成融洽的人际关系。具有谦和、虚心、真诚、热情、情感丰富、胸怀开朗等人格特征的人,往往容易与人形成良好的人际关系,而具有自高自大、目空一切、情感贫乏、刻板多疑等人格特征的人,则难以与人形成良好的人际关系。

(二)距离的远近

人与人之间在地理位置上越接近,彼此之间越容易形成密切关系。有专家研究表明,交往的频率与距离的远近成反比例的关系。例如,同一病房工作或同一宿舍的护士成为朋友的可能性更大。这是因为距离近的,交往方便,同时,由于经常接触,相互了解,容易预测他人的行为,从而能做出适宜的反应,以促进相互关系的建立与发展。但是距离近并不是形成人际关系的主要因素,更不能决定人际关系的性质。例如,同一病房的护士,有的可能成为挚友,有的则冷眼相待、势不两立。

(三)交往互应

1.态度、价值观一致或相似　随着交往的深入,人们在兴趣、态度、信念、价值观、社会地位、行为习惯等方面的相似或一致会对相互关系产生越来越大的作用。社会心理学提出的证据显示:人们喜欢态度、信念、价值观和自己一样的人,最好的朋友大多是和自己具有同等地位的人。

2.需求互补　在人际交往中,双方都在寻求一定需要的满足。如果这种预期的需要能在交往中得到满足,将容易形成密切关系;否则,吸引力就会减弱。需要满足包括物质和精神两个方面,如在交往中期望获得利益、升职,或者别人的赞成、同情、安慰、鼓励等。社会心理学家的研究显示,两个人透过彼此的交互作用所获得的报偿超过由此而来的损失时,两人之间的人际关系才能得以维持。亲密的友谊关系,乃是彼此以极少的损失换取很多的报偿,即相互满足的状态。例如气质、性格不同的人,当双方的特点和彼此对于对方的期望正好成为互补关系时,也会产生强烈的吸引力。

3.感情相悦　人与人之间只有既熟识又相悦才能形成友谊。我们喜欢那些喜欢我们的人,对于那些不喜欢我们的人,当然我们也不喜欢他们。交往双方相互间的赞同与接纳是使彼此间建立良好而稳定的人际关系的心理条件。

三、管理系统中的人际关系

(一)管理系统中职务关系的类型

在管理系统中,人们之间的正式关系是由组织结构系统的职能、地位明确规定的,也称为职务关系或公务关系。在管理系统中垂直性相互关系有以下3种类型:

1.上下级正职领导者之间的关系　此关系构成了护理管理指挥系统,保证上级指示的贯彻执行并得以反馈。例如,医院护理部主任与科护士长、护士长之间的关系。由于各级领导者具有领导本部门的法定权力,因此,在各级领导者之间建立良好的职务关系对管理系统的有效运转起着主导作用。

2.正副职领导者之间的关系　此关系是对各级正职关系的补充并起辅助作用。例如,护理部正、副主任之间的关系。副职不仅是正职的下级,而且是其助手、顾问。命令与服从的原则虽起重要作用,但正、副职之间还要经常协商、讨论,共同做出决策。

3.各级职能人员的关系　是指上级职能部门的负责人与下级职能部门的负责人的关系。例如,医学院校的医务处负责人与附属医院医务处负责人之间的关系,各卫生厅(局)医务处护理管理者与直属医院护理部主任之间的关系。在这种关系中,命令与服从的原则不起主要作用。他们之间不是领导与被领导的关系,而是业务指导关系,上级职能部门负责人对下级职能部门负责人主要进行业务指导,提出建议,通报信息。

在管理系统中,除按垂直关系划分的类型外,还可按水平职务分类。例如,同级职能人员间的关系,护理部主任与医务处处长、人事处处长之间,是相互协商、协调、相互支持的关系,以保证院长决策的贯彻执行。

(二)管理系统中个人之间的关系

在管理系统中,人与人之间的关系都是职务关系与个人关系的结合,两种关系互相渗透,互相交叉。没有脱离个人关系的纯职务关系;反之,职务关系也会对个人关系发生影响。管理系统中,个人之间的关系很重要。个人关系融洽,会提高劳动和工作效率和质量;个人关系紧张,则可能降低劳动和工作的效率和质量。

管理系统中个人之间的关系是否亲密,对实现组织目标是否有积极意义,受到认知、情绪、意志和道德规范几个方面的影响。

1. 认知方面 个人之间关系的认知主要是通过对别人外部特征的知觉,进而取得对他的动机、感情、意图等的认识。对别人的认识依赖于许多因素,可概括为两方面:①认识对象的外部特征,如仪表、风度、言谈、举止等。例如,护士端正的外貌、整洁的服饰、文明的举止、敏捷的动作、和蔼的态度,都会给人留下良好的印象。②知觉者个人的观点、态度,即知觉者个人根据自己的观点、态度来认识别人,这必然会影响对别人客观的认知。例如,有的护士长观察护士时首先注意是否听从指挥,有的则主要注意道德品质和技术水平。

个人的知觉具有主观性特点,有时会造成人们彼此之间不能互相理解,产生相互关系的冲突。所以,护理管理者不应只按主观标准去观察和评价别人,应该参考其他人的评价及本人的自我评价,进而形成融洽的关系。

2. 情绪方面 在相互认识的基础上,人们彼此之间会产生好感或反感,这是个人之间相互关系在情绪方面的表现。如果彼此之间有好感,在心理上就会相互接近;反之,如彼此之间产生反感,则会在心理上产生排斥。个人关系情绪方面的表现,既可能建立在利己的基础上,也可能建立在利他的基础上。例如管理者对某下属产生好感,可能是为了满足自己或自己喜爱对象的需要,也可能是因为该下属工作认真,对组织有贡献。在管理系统中,要防止建立在利己基础上的上下级关系。

3. 意志方面 在人们相互交往过程中,如果一个人的影响力与另一个人的影响力相等,那么他们的意志会处于平衡状态。但在大多数情况下,发生相互关系的某一方的意志影响力会占有优势地位,这样,就会使一些人成为领袖人物,而另一些人则处于从属地位。例如两名关系密切的护士,经常出现其中一人服从另一个人的情况,表现出两人之间的意志影响力是不平衡的。

意志影响力还有其数量和质量的特征。数量特征是指一个人对另一个人影响力的大小。质量特征是指意志倾向的社会意义,有利于组织目标实现的意志影响力多是积极的,反之则是消极的。如护士长与护士具有融洽的关系,可以保证护理任务的顺利完成,说明护士长对护士表现出的意志影响力是积极的。在非正式群体中的领袖人物,其意志的影响力既可能是积极的,也可能是消极的倾向。

人际关系中均存在认知、情绪、意志方面的影响因素,而且是统一地发挥作用。但三者所占的比例和所起的作用可能各不相同。

4. 道德规范方面 一般来说,心理上接近的相互关系具有积极意义,而心理上排斥的相互关系具有消极意义。但是判断是否是积极的,不能只从接近和排斥的标准来看,更重要的是要看这种关系是否符合社会道德规范。例如,两位护士长心理上相互接近,是出于个人恩怨以贬低某领导威望的,那这种关系就不符合社会道德规范,不是积极的。

这一原则对于管理者尤其重要。因为管理者与下属之间既有职务关系,又有个人关系,实际工作中职务关系不可避免的会有个人关系的成分。例如,管理者如果对某下属具有好感,则容易接受该下属的请求;反之,则容易拒绝。接受还是拒绝可能都不违反制度规定,此种情况,个人关系的因素就起到重要作用。作为管理者应严格遵守社会道德规范。

(三)管理系统中的交往范围

在管理系统中,交往范围是指管理者人际间交往的圈子。其中一种公务的交往范围,另一种是个人日常生活的交往范围。管理者可能与一部分人形成公务圈子,而与另一部分人形成个人交往圈子。一个下级可能既参加上级的公务圈子,同时也参加上级的个人交往圈子。如果管理者只重视个人生活交往圈子,将会使他脱离自己所领导的集体,例如,护士长如果只愿意与关系亲密的少数人一起工作、娱乐,就可能脱离其他大多数的护士;如果管理者只重视公务交往圈子,那么会使他思想狭窄、精神生活贫乏。但二者相比,领导者更应重视建立自己的公务交往范围。

总之,管理系统中的职务关系(亦称理性关系)与个人关系(亦称非理性关系)都是客观存在的。护理管理者在实践中可以体会到,同一种制度或原则,在某种人际关系情况下是有效的,而在另一种情况下可能是无效的。因此应根据实际情况,客观分析、总结经验,在管理中建立和调整适宜的人际关系。

四、改善人际关系的途径

要改善不尽如人意的人际关系需要一个长期的过程,可以从领导者和群体成员两方面着手,其基本途径包括以下几个方面:

(一)领导者方面

1.加强领导者的自身建设　领导者的思想、作风与人际协调能力,对其单位的人际关系影响很大。在一个医院或病房,如果其领导成员大公无私、坚持原则、办事公道、遵纪守法、密切联系群众,就能增强下属的向心力,促使整个单位建立友好、和谐的人际关系。相反,如果该组织中领导成员相互争权夺利、不讲原则、无视群体正当要求、缺乏组织协调能力,则会使该单位人际关系紧张。护理管理者应注意从以下几方面加强自身建设:

(1)增加自身吸引力、树立威信　护理管理者的仪表、谈吐常为下级护理人员所注意,同时又潜移默化地影响着她们。如果护士管理者在工作时衣帽整洁、精神抖擞、动作轻盈敏捷、说话音调柔和清楚,就会给下级护理人员树立榜样作用,同时,护士管理者优秀的个人才识、技术、品德、能力以及与人交往中的良好表现也会影响下级护理人员对护士管理者的认识,从而提高护士管理者的威信,树立起其良好形象,增强护士管理者对人的吸引力。这种吸引力是持久的、稳定的。

(2)主动接近群众,增加交往的深度　护理管理者应平易近人,善于与各种人交谈,并且要主动接近。例如护士长与其他护理人员及医务人员、护士长与患者及家属,向患者讲解疾病知识、了解护士的困难与需求、指导并帮助护士解决实际问题、与医生对患者或护理情况交换意见等。通过深入而主动的交往,消除彼此间的隔阂,融洽感情,保持良好的人际关系。

(3)提高自身素质,增加与交往对象的相似性　护士管理者与下级护理人员在专业上有相似性,都是为护理患者和促进人类健康服务的。但是个人文化背景、学历水平、信念、价值观等也会影响到人际关系。护理管理者应注意通过学习,扩大知识面,加强自身建设,提高综合素质水平,以增加与患者及其他医护人员的相似性,从而建立良好的人际关系。

2.建立合理的组织结构,制定必要的组织管理措施 组织结构是否合理,组织关系是否明确同样影响着人际关系。机构及岗位设置不合理,机构重叠、相互推诿扯皮、官僚主义、不守信用,都会影响群体的人际关系;而设置合理,关系明确,分工恰当,每个成员在各自岗位上可以发挥所长,协调工作,则有利于人际关系的和谐。另外,还应建立必要的管理措施,要对不符合道德规范的人际关系,如无事生非、破坏他人威信等行为进行处理。

3.创造良好的群体环境和交往气氛,促进群体成员间的相互交往 人际关系是在相互交往的过程中逐步建立和发展的。人际交往的频数及质量对人际关系有着重要的影响。因此,护理管理者应该有意识地利用组织的力量,创造适宜的群体沟通氛围,促进成员间的相互交往。例如,鼓励职工参与管理,使职工真正行使主人的权力,创造出一种团结共事的气氛;加强成员之间的信息交流,增进彼此间的了解,减少误会,避免不必要的冲突;还可以组织必要的文娱及其他社交活动,增进感情交流,活跃气氛,为建立良好的人际关系创造条件。

4.组织成员参与管理 让组织成员参与管理,可以使他们了解管理状况、增强对组织与工作环境的认识,减少不满情绪,并能加强和改善管理者与被管理者之间人际关系。例如,授权护士轮流排班(按照统一的基本原则),可提高护士对护士长的理解,密切关系,提高护士满意度。

5.培养组织成员正确处理人际关系的能力 护理管理者可以通过对下级护理人员进行心理辅导、人员相互作用分析和训练等方法,不断提高其心理素质和自身修养,培养其理解他人需求与情感的能力,在人际交往中,减少不必要的误会与冲突,维持和谐的人际关系。

6.应用奖励性吸引的理论,满足下属需要 护理管理者与下级护理人员交往时,如果能满足他们的需要,使成员在交往中得到互补,则有利于建立和改善人际关系。例如,对下属的物质、精神上的需求给予经常性的关心;对下属的合理要求给予支持和积极解决;根据下属的工作情况,表扬进步、给予某项负责任的工作机会,奖励工作和学习中的成就等,均能满足护士的实际需求,从而改善人际关系。

总之,管理者在建立和改善群体人际关系中具有重要的责任。对实施方法,可不断总结经验,自觉地引导群体朝着积极的人际关系方向发展。

(二)群体成员方面

群体成员应加强自身的修养在群体内改善不尽如人意的人际关系,建立良好的人际关系。具体方法如下:

1.树立正确的价值观 只有当一个人树立了正确的人生观、世界观、价值观,才可能对社会、集体、人与人之间的关系有正确的认识,才有可能客观科学地分析人与人之间的矛盾,冷静妥善地处理人际关系。

2.重视性格锻炼 良好的性格能改善与促进人际关系向好的方向发展。不良的性格,会使人际关系紧张。例如,心胸开阔、性情开朗、严于律己、宽以待人的性格,为建立良好的人际关系提供了有利的条件,而性情暴躁的成员则比较容易与人发生冲突,造成人际关系的紧张。

3.增强自我意识　自我意识就是能够正确认识自己,有自知之明,能正确对待自己,自觉地调整自己的意识与行为,有意识的控制自己的动机与情绪。自觉的发挥自己的长处,克服不良性格与作风,正确进行与他人的交往,建立良好的人际关系。

4.提高人际交往的技巧　人际交往的技巧很多,其中最重要的一条是:给予和索取要大致相当。双方要公平合理,才能使关系持续下去。如果在交往中只想索取而很少给予,将会使关系失去平衡而恶化。护理管理者与下属交往,最好能给予大于索取,这样有利于维持良好的上下级关系。我们虽然反对庸俗的"关系学",但适当的交往技巧还是应该提倡的。

美国心理学家卡耐基曾提出许多人际交往的技巧,例如:"真诚地关心别人"、"微笑"、"当一名倾听者,鼓励别人谈自己"、"记住别人的名字"、"谈论别人感兴趣的事情",等等,很值得我们学习。

第七节　护理管理的领导艺术

一、领导艺术的概念与特征

(一)概念

领导艺术是指领导者在一定知识和经验的基础上,能驾驭实际工作的各种技巧、手段和特殊方法。它是领导者智慧、才能、学识、胆略、经验的综合反映,是领导者素质的体现,是一种非规范化的、非程序化的领导行为。

领导者必须具备现代管理科学的知识和方法,来实现管理目标,但是无论科学技术发达到什么程度,管理科学都不可能完全代替管理经验和领导艺术,精湛的领导艺术是领导者实现管理目标,并取得最佳管理效果的重要手段。因此,护理管理工作者必须始终重视自己管理经验的积累和领导艺术的提高。

(二)特征

1.创造性　创造性是衡量领导艺术水平的一个重要标志。对于领导活动中碰到的常规性事件,可以按照固定的方法和程序去处理。但是领导艺术更多地体现为"非程序化"、"非规范化"的动态过程,也就是说,面对工作中不断出现的错综复杂的新问题,领导者要依靠个人的聪明才智随机处理,不断地做出创造。领导者运用领导艺术的过程,实质上就是一个不断创造的过程。

2.经验性　领导艺术是领导者将领导科学的知识和方法与领导实际工作经验相结合而产生的,是领导者实践经验的描述、总结和升华。领导艺术还和领导者的个人阅历有很大关系,同一领域的领导艺术由不同的领导者来把握,其表现和效果不会完全相同。

3.灵活性 领导者在工作中要针对具体问题进行具体分析,这是因为领导工作有其不确定的、偶然的、随机的一面。领导者在运用领导艺术时,既要不失原则性,又要根据不同的时间、地点和条件,灵活地处理随机事件,以达到较为理想的领导效果。所以说,领导艺术是一种非模式化的技能,具有高度的灵活性。

4.多样性 领导工作的对象、领域及范围各有不同,具体领导者的经验、阅历、知识、认识能力也不一样,这就使得不同领导者处理同类事情或者同一领导者处理类似问题时,采取的解决办法也不尽相同,但是却可以获得同样满意的领导效果。

5.综合性 领导活动的一个显著特点,即对全面工作的指挥和协调,对工作的整体性驾驭。因此,一个高明的领导应该是善于胸怀全局,能够综合、平衡地处理工作中的各个方面,具有较高的综合艺术水平。

二、领导艺术的功能

(一)领导艺术是实现最佳领导效能的关键

领导效能是领导活动的出发点和归宿,实现组织目标的好坏是衡量领导效能的主要指标,而领导艺术的水平,直接影响着领导活动是否能取得最佳领导效能。所以,领导艺术是领导者必须掌握的基本功,是提高领导效能的关键。

(二)领导艺术直接影响被领导者积极性的发挥

领导的工作对象是有独立思想和意志的个体。想要较好地实现组织目标,必须能够调动他们的工作热情。而实现他们的主动性和创造性,除来源于政策外,还在很大程度上受领导者领导艺术的影响。艺术可以产生巨大的凝聚力,是成就大事的先决条件之一。

(三)领导艺术直接影响领导者的工作质量

领导工作是不是正确,能否取得成效及其成效的大小,取决于领导者能否科学地运用领导艺术。对于在领导工作中出现的不确定的、偶然的、随机的事件,领导者应能够运用领导艺术,抓住主要矛盾,兼顾次要矛盾,灵活机动地处理各种问题,以取得较好的效果。

三、护理管理中的领导艺术

领导工作是一门科学,也是一门艺术。领导工作是一门科学,有客观规律性可循;领导工作也是一门艺术,领导艺术体现在富有创造性的领导方法中。在护理管理工作中,要求领导者应具备灵活运用各种领导方法的能力和技巧,创造性地开展工作,以实现组织的目标。领导艺术始终存在于领导工作之中,包含的内容非常广泛。常用的领导艺术包括用人艺术、授权艺术、时间管理的艺术等。

(一)用人艺术

领导活动归根结底是动员、激励下属去实现组织目标的一种特殊的社会活动,所以,能否合理地用人是体现管理者领导水平高低的重要标志,而管理者用人境界的高低往往

折射出其是否具有高超的领导艺术。对护理管理者来说,在用人艺术上,特别强调两点:

1. 要知人善任

(1)知人　即知人之长短。人是一种客观存在的,是可知的,通过人的各种表现可以得到对人的本质的认识。但是,知人又是困难的,"知人知面难知心"。这就要求管理者要冷静,要细心,要有经验,要有耐心,而不是轻易地对人下定论。鉴于管理者知人存在一定的局限性,海尔集团提出了"赛马而不相马"的用人机制。如果把管理者自身知人断人和赛马机制有效的整合,将是一种高超的用人境界。

(2)善任　即要用其长而避其短。要做到善任人,必须先知人,在此基础上,还须有尊贤爱才、大公无私之心,即把发现人才,任用人才当做自己的职责要求,能够选用比自己更强的人来为自己工作,不嫉贤妒能,不怕"高才"威胁自己的"权"和"位"。另外,还要做到"四不要":不要任人唯亲,不要任人唯资,不要任人唯顺,不要任人唯全。

宽容大度是善任贤才的一个重要条件。"宰相肚里能撑船",没有容人之量的管理者不可能成为一个好的管理者。能用人之长,使人尽其才,用人不疑,容人之短,愿听逆耳之言,都是宽容大度的表现。

只有知人才能善任,只有善任才能调动人的积极性,最大限度地发挥其才能和潜力,进而使其感觉到自己是最重要的,不可替代的,这也是用人的关键。

2. 要善与人同　这里说的"善与人同"包括两层含义:①要能够善于和人求同存异,搞好团结,使大家同心同德干事业;②要把工作的成绩、利益、荣誉和自己的下属分享,千万不能把功劳都归自己,错误都归别人。"得人心者得天下",得人心的重要条件之一即善与人同。如果利益多占,好处独吞,或只把"残羹剩饭"留给他人,就会威信扫地,直至丧尽人心。与人为善,就是有福同享,有难同当,吃苦在前,享受在后,关心别人胜于关心自己。千万不可利用权位大搞特权。

(二)授权艺术

1. 授权的概念　授权(delegation)是指上级管理者授予下属一定的权力和责任,使下属在一定的范围内具有相当的自主权和决定权。授权者对被授权者有监督的权力,被授权者对授权者有报告情况和完成相应工作的责任。上级虽把一部分权力和责任授予下属,但是上级依然负有责任。

在临床工作中,护理管理问题复杂多变,再能干的护理管理者也不可能做到事必躬亲。适当、合理的授权可以帮助护理管理者摆脱具体事务的缠绕,腾出时间处理重大事务。

2. 授权的方式

(1)柔性授权　授权者仅指示一个大纲或轮廓,而不做具体工作的指派。被授权者有较大的自由在该范围内做随机的处理。

(2)刚性授权　授权者对所授权力、责任、完成任务的时间、要则等均有明确的规定。被授权者必须严格遵守,不得有任何逾越。这种授权类型仅适用于一些重大事项。

(3)惰性授权　授权者将自己不愿意或不必处理的琐碎事务交给下属处理,其中包括了授权者本人也不知道如何处理的事务。

(4)模糊授权　和柔性授权有些类似,只是授予被授权者的权力限度和权力容量比较模糊。

3. 授权的原则

(1) 因事择人,视能授权 即一切以被授权者的才能大小和工作水平的高低为依据。授权仅仅是一种权力委托行为,而不是职务的晋升。择人的标准必须是其能力和完成的任务相匹配,授权者只有对被授权者的能力、性格、身体及其影响力进行综合判断,才能使授权获得令人满意的效果。授权之前,应对被授权者进行严格的考察,力争把权力和责任授予最合适的人。特殊情况下,可以先试用,在此期间继续考察。

(2) 明确权责,适度授权 明确权责,是指授权者在授权前,必须向被授权者讲明所授权力的大小、责任范围,以及该项任务要达到的目标,以便被授权者在工作中有所遵循。适度授权包括三个方面:授权是授权者将自己的领导权力的其中部分分授给若干被授权者,而非将其全部授给某人;不能超过自己的权力范围授权,不应越级授权;一般来说,授权是一事一授,有关任务完成了就应及时收回权力。注意,凡是涉及有关组织全局的问题,如制订大的方向和目标,不可轻易授权,一般应由领导层集体讨论研究后,再慎重决策。

(3) 授权留责,监督控制 授权者虽下授权力,但不下授责任,即行动的后果仍须由授权者承担,不能逃避责任。授权者应充分信任被授权者,不宜干涉其工作,以免影响被授权者积极性,但是这并不等于对其放任自流,授权者应给予被授权者以必要的监督和控制,避免其偏离组织目标的方向,或者出现权力的滥用。

(4) 防止反向授权 授权者需要承担责任,但是也要防止被授权者把事情都往授权者身上推。这种反向授权是组织结构不健全的结果,它背离了授权艺术的主旨,标志着授权艺术的失败,是授权者在授权的过程中需要警惕和避免的。

(三) 时间管理的艺术

彼得·德鲁克在《有效的管理者》一书中这样写道:"一个人是不是有效的管理者,最大的区别在于他们是否珍惜时间,此外没有别的办法。"

是的,时间很宝贵,一天24小时,有去无回,没有替代品。但是时间浪费却是客观存在,每个人都无法回避。你可能每天都很忙碌,但当把这一天的事情都记录下来,认真分析,你会发现许多时间被浪费了,因为这些时间没有被用到创造价值的工作上。

管理者的时间更是宝贵的。但管理者们常常碰到的一个令人头痛的问题,即不能根据自己的需要来安排工作时间。结果往往是管理者的职位越高,自己能控制的时间就越少。如何管理好自己的时间,把时间投入到创造价值的工作中去,是每个管理者都应该思考的问题,护理管理者也不例外。

1. 时间计划表 艾伦·莱金在《如何控制你的时间和生命》一书中提到,管理者可以根据事情的重要程度将每天要做的事情分为 ABC 三类,A 类最重要,B 类次之,C 类则可以放一放,然后严格按照 A、B、C 的顺序进行。这种分类方法的实质就是做时间的主人,将有限的时间安排给最重要的工作。

时间计划表的具体做法是:

(1) 列出一天要完成的重要任务和要实现的目标。

(2) 将一天的工作时间按30分钟为一时间段(或按自己的实际情况制订时间段的长

短)进行分割。

(3)判定每种活动的相对次序,分析如何能做得更好。

2.时间管理的原则和基本要点　时间管理的一个重要原则,是管理者应将自行控制的零碎时间集中起来。因为时间被分割成许多小段,等于没有时间。

管理者若要有效地利用时间,必须掌握以下3点:

(1)诊断自己的时间　诊断自己的时间,了解时间是如何被耗用的;掌握自己的生活规律,将自己精力最充沛的时间集中起来,专心去处理最重要、最费精力的工作。

(2)分析无效时间　对于那些压根不必做的,或者说做了也是白费工夫、浪费时间的事情,应立即停止;对于应该由别人做的工作,包括不需要自己做的或别人可以做得更好的工作,应立即放手、交给别人去做;同时,还应检查自己是否有浪费别人时间的行为,如果有,应立即停止。

(3)消除时间浪费　在日常工作中,有很多浪费时间的情况,例如,环节过多、信息不灵、相互扯皮等。应注意识别和分析造成时间浪费的原因,及时克服。

除此之外,还有激励艺术、语言表达艺术、沟通艺术、开会的艺术、决策艺术等,都是护理管理者应该在工作实践中予以重视的(可参考本书的相关章节)。

思 考 题

1.什么是领导? 领导者与管理者的区别是什么?

2.领导者的影响力分几种? 分别由哪些构成因素?

3.激励理论的主要哪些? 工作中如何应用?

4.你如何认识冲突的作用? 作为一名护理管理者,应该如何解决冲突?

5.影响人际关系的因素有哪些? 应该如何改善人际关系?

6.在护理管理工作中,应该注意哪些领导艺术? 如何应用?

第六章

控　制

【学习目标】

◆掌握　控制在护理管理中的应用;实现控制应当注意的问题;控制的基本
　　　　程序。

◆熟悉　控制的概念及意义。

◆了解　控制的基本特征和基本程序。

　　管理学家孔茨指出:"控制职能意味着确立标准、衡量执行情况和纠正偏差"。控制职能是管理活动的基本职能之一,是护理管理者重要的工作内容之一,它使整个护理管理过程得以顺利运转、循环往复。如提高护理服务水准,降低护理成本,保证护理服务质量,合理分配组织资源,改进服务流程、提高护理人员素质、时间管理、提高管理效率等所有的管理活动都与控制职能有关。管理过程包括决策指导、计划、组织等职能,都有控制系统向既定目标运行的含义。从狭义上说,控制是与其他职能并列,保证系统目标实现的一种专门职能。有时会把控制与管理混同起来,认为管理就是控制,如把质量管理称为质量控制,把宏观经济管理称为宏观经济控制等,这种看法是不全面的,因为管理具有更加广泛的内涵,而控制仅仅是管理活动的一种形式,同其他管理职能相比,它具有不同的性质、内容和方法。

第一节　控制概述

一、控制的含义

(一)控制思想和理论的产生与发展

　　控制思想和概念在很早就已经存在,人类从第一次使用石头当做工具时就开始了控制活动。我国古书云:"聘马曰磐,止马曰控",《新唐书·王忠嗣传》:"劲兵重地,控制万里"。可以说一切带有目的性的活动,都渗透有一定的控制思想。

控制思想发展成为控制理论经历了 3 个阶段。

第一阶段：是在早期管理以及科学管理阶段的前期，此时认为控制就是监督，控制是简单的指挥职能的继续，强调实行自上而下地、消极地、带有惩罚性地监督。

第二阶段：在 20 世纪 30 年代前后，管理学家注意到人的作用，开始从人际关系和劳动者的心理需求出发，研究社会、心理因素对劳动者的影响，产生了行为科学管理理论。控制职能也随之发生了变化，从过去简单的监督变为对人的"关心"，促使人们自觉地按预定的计划和目标进行工作，变消极的监督为积极的监督。这一阶段主张上级和下级多沟通，上级要了解下级工作，并作指导。

第三阶段：在 20 世纪 40 年代后期，这标志着控制思想发展成为控制理论（cybernetics），美国数学家、生理学家诺伯特·维纳（Norbert Wiener）创立了控制论。控制论认为：在许多系统发挥作用的过程中都存在着信息传递和控制工作。组织根据内部和外部条件的变化，施控系统通过系统的变换和信息传递发出指令，调整受控系统的行为，以期达到预定的目的，使系统趋于或达到稳定状态，这就是控制作用。

阅读材料

控制论的诞生和发展是与美国数学诺伯特·维纳的名字联系在一起的。维纳少年时是一位天才的神童，他 11 岁上大学，学数学专业，但喜爱物理、无线电、生物和哲学，14 岁考进哈佛大学研究生院学动物学，后又去学哲学，18 岁时获得了哈佛大学的数理逻辑博士学位。1913 年刚刚毕业的维纳又去欧洲向罗素和希尔伯特这些数学大师们学习数学。正是多种学科在他头脑里的汇合，才结出了控制论这颗综合之果。维纳在 1919 年研究勒贝格积分时，就从统计物理方面萌发了控制论思想。第二次世界大战期间，他参加了美国研制防空火力自动控制系统的工作，提出了负反馈概念，应用了功能模拟法，对控制论的诞生起了决定性的作用。1943 年维纳与别格罗和罗森勃吕特合写了《行为、目的和目的论》的论文，从反馈角度研究了目的性行为，找出了神经系统和自动机之间的一致性。这是第一篇关于控制论的论文。这时，神经生理学家匹茨和数理逻辑学家合作应用反馈机制制造了一种神经网络模型。第一代电子计算机的设计者艾肯和冯·诺依曼认为这些思想对电子计算机设计十分重要，就建议维纳召开一次关于信息、反馈问题的讨论会。1943 年年底在纽约召开了这样的会议，参加者中有生物学家、数学家、社会学家、经济学家，他们从各自角度对信息反馈问题发表意见。以后又连接举行这样的讨论会，对控制论的产生起了推动作用。1948 年维纳的《控制论》出版，宣告了这门科学的诞生。控制论的研究表明，无论自动机器，还是神经系统、生命系统，以至经济系统、社会系统，撇开各自的质态特点，都可以看做是一个自动控制系统。在这类系统中有专门的调节装置来控制系统的运转，维持自身的稳定和系统的目的功能。控制机构发出指令，作为控制信息传递到系统的各个部分（即控制对象）中去，由它们按指令执行之后再把执行的情况作为反馈信息输送回来，并作为决定下一步调整控制的依据。这样我们就看到，整个控制过程就是一个信息流通的过程，控制就是通过信息的传输、变换、加工、处理来实现的。反馈对系统的控制和稳定起着决定性的作用，无论是生物体保持自身的动态平稳（如温度、血压的稳定），或是机器自动保持自身功能的稳定，都是通过反馈机制实现的。反馈是控制论的核心问题。控制论就是研究如何利用控制器，通过信息的变换和反馈作用,使系统能自动按照人们预定的程序运行,最终达到最优目标的学问。现在,控制论已形成以理论控制为中心的四大分支:工程控制论、生物控制论、社会控制论(包括管理控制论、经济控制论)和智能控制论。它横跨工程技术领域、生物领域、社会领域和思维领域,并不断向各门学科渗透,促进了自然科学和社会科学的紧密结合。几十年来,控制论有了很大的发展,并且随着科学技术的进步,被广泛地应用到许多领域。

除了控制论外,系统论和信息论也是控制的理论基础。

系统论是美籍奥地利人、理论生物学家 L·V 贝塔朗菲(L. Von. Bertalanffy)创立的。系统论研究的是系统一般模式、结构和规律的学问,它研究的是各种系统的共同特征,用数学方法定量地描述其功能,寻求并确立适用于一切系统的原理、原则和数学模型,是具有逻辑和数学性质的一门新兴的科学。系统论的核心思想是系统的整体观。任何系统都是一个有机整体,它不是各个部分的机械组合或简单的相加,系统的整体功能是各要素孤立状态下所没有的新质。同时认为,系统中各个要素不是孤立地存在着,每个要素在系统中都处于一定的位置上,起着特定的作用。要素之间相互关联,构成了一个不可分割的整体。要素是整体中的要素,如果将要素从系统整体中割离出来,它将失去要素的作用。就像人手在人体这个整体系统中是劳动器官,但一旦手从人体中分离出来,将不再是劳动的器官了一样。系统论的基本思想方法,就是把所研究和处理的对象,当做一个整体系统,分析这个系统的结构和功能,研究系统、要素和环境三者的相互关系和运动的规律性,并优化系统观点看问题,世界上任何事物都可以看成是一个系统,系统是普遍存在的。大至渺茫的宇宙,小至微观的原子,整个世界就是系统的集合。

信息论是由美国科学家申农(Claude E Shannon)在 1948 年提出的。它起源于通信理论,是研究信息传输和信息处理一般规律的学科,信息论的基本思想和方法完全撇开了物质、能量的具体运动形态,而把人和通信和控制系统都看做是一个信息交流使系统维持正常的有目的的运动。事实上,任何时间活动都可以简化为各种流:如人员流、物质流、资金流和信息流等,其中信息流起着支配作用,它调节着其他流的数量、方向、速度和目标,通过系统内部信息流的作用才能使系统维持正常的和有目的的运动。

控制论研究的是利用信息进行控制,包括信息产生、存储、显示和利用等问题,信息论则主要是处理信息的传输和变换问题;作为系统的一个重要特征,信息是联系系统内部和系统之间必不可少的重要因素,它使物质系统以最为经济的方式进行调节和控制。

系统论、信息论、控制论都是第二次世界大战后诞生并发展起来的综合性学科。实际上,他们是从不同侧面处理同一个问题——系统中的信息问题。

(二)控制的概念

《现代汉语字典》中解释控制为:掌握住不使任意活动或越出范围。简单的理解控制就是驾驭、支配。在控制论中,控制是指为了改善或发展某个或某些受控对象的功能,通过信息反馈,加于该对象上的作用。控制的基础是信息反馈,一切信息的搜集传递都是为了控制,因此控制与被控制、施控与受控,是控制过程的基本矛盾。

在管理学中,控制是指管理人员为保证下属的执行结果与计划相一致,对执行中出现的偏差及时采取纠正措施,以便实现预期目标和计划的管理活动。换言之,作为管理的一项职能,控制是一种监视工作活动的过程,主管人员对下属的工作成效进行测量、衡

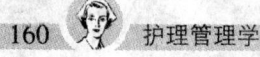

量和评价,发现偏差,并采取相应纠正措施的过程。其含义主要包括三方面内容:控制活动是一个动态过程;控制活动的完成是通过监督和纠正偏差来实现;控制的目的是为了保证组织目标按计划实现。

控制与其他管理职能既有区别又有联系。控制与其他管理职能的联系表现在控制有助于评价计划,组织及领导的好坏以及控制系统的效率。控制与计划的关系最为密切,计划目标决定控制方向,控制工作为实现目标服务,控制要时时刻刻以实现目标为中心。控制本身需要组织机构作保证,控制活动是按一定的组织层次进行的,各层次都有不同的责任要求才能保证控制系统正常运转。控制为领导决策提供必要的信息,领导依据控制系统所反馈的信息做出修改或更正计划、目标的决策。五项管理职能之间的关系从逻辑关系来看,通常是按发生先后顺序,即先计划,继而组织,然后领导,决策,最后控制;从管理过程来看,在控制的同时,往往要编制计划,或对原计划进行修改,并开始新一轮的管理活动;从五项管理职能的作用看,计划是前提,组织是保证,领导是核心,决策是关键,控制是手段;五个职能之间是一个相辅相成,密切联系的整体。

总而言之,控制是对系统的信息进行分析、比较、判断进而执行的过程,是一个有组织的按预定目的往返调节(反馈)的动态过程。这个过程反映了系统联系普遍联系的观点、有机整体的观点,以及确定性与随机性辩证统一的观点。

在医院,控制职能是从院长、护理部主任到护士长在内的每一位管理人员的职能,护理部作为医院护理系统的施控系统,发挥着传递大量信息的作用和控制工作,经常对下属工作进行监测,看其是否按既定的计划、标准和方向运行,如有偏差就要分析原因,并发出相应指令给各科室护士长和护理人员即受控系统,通过调整和改进各科室护士长和护理人员的行为,来纠正医院护理组织目标实现过程中的偏差,以确保实现护理组织目标。如医院为了贯彻"以病人为中心"的护理宗旨,保证高水平的护理目标,需要增加第一线护士直接护理时间,那么原来由她们所做的大量的准备工作如制作棉签、清洗物品等间接护理项目就得由别人替代完成。护理管理者就必须采取变革举措,改变原有组织结构、人员配备条件、职能、计划,改由供应中心来完成这些工作。形成护士围着病人转,辅助人员围着一线转的结构形式,以保证既定目标的实现。但一些基层的管理人员对自己施控的职责认识不完全,对控制有所忽视。而在护理系统中护士对服务对象来说也是管理者,因此,护士同样对于患者来说也具有控制职能。

(三)控制的意义

1.控制在管理的各项职能中起着关键的作用 控制是管理者的重要职能之一,控制活动贯穿在管理活动的全过程中,通过纠正偏差的行动与其他管理职能紧密结合。一方面,它能保证管理活动的正常运转;另一方面,在必要时可以通过纠正偏差改变其他职能的活动,使管理的决策、计划、组织等职能与控制职能密切联系在一起,有机地形成管理工作的有效循环,在其充分发挥各项管理职能的基础上,完成管理任务实现预定的目标。此种循环是呈螺旋式地连续不断地上升,每一次循环的完成都将把管理工作推向一个新的高度,管理者的责任就是要运用控制职能来监督、推动这种循环向前发展。

控制在护理管理工作中也是一个连续不断的过程。在这一过程中,它要不断地检查和考核各项护理活动是否符合标准,能否达到预期目的,并分析偏差的所在,采取有效措

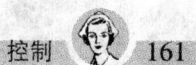

施,及时纠正偏差,最终实现预期目的,以保证护理工作在既定的轨道上正常运转。护理管理中的控制工作实际上就是护理各级主管部门对护理工作控制和调节的过程。为了使病人受到良好的护理,实现康复的目的,护理管理者的责任就是在自觉运用客观规律的基础上,对护理人员及护理工作的运行进行有效的控制和调节,发挥护理工作者最大的潜能,最佳完成护理工作目标,保证实际工作与计划相一致,也就是护理工作的结果与护理组织的预期目标一致。

2.控制对计划的有效执行起着保障的作用　控制与计划是互相依托、密不可分的,是管理工作的两个重要环节。在护理组织中,因为护理管理领导层次较多,常使用分级管理和目标管理,除了高层领导者制订的总体目标、总体计划外,还存在被分解的多个分目标、子计划。管理者的自身素质、管理经验、知识技能都有不同,对情况的估计也不尽相同,因此,在制订计划时可能不完全准确、全面;而同时护理工作的特点是复杂、琐碎、多变,受到内、外多种环境因素的影响,因此,在计划执行过程中也会出现偏差,常有突发事件、紧急事件发生,影响计划的正常实施,甚至于需要改变原有的计划。护理人员独立工作的机会较多,她们本身的素质、知识、技能、经验也不同,会对计划的实施产生各种影响。因此,为了保证计划的有效尽行,必须建立一个完善的控制系统,通过控制系统就能及时发现计划执行中的偏差,通过反馈信息来修订原计划。因此,控制工作在对衡量计划的可行性,监督其执行进度,揭示执行中的偏差,及时提出纠正措施等方面都起着主要作用,从而保障了计划正确、有效地执行实施。

3.控制是护理质量管理的关键　护理质量是护理管理工作的核心,也是护理管理工作的重点。各项护理管理工作中离开质量控制,就意味着管理工作的失控,质量控制是护理管理的基础,是护理管理的生命线。护理管理工作的有效性主要是通过护理质量反映出来的,控制过程的每一个步骤都与护理质量紧密联系。控制标准的明确化、制度化,对于规范组织成员的工作行为,提高护理质量有积极的促进作用。另外,控制的监督、检查、评价活动也是护理质量持续改进的关键环节。

4.控制在护理科研管理中具有重要作用　护理科研管理包括护理科研规划管理、技术成果管理和科技情报管理。在护理科研计划的实施和管理中,对于已确定的科研计划的执行情况进行监督控制,能促使科研在最短时间内,以最少的人力、物力和财力取得最好的高水平的成果。例如在科研计划的施行过程中,掌握科研课题的进展以及计划的执行情况等信息,与确立的科研目标进行衡量,找出偏差并做出纠正,可以减少失误,使科研课题顺利进行。在护理科技成果的鉴定过程中,也离不开控制,首先要采纳或制定好鉴定标准,例如采纳现行的中华人民共和国国家科学技术委员会第19号令发布的《科学技术鉴定成果办法》,在鉴定过程中不断将科研成果与标准对照,检查鉴定工作中是否存在偏差,如成果归类不当、拔高或者低估成果的应用性、科技含量等,进行及时纠正,使鉴定工作客观公正、讲求实效。

二、控制的基本特征和基本程序

(一)控制的基本特征

1.控制目的性和对象明确性　控制是为组织目标服务的,不同的组织、不同的层次、

不同的工作,其控制的目的和对象也不同,但只要是控制系统就应具有明确的对象和目的性。目的和对象不明确往往会使工作陷入混乱。例如对控制卧床病人的护理质量,应明确控制的对象是护理人员的护理活动,而不是患者。其中防止压疮发生是一个明确的目的。对象和目的明确了,控制工作的内容、措施和活动方向也就清楚了。如果控制系统的目的和对象不明确,则必然影响控制效果。为使控制对象和目的性明确,控制系统的建立应与计划相一致,计划应成为控制的依据。

2. 信息准确性和适时性　　信息是具有新内容、新知识的消息,信息是组织的资源,控制依靠信息反馈。有效的控制系统能提供准确的和及时的信息,否则,将会导致管理层在应该采取行动时而没有采取行动,或根本没有出现问题而采取行动。例如医院护理质量控制系统如不能准确、及时提供各病房护理实际工作情况,就会影响医院领导和护理部作出相应的管理决策。信息虽准确但过时了,再好的信息也是无用的。控制系统应能做到及时改变管理者的注意力,以防止一个部分出现问题未及时解决而使组织造成更严重危害。在护理管理中,护理差错、护理事故发生后,应及时上报有关部门,而不应该隐瞒,以利于组织及时解决问题,进一步采取有效措施,防止问题的再次发生或扩大。例如当病人发生压疮时,应实事求是并及时报告护士长,以便采取措施及时控制压疮面在扩大。

3. 控制的灵活性和适用性　　控制系统应具有足够的灵活性和合理、适用性,以适应组织内外各种变化,也就是说有效的控制系统可利用各种机会随时间和条件的变化调整其控制方式。例如护理质量控制系统应能随专业的发展要求、医疗保险制度实行后服务对象的需要等,对标准和控制方式进行调整,如从以疾病为中心的护理模式建立标准发展到以病人为中心的护理观念建立标准;从由上级管理部门检查控制,发展调整到由病人监督或制约来进行控制。适用性还表现为检查应能真实发现关键问题、方式不烦琐,护理人员能接受和理解。当控制没有灵活性或控制标准缺乏现实性时,还可能形成与控制目的相反的情况。例如在护理质量控制中,就存在着受控者为了应付检查或达到某个(如陪护率)标准,而制造假象(临时将超过标准的陪护人员赶出去)的情况。又如控制标准如果偏重数量,人们就会忽视质量。因此,控制的标准和方式必须是适用、合理的,如太高或不合理,它将不会起到对受控对象的控制和激励作用。

4. 控制内容的广泛性和标准多重性　　护理组织工作的正常运转涉及护理工作多方面的控制。护理组织的控制包括:护理质量的控制、护理风险与安全控制、护理成本控制等,其中护理质量控制是护理控制工作的重点内容。

护理质量控制涉及的范围广泛,既包括生活服务和心理护理质量,还包括环境管理、与其他科室和卫生技术人员协调、配合的质量,物资供应、患者膳食质量、护理院校的教学质量等均会影响质量。因此,为实现对患者最终的高质量护理,应对影响质量的多方面因素进行综合控制和治理。提倡全面质量管理和持续质量管理。

按照现代整体护理模式,护理质量的内涵也比原来有很大扩展。传统的建立在以疾病为中心护理模式基础上的护理质量控制,主要局限在护理技术操作和患者生活照顾的范围之内。因此,现在护理质量管理控制范围应包括患者生理、心理、社会、文化、精神等多方面,而且不仅包括患者,还应包括健康人,不仅包括个体还包括社区群体,应包括整体范围。

使用多重控制标准能够更准确地衡量实际工作成效。单一的控制标准容易将护理人员引导到追求单一方面质量的狭窄工作方向上去。例如重病人护理质量不能只用单一的不出现压疮的护理标准来衡量,还应包括全身心护理质量标准和专科疾病护理标准等多重标准来衡量。又如一个单位护理质量应由一个完整的护理标准体系组成,不应是单一标准。

5. 控制的关键性和例外性　由于护理工作细致并且项目繁多,护理活动的复杂性,管理层不可能控制所有的活动,因此应该控制那些对组织行为有战略性影响的关键因素。例如准确执行医嘱、护理技术操作、认真细致观察病情、护理程序的执行情况、护理单位管理、危重病人护理、重点护士的管理、预防护理缺陷等,这些控制内容应属于护理组织中关键性的活动和问题。即控制的重点应放在容易出现偏差的地方,那些最为重要的事项,或放在偏差造成的危害很大的地方,也就是说控制要有战略高度。应选择对完成工作目标有重要意义的关键标准和指标,不能亲自仔细观察所做的全部工作或对每项细小环节均实行控制。现在护理控制工作普遍比较烦琐,不容易抓重点,因此,应按照整体护理观念注意确定控制的重点项目,例如护理工作的重点是为病人提供整体护理模式,即生物–医学–心理的整体护理模式,因此,检查临床护理质量时除注意病人的病情和相应的护理措施外,还应注意病人的心理护理情况,而不用去注意病床旁小桌子放几件物品、床下有几双鞋等情况。

同时,控制应顾及到例外情况的发生,即指出这些关键点上的例外情况,管理人员愈能把控制工作集中于例外情况,控制就愈有效。

控制的关键性和例外性要求也符合控制工作效率的要求,即控制方法如果能够以最低的费用或其他代价来探明和阐明实际偏离或可能偏离计划的偏差及其原因,它就是有效的、经济的。

6. 控制的预防性和可预示性　控制的形式有多种,在信息输入点进行的控制是前馈控制,也就是预防性,是运用所能得到的信息,包括上一个控制循环中所产生的经验教训,反复地对可能出现的结果进行认真预测,然后与计划要求进行比较,必要时进行调整计划或控制影响因素,以确保目标的实现。它是用来防止问题的发生而不是当出现问题时再补救它。主要是防止所使用的各种资源在质和量上产生偏差,是通过控制人力、物力、财力、管理、时间、技术和信息等支撑条件进行预防性控制。控制系统应能揭示现状所预示的趋势,而不是现状本身。控制变化的趋势比仅仅改善现状重要得多,也困难得多。真正有效的控制系统应能预测未来,及时发现可能出现的偏差,预先采取措施,调整计划,而不是等出了问题再去解决。例如,当通过监测,发现新生儿病房操作台面由于消毒不严,出现致病菌并且细菌菌落总数超过标准时,预示着存在牛奶污染和发生胃肠道传染的可能,应立即采取措施,而不是等出现问题再解决。例如,对于长期卧床的患者,每隔 2 h 翻身,做各项护理操作前采取洗手、消毒等措施,都是对偏差发生的一种预防性行为。

7. 组织适宜性和积极纠正性　控制组织适宜性可表述为:若一个组织结构的设计越是明确、完整和完善,所设计的控制系统越是符合组织机构中职责和职务的要求,就越有

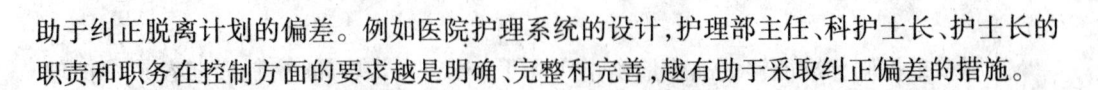

助于纠正脱离计划的偏差。例如医院护理系统的设计,护理部主任、科护士长、护士长的职责和职务在控制方面的要求越是明确、完整和完善,越有助于采取纠正偏差的措施。

控制系统或技术还必须适合组织文化,这样才能实现最有效的控制。例如护理人员平时若有相当大的自由和参与管理权,采取严格的控制系统会违反护理人员意愿而注定会失败;若护理人员参与的要求不强或不习惯于参与管理,则需要管理者有明确的标准要求和给以具体的指示。又如在护理人员尚未认可整体护理应贯彻于实际中时,用整体护理的标准检查护理工作将行不通。

有效的控制系统不仅可以指出一个显著偏差的发生,而且还应该可以建议如何纠正这种偏差。即应该在指出问题的同时给予积极纠正偏差、解决问题的方法。

(二)控制的基本程序

控制过程是通过信息流将控制主体与控制对象联系起来,即控制主体将外部作用转换为可直接作用于控制对象的形式,以校正控制对象脱离标准状态的偏差,从而实现维持系统稳定状态的控制过程。控制是管理的一项重要职能。控制也是一种管理活动,它同其他管理活动一样具有一定的程序。不论是什么组织,也不论是什么控制对象,其控制的过程是相同的。控制过程包括三个关键步骤:确立标准、衡量绩效和评价并纠正偏差,见图6-1。

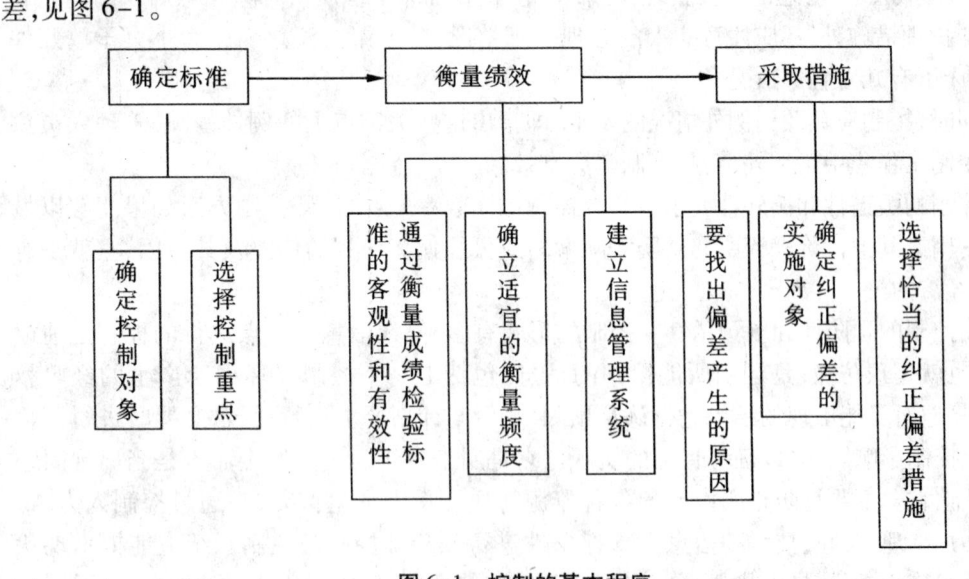

图6-1　控制的基本程序

1.确立标准　标准是计量实现预期工作成果的尺度,是人们检查工作及其结果的规范。制定标准就是确立控制对象,选择控制关键点、分解计划目标的过程。制定标准是实现控制的基础。

(1)确定控制对象　进行控制首先要解决的问题是"控制什么",这也是在确立标准之前首先要解决的问题。管理者对全部影响组织目标成果实现的因素都进行控制是不现实的,也是不经济的。通常管理者选择那些对实现组织目标成果有重大影响的因素进行重点控制。一般影响组织目标成果实现的主要因素有:环境特点及其发展趋势,资源投入和活动过程,这些因素哪些是管理控制工作的重点,需要根据具体情况而定,在工作成果较难衡量而工作过程也难以标准化、程序化的高层管理活动中,工作者的素质和技能是主要的控制对象。而在工作方法或程序与预期工作成果之间有较明确或固定关系的常规性活动中,工作过程本身就是控制的主要对象。

(2)选择控制的关键点 重点控制对象确定后,还需具体选择控制的关键点,才能制定控制标准。良好的控制来源于关键控制点的正确选择。在选择控制的关键点时,通常统筹考虑如下3个方面的因素:影响整个工作运行过程的重要操作与事项;能在重大损失出现之前显示出差异的事项,只有选择那些易检测出偏差的环节才有可能对问题做出及时和灵敏的反应;选择若干能反映组织主要绩效水平的时间和空间分布均衡的控制点,以便管理者对组织总体状况形成一个比较全面地了解。在三种不同控制类型中,选择控制的关键点也不同。

护理管理控制的关键点:①制度,消毒隔离、查对、抢救、安全管理等制度;②护士,护理骨干、新上岗的护士、进修护士、实习护士以及近期遭遇重大生活事件的护士等;③病人,疑难危重患者、新入院患者、手术后病人、接受特殊检查和治疗的病人、有自杀倾向的患者等;④器材设备和药品,特殊耗材、监护仪器设备、急救器材与药品等;⑤部门,急诊科、手术室、供应室、监护室、产婴室、血液透析室等;⑥时间,交接班时间、节假日、午间、夜间、工作繁忙时等。

(3)分解目标并确立控制标准 将某一计划中的目标分解,制定一系列具体可操作的控制标准,是确立标准的关键环节。

控制标准的类型很多,如有形和无形标准(如心理护理);实物和财务标准;定量和定性标准,定量标准又分为实物标准(产品数量、废品数量)、价值标准(单位产品成本、销售收入、利润)、时间标准(如工时定额、交货期),定性标准具备非定量性质,实际工作中也尽量采用可度量的方法予以量化处理,如产品等级、合格率、顾客满意度等指标间接衡量产品质量。一般把目标作为标准是一类比较理想的控制标准,即在各级管理机构中建立可考虑的完整的目标网络,以使无形标准的作用逐渐减少。

2.衡量工作绩效 对照标准衡量实际工作绩效,是控制过程的第二步,也可称为测量。有了标准,衡量和检查的人员应明确衡量实际成效的手段和方法,通过衡量成效,获取信息,反映出计划执行的进度。衡量实绩的目的是取得被控制对象的有关信息。衡量工作绩效的前提是建立有效的信息反馈系统。

(1)确定适宜的衡量方式 管理者进行实绩衡量之前,应对衡量什么,如何衡量、间隔时间和谁来衡量做出合理的安排。

1)衡量内容 衡量什么是衡量工作最为重要的方面,管理者应针对决定实际工作好坏的重要特征进行衡量,避免只衡量那些易于衡量的项目。

2)衡量方法 衡量工作绩效的方法较多,常用的有:观察,通过管理者个人的亲自观察、交谈,可获得真实而全面的信息,但易受时间、精力的限制。报表和报告,是通过书面资料来了解工作情况的常用方法,如工作总结、会计报表等,此方法可节约管理者的时间,全面易于保存,但是报表和报告往往是在计划结束后或告一段落后形成,在时间上有一定的滞后性。抽样调查,从整批调查对象中抽取部分调查样本进行调查。口头汇报,

有正式和非正式汇报两种,正式汇报往往是在某些公众场合上,如召开会议是通过各部门主管汇报工作及遇到问题,有助于管理者了解各部门工作情况。也有助于加强各部门间的协调和沟通。非正式汇报往往是一对一的情况汇报和信息沟通的方式,如电话交谈、个别交谈等。口头汇报简单、便捷,还可通过语气、用词和身体动作来表达某些信息,但不容易保存,易出现误差。通过现象推断,对一些无法直接衡量的工作,通过某些现象来判断。

3)衡量频度　有效控制要求确定适宜的衡量频度。不同的衡量项目,衡量的频度也不一样。衡量频度过高,不仅会增加控制费用,还会引起相关人员的不满,从而对组织目标产生负面影响;衡量频度过低则有可能造成许多重大的偏差不能及时被发现,不能及时采取纠正措施,从而影响组织目标和计划的实施。适宜的衡量频度取决于被控制活动的性质和要求。

4)衡量主体　衡量主体包括员工本人、下级、同事、上级等。衡量的主体不同,控制的类型就不同,对控制效果和控制方法产生的影响也不同。

(2)建立有效的信息反馈系统　衡量工作绩效的目的是为控制提供有用的信息,为纠偏提供依据。这就要求收集到的信息是有效的。信息的有效性主要体现在3个方面:一是信息的及时性,即信息的收集要及时、信息的检索和传递工作要及时;二是信息的可靠性,管理人员必须依靠准确地信息才能做出正确的决策;三是信息的实用性,信息过于复杂,面面俱到不仅不利于管理者做出正确的决策,反而会给管理部门加重负担。反馈是获得信息的根本途径,通过这个通道传递回来的信息叫反馈信息,获得反馈信息的方式有多种:建立工作汇报制度、建立监督检查机构以及管理者现场监督检查。因此,有必要建立有效的信息反馈系统,并保证在管理者需要时提供适宜的反馈信息。使反映实际工作情况的信息能被及时地收集上来,对信息进行整理分析,并且能够将纠偏措施的指令迅速地传达到有关操作人员,以便对问题做出及时地处理。

(3)对出现的偏差分析原因　获得反馈信息后,与原来的计划或确立的标准进行衡量,发现偏差后,还要分析出现偏差的原因,主要有两种可能:一是执行中出现问题,如计划或目标是否正确,内外环境是否发生变化,管理人员是否称职;二是标准本身存在问题。对于前者,需要进行纠正,对于后者,则要修正或更新标准。这样利用预定的标准检查各部门、各阶段和每个人的工作过程就同时成为检验标准的客观性和有效性的过程。这个过程就是辨别并剔除那些不能为有效控制提供信息,并易产生误导作用的不适宜的标准的过程。

3. 纠正偏差　对偏差采取纠正措施是控制过程的第三步,也是控制的关键。体现了控制职能的目的,并且通过纠正偏差,可以把控制和其他管理职能结合共同处理。

(1)判断偏差的严重程度　偏差是在控制系统中实际结果与绩效标准的差距。将计划执行的结果与标准相比较得出偏差,并判断偏差的严重程度是否会对组织活动的效率构成威胁,是否需要立即采取纠正措施。对偏差严重程度的判断,主要是根据偏差对组织的重要程度和构成危险的程度。例如急救药品与器材的完好率99%与健康教育知晓率90%比较,这时1%的偏差会比10%的偏差对医院造成的严重危险更大。

(2)纠正偏差　发现偏差,判断偏差的严重程度后,管理者可以根据情况决定是否采取行动。如果没有偏差,不需要采取行动;如果存在偏差,则要分析偏差的产生的原因并采取相应的纠正措施。若标准不够合理,就修订标准;如果标准恰当,则要解决管理中的实际问题,如修改计划、调配人力、设备更新等。

有效的控制,在制定和实施纠正措施时要注意以下几个方面问题:一是要找出偏差产生的主要原因;二是要确定纠正措施实施的对象,这些对象可能是组织所进行的活动,也可能是衡量绩效的标准,甚至是指导活动的计划,但一般情况下不要过多地追究个人责任以防引起副作用;三是恰当的选择纠正偏差的措施,纠正偏差不是简单的回复到原来的计划,而是还包含了更多新的东西。纠正偏差的措施应符合双重标准:一方面是追加投入最少,成本最小;另一方面是解决偏差的效果最好。同时要充分考虑纠偏措施对原先计划实施的影响。注意应急性行动与永久性行动并重,也就是"标本兼治"。

三、控制在护理管理中的应用

控制是管理的重要职能之一。护理管理也离不开控制。控制活动贯穿于护理工作的全过程,涉及各方面的护理人员。体现在对护理安全的控制、对护理成本的控制和对护理质量的控制。本节主要介绍护理安全和护理成本控制。护理质量控制将在第十章阐述。

(一)护理安全管理

提到安全,有人就会把安全与风险混为一谈,但是实质上,两者是有区别的,在管理工作中,风险管理的内容较安全管理广泛。风险管理包括预测和预防事故及灾害的发生、人机系统的管理等安全管理,同时也包括保险、投资,甚至政治风险等领域。而安全管理强调的是减少甚至是消除事故,将安全生产与人机系统结合,给劳动者以最佳的工作环境。而风险管理的目标是为了尽可能地减少风险的经济损失。可见,两者的侧重点是不同的,这决定了它们控制方法的不同。

1.护理安全 护理安全是指在实施护理服务全过程中,患者不发生法律和法定的规章制度允许范围以外的心理、人体结构或功能上的损害、障碍、缺陷或死亡,它包括了一切护理缺陷和一切不安全的隐患。涉及参与护理活动的每个人员及各个环节。

2.护理安全与护理风险的关系 护理风险是指可能会发生的护理危险,是一种职业风险。有学者认为护理风险意识低,护理风险的系数就高,护理安全系数低。反之,护理安全系数就高,护理安全保障可靠性大。因此,护理管理者确保护理安全必须首先提高护理人员护理风险意识。

3.医院安全 医院安全是患者在接受医疗服务过程中和医务人员在实施医疗中不受任何意外的伤害。这一概念可以理解为:

(1)患者在接受各种医疗服务期间不会因为医务人员的过失而发生各种缺陷、差错、事故和医院感染,甚至危及生命;

(2)不会因住院环境的安全防护措施不力而造成患者摔倒、坠床、失窃等;

(3)不会因管理制度不完善造成患者的标本、患者已付款的药品及其他财物丢失;

(4)保证医务人员的职业安全。

4.医院安全管理 医院安全管理是最近几年来医院管理领域中发展最快的一个分

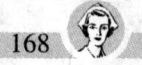

支,特别是在经历 SARS 感染和 HIV 快速蔓延这样的高危害性公共卫生事件后,医院安全管理被赋予了更多的内涵和外延。

传统的医院安全管理包括消防(防火、防水)、人身安全(防伤)、财产安全(防盗)以及突发性事件处理(防灾、防震)等。随着"以患者为中心"的医疗模式的逐步建立和病人自主意识的提高,在推进医院科学化管理的过程中,医院安全管理有了更多、更新、更高的要求,涉及医院活动空间路线规划、设备仪器保养、耗材物资补充、信息系统安全等因素,贯穿诊疗过程、手术安全、感染管理、血液安全、用药安全、膳食供应等多个环节,囊括了病人从入院到出院整个医疗过程所涉及的人、物、信息、事等全部要素。安全管理已逐渐成为医院管理的核心内容,其中预防和减少病人及医护人员在诊疗过程中的不良事件是关键。

5. 护理安全管理　护理安全管理包括患者安全管理和护理人员职业防护,是护理质量管理的重要内容,也是医院安全管理的一部分。

(1)病人安全　患者安全是指在医疗过程中采取必要的措施,避免或预防患者出现不良的结果或受到伤害,包括预防错误、偏差与意外。医疗、护理安全注重的是医务人员自身的安全,通常是指医疗护理过程中有无过失、差错、事故,对患者的安全考虑较少;病人安全,所涵盖的范围更大,是以患者为中心,从病人的角度出发,从医院的行为、流程、设备、环境、建筑等各方面考虑是否存在有危害病人安全的因素,体现医院对患者的人文关怀。

(2)患者安全管理　其目的"在于使患者免于由于医疗照护过程中的意外而导致不必要的伤害"。提升病人安全的重点在于降低系统中不安全的设计、操作及行为。发达国家医院的做法如下:①建立国家患者安全管理中心;②健全医疗错误报告系统;③制定保证病人安全的操作规范,通过管理机制(如注册、认证和鉴定),制定并执行保证患者安全的操作规范,制定医务人员、医疗机构以及他们所使用工具(药物和仪器)的最低行为标准;④实施安全计划,执行操作规范,以保证患者安全。医护人员应当树立"安全第一"的观念,医疗机构必须建立连续监测病人安全的系统。

(3)护理人员的职业防护措施

1)针刺伤预防　全面处理针头,禁止双手回套针帽,处理针头时勿匆忙,不将手指伸入容器内,手持针头和锐器时不要将锐利面对着他人,以免刺伤他人;为不配合患者注射时,应取得他人协助;将用过的针头丢入合适的防刺穿的容器内;针头用过后及时处理,勿刺伤自己及他人;不徒手处理破碎的玻璃。

2)噪音预防　对新建工作间应从声学设计角度考虑采用隔音设施;对仪器、设备定期普查、检修、上润滑剂,尽量减少其推拉次数,减少异常噪音。

3)麻醉废气的管理　包括降低麻醉剂污染,加强麻醉废气排污设备及工作人员自身防护。如选择密闭性能好的麻醉机进行定期检测,防止气源管道漏气,加强麻醉废气排污设备管理,改善手术室通风条件,加强工作人员自身防护,特别是孕期或哺乳期妇女。

4)消毒灭菌剂预防　甲醛消毒灭菌,在无菌箱中进行,消毒后开窗通风,去除残留的甲醛气体。戊二醛应存放于有盖的容器内,且室内通风好,以减少与有害气体的接触,接触戊二醛应戴橡胶手套,防止溅入眼内或吸入。

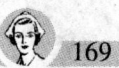

5）化疗药物预防　医疗机构制定严格的防护方案并提供安全的防护用品和设备。遵守抗癌药物操作规程。配药前洗手,穿隔离衣,戴一次性口罩和帽子,双副手套;操作台面铺一次性防护垫;割安瓿前应轻弹其颈部,使附着的药物降至瓶底,打开安瓿时应用无菌纱布围绕其颈部,以防划破手套;溶解药物时,溶液沿管壁缓慢注入瓶底,瓶装药物稀释及抽取药液时,应插入双针头以排除瓶内压力,防止针栓脱出造成污染;抽取药液后,在瓶内进行排气和排气后再拔针,以免药液排于空气中。污染废弃物处理:用过的小瓶,一次性注射器、输液器要放入有特别标记的密封的厚塑料袋或防漏容器,防止蒸发污染空气并及时焚烧。处理污染的分泌物、排泄物如尿液、粪便等时,须戴口罩、帽子、手套,为防止呕吐物污染病室,给病人专用容器与塑料袋,用后严格消毒处理。

6）精神缓解　管理者引导护士善于保持积极向上的愉悦心境。注重培养护士对挫折的承受能力,鼓励学习心理学,摆脱心理困扰,以更大热情投入工作。给护理人员创造一个舒心的工作环境。

目前,护理安全管理还没有形成一套完整的系统评价指标体系。今后,护理安全管理应重点探讨护理风险的认识与不安全事件发生概率的关系,构建一套系统的、有效的并具有科学性、实用性、可操作性的护理安全质量评估体系,形成标准化的护理安全质量管理,提高临床护理人员风险意识,更新护理管理质量人员安全质量管理观念等。

（二）护理成本控制

加入世界贸易组织后,我国医疗服务市场将进一步开放,卫生服务改革将更为深入,护理管理者面临巨大挑战,如何在面对知识经济和信息技术的飞速发展和越来越激烈的人才竞争时,利用有限的护理资源向全社会提供高效的护理服务,提高护理生产力,要求护理管理者必须要有成本的概念。注重护理服务的合理测算、护理效益的综合评价和护理市场的有效开发,开展护理成本研究,正日益成为护理管理的重要课题。

1. 基本概念

（1）成本　成本是指生产过程中生产资料和劳动消耗,在医疗卫生领域,成本是指在服务过程中所消耗的直接成本（材料费、人工费和设备费）和间接成本（管理费、教育训练经费和其他护理费用）的总和。

（2）护理成本　护理成本是指在给病人提供诊疗、监护、防治、基础护理技术及服务的过程中的物化劳动和活劳动消耗。物化劳动是指物质资料的消耗,活劳动是指脑力和体力劳动的消耗,货币价值是指产出的劳动成果用货币表示其价值。

（3）标准护理成本　标准护理成本一般指在社会平均劳动生产率和生产规模基础上执行医疗护理服务应当实现的成本。它是作为控制成本开支、评价实际成本、衡量工作效率的依据和尺度的一种目标成本。分基本的标准成本、理想的标准成本和现实的标准成本 3 类。

2. 护理成本管理　护理成本管理包括 4 个方面。一是编制护理预算,将有限的资源适当地分配给预期的或计划中的各项活动。二是开展护理服务的成本核算,提高病人得到的护理照顾的质量。三是进行护理成本效益分析,计算护理投入成本与期望产出之比,帮助管理者判定医院花费所产生的利益,是否大于基金的投资成本。四是开发应用护理管理信息系统,进行实时动态成本监测与控制,利用有限的资源提供高质量的护理服务。

3.护理成本核算方法　护理成本核算的方法主要有以下几种：

(1)项目法　项目法是以护理项目为对象,归集费用与分配费用来核算成本的方法。制定计算护理项目成本可以为制定和调整护理收费提供可靠的依据,也可以为国家调整对医院的补贴提供可靠依据。但是项目法不能反映每一疾病的护理成本,不能反映不同严重程度疾病的护理成本。

(2)床日成本核算　床日成本核算是将护理费用包含在平均的床日成本中,护理成本与住院时间直接相关的一种成本核算方法。床日所包含的服务内容量有一定的差别,但一般常规性服务项目都包含在内,诸如化验检查、一般治疗、病人生活费等都不另收费。床日成本法并未考虑护理等级及病人的特殊需求,通常包括了非护理性工作。

(3)病人分类法　病人分类法是指以病人分类系统为基础测算护理需求或工作量的成本核算方法。是根据病人的病情程度判定护理需要,计算护理点数及护理时数,确定护理成本和收费标准。病人分类法通常包括两种,一是原型分类法,如我国医院采用的分级护理即为原型分类法;二是因素型分类法,根据病人需要及护理过程将护理成本内容分为32项。包括基本需要、病人病情评估、基本护理及治疗需求、饮食与排便、清洁翻身活动等6大类。

(4)病种分类法　病种分类法是以病种为成本计算对象,归集与分配费用,计算出每一病种所需护理照顾成本的方法。按病种服务收费是将全部的病种按诊断、手术项目、住院时间、并发症和患者的年龄、性别分成467个病种组,对同一病种组的任何病人,无论实际住院费用是多少,均按统一的标准对医院补偿。

(5)综合法　综合法是指结合病人分类法及病种分类法分类,应用计算机技术建立相应护理需求的标准,实施护理,来决定某组病人的护理成本,也称计算机辅助法。美国新的付费体系实施,卫生机构将护理从固定开支中分离,将病人分为4类,从常规到不间断护理,利用这4种分类来监测护理生产力。

4.护理成本-效益分析

(1)成本与收费的比较分析　成本与收费的比较研究可以为评价医院医疗服务的效益,制定合理收费标准、理顺医院补偿机制提供可靠的依据。目前由于对护理成本的研究很少,因而很难评价护理服务收费的合理性和为护理服务的定价提供依据。

(2)实际成本与标准成本的比较分析　通过标准成本与实际成本的比较研究,一方面可以帮助护理管理人员找出差距,提高管理水平;另一方面,由于实际成本其实包含了部分资源浪费(或不足)的成本,标准成本较之更具有合理性,通过二者的比较研究,可以反映由于护理服务中的不合理因素给社会增加的经济负担(或人群健康的损害)。

(3)成本内部构成分析　可以将成本按不同的方法分解成不同的组成部分。分析成本内部各组成部分的特点、比例及其对总成本的影响等。

(4)量本利分析　服务量、成本与收益之间存在着一定的内在联系,运用经济学方面,可以分析既定产量下的最低成本组合、既定成本曲线下的保本服务量和最佳服务量。

(5)护理成本的效益分析　成本效益分析是比较单个或多个护理方案与其他干预所消耗的全部资源成本价值和由此产生的结果值(效益)的一种方法。目前常用的指标包括贴现率、内部收益率、成本效率比率等。其特点是用货币表示护理干预的效果,以完成护理资源配置经济效益、护理技术经济效益、护理管理经济效益的分析。

(6)护理成本的效果分析　成本效果分析是评价护理规划方案经济效果的一种方法。经济效果不仅研究护理措施或规划的成本,同时也研究护理措施或规划的效果。成本效果分析用于不宜用货币来表示的护理服务结果。成本效果分析评价指标包括 3 种:中间健康问题临床效果指标,如血糖降低指标;最终健康问题临床效果指标,如压疮发生率;生命数量指标,如存活率,其特点是用临床生物医学指标衡量护理效果。

(7)护理成本的效用分析　成本效用分析是成本效果分析发展的特例,通常对同一健康问题的不同防治方案的成本效果进行比较。目前常用的指标有质量调整生命年和失能调整生命年。其特点是选用人工指标评价护理效用,不仅重视生命时间的延长,更重视生命质量的效果。

5. 护理成本控制　护理成本控制是按照既定的成本目标,对构成成本的一切耗费进行严格的计算、考核和监督,及时揭示偏差,并采取有效措施,纠正不利差异,发展有利差异,使成本被限制在预定的目标范围之内的管理方法。成本控制是现代成本管理工作的重要环节,是落实成本目标、实现成本计划的有利保证。

成本控制一般包括以下程序:

(1)根据定额制定成本标准　成本标准是对各项费用开支和资源消耗规定的数量界限,是成本控制和成本考核的依据。没有这个标准,也就无法进行成本控制。成本标准也是制定各项降低成本的技术措施。

(2)执行标准　即对成本的形成过程进行计算和监督。根据成本指标,审核各项费用开支和各种资源的消耗,实施降低成本的技术措施,保证成本计划的实现。

(3)确定差异　核算实际消耗脱离成本指标的差异,分析成本发生差异的程度和性质,确定造成差异的原因和责任归属。

(4)消除差异　组织护理人员挖掘增产节约的潜力,提出降低成本的新措施或修订成本标准的建议。

6. 降低护理成本途径

(1)人力成本方面　做到科学编配、合理排班。根据年度病人护理级别平均数、工作总量,适当考虑人员进修、培训、产假等因素分析并确定所需护理人员的编制人数,避免人浮于事,可减少直接成本中工资、补助工资、福利费、公务费开支等。结合个人各班次人员的业务技术水平、工作能力进行搭配,以提高工作效率,保证工作质量,使各班工作紧密衔接,促使护理成本产生高效、低耗的效果,从而达到提高效益的目的。

(2)物力成本方面　建立请领、定期清点、使用登记、交接制度,实行零库存,严格控制直接服务所用药品、医用材料、各种低值易耗品的丢失、过期、损坏等浪费现象发生。对仪器设备做到专管专用、定期检查和维修。

(3)实行零缺陷管理　提倡一次把事情做对、做好,减少护理缺陷、差错、事故的发生,防范护患纠纷,这是控制成本最为经济的途径。

第二节　控制的基本方式

一、控制的分类

（一）控制类型概述

管理的控制种类很多，不同的控制系统因其条件和外部环境各不相同，因而控制的方式也是不同的。按照不同的划分依据，控制工作的类型可分为多种，常用的分类方法如下：第一，根据控制的性质可以分为预防性控制和更正性控制。第二，根据控制点位于整个活动过程中的位置可以分为事先控制、过程控制、事后控制、全面控制。第三，根据实施控制的来源可以分内部控制和外部控制。第四，根据控制信息的性质可以分为反馈控制和前馈控制。第五，根据控制的方式分为正式组织控制、群体控制和自我控制。第六，根据控制采用的手段可以分为直接控制和间接控制。

上述分类方法不是孤立的，有时一个控制可能同属于几种类型。比如，护理部的领导抽查护士工作，即属于过程控制，同时也属于正式组织控制和反馈控制。医院对医务人员严格实行准入制度，杜绝无资质人员上岗，这一控制措施既是正式组织控制，也是事先控制，更是预防性控制。大多数组织兼用预防控制、同步控制和反馈控制。

（二）控制类型划分

1. 按控制活动的性质划分类型　根据控制活动的性质分类，可以把控制分为预防性控制和更正性控制。

（1）预防性控制　预防性控制是为了避免产生错误，在计划实施前采取预防措施，这就要求管理者对计划运行中会出现哪些偏差因素及活动的关键点有深刻的理解，才能预见问题，采取预防性的控制措施。在护理管理工作中，像各种规章制度、各种护理常规、技术操作流程、工作程序、人员培训、工作计划等都起到着预防性的控制作用。在设计预防性控制措施时，人们所遵循的原则都是为了更有效地达成组织目标。然而使这些预防性的规章制度能够真正被遵守是非常重要的，必须有良好的监控机构作为保证。

（2）更正性控制　在实际管理工作中更正性控制使用得更普遍一些。采用更正性控制往往是由于管理者没有遇见问题，或者管理者认为某些事情出现错误之后，为了使被管理者的行为返回预先确定的标准，或实施的程序恢复到原来既定的水平。例如，护理质量管理中，监控机构的定期检查或随时抽查，都能发现问题，通过一定的反馈渠道，采取纠正措施，解决问题。

2. 按控制活动点划分类型　由于任何系统的运行过程均表现为输入-转换-输出的过程，故将根据控制点位于整个活动过程的位置不同而分事先、过程和事后三种控制类型做以重点介绍，见图6-2。

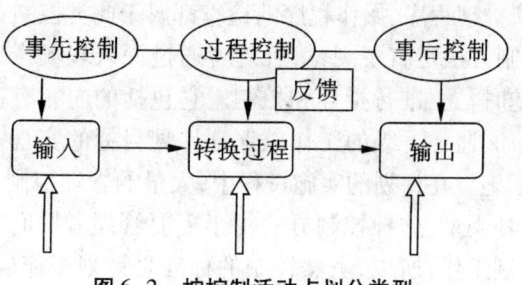

图6-2 按控制活动点划分类型

(1)事先控制 也称预防控制或前馈控制,其控制点位于系统运行的初始端,这一点既是整个活动过程的输入端,又是整个活动时间的开始点。控制早于行动,主要是面向未来的控制。它是主管人员运用得到的最新信息,包括上一个控制循环中所产生的经验教训,反复认真地对可能出现的结果进行预测,然后将它同计划要求进行比较,从而在必要时调整计划或控制影响因素,以确保目标的实现。事先控制的特点就是控制发生在运行过程的输入端,它能在运行过程的输出结果受到影响之前就做出纠正。其纠正措施往往是预防式的。事先控制主要是搞好资源配置,包括人员挑选与配置,物质技术设备、商品、材料和技术等保证业务需要及资金的控制等,它可以防止组织使用不合要求的资源,保证组织的投入在数量上和质量上达到预定的标准,在整个活动开始之前能剔除那些在控制过程中难于挽回的先天缺陷。这种方法是最为经济的一种方法。例如医院在购买大型医疗仪器之前,就先建立一定的质量标准,既能保证购买到高质量医疗仪器设备,也能降低因医疗仪器设备出现故障的可能性而导致的损失。医院制定重大医疗过失行为和医疗事故防范预案,做好医院安全管理工作,是属于事先控制。事先控制也用于人力资源管理;制定雇员标准就是预防事先。例如,某三甲医院只招聘有护士执业证书且身体健康的护士作为新员工,这种事先控制有助于减少在岗护士因无资质或疾病导致的生产力低下和一些不必要的损失。

在护理管理中,对护理服务活动开始前的基础质量、要素质量的控制,护士毕业生入科前的考试、考核,操作前或手术前器械检查、消毒物品在使用前的查对,都属于此类控制。护理的质量控制主要是以预防为主,把好质量输入关,做到不合质量要求的人员不能聘任,不合质量要求的仪器、设备药品材料不能购进,未经教育培训的人员不上岗。护理管理人员要充分估计可能出现的问题,防患于未然。"预防为主"的思想,就是要使质量管理由被动转变为主动,要求护理管理人员要有"三级预防"的观念。一级预防争取不发生质量问题;二级预防把质量问题消灭在萌芽状态;三级预防就是要减少质量问题的不良影响和损害,预防为主才能做到持续性质量改进。

(2)过程控制 过程控制是在计划执行过程中对各种要素进行的同步控制,以保证活动按规定的程序和方法进行,也称同步控制、环节质量控制。如在流水生产线上的工人,即是本工序的操作工人,也是上道工序的质检人员。此类控制的特点是纠正措施用于正在进行的计划执行过程中。管理者通过现场监督检查,指导和控制下属人员的活动,发现不符合标准的偏差时立即采取纠正措施,以确保计划的正确实施。如检查一些护理规章制度的执行、护理程序、操作程序的检查都属于此类控制。

最常见的过程控制方法是直观观察,管理者通过深入现场亲自监督、检查下属人员的活动,并在发生问题时马上进行指导和控制。它包括的内容有:①向下级指示恰当的工作方法和工作过程;②监督下级的工作以保证计划目标的实现;③发现不合标准的偏差时,立即采取纠正措施。在计划的实施过程中,大量的管理控制工作,尤其是基层的管理控制工作都属于这种类型,这种控制方式由于需要管理者即时完成包括比较、分析和纠正偏差等完整的控制工作,所以,虽然控制的标准是计划工作确定的行动目标、政策、规范和制度等,但控制工作的效果更多地依赖于现场管理者的个人素质、作风、指导方式,以及下属对这些指导的理解程度等因素。在进行现场控制时,要注意避免单凭主观意志进行工作,主管人员必须加强自身的学习和素质提高,注意"言传身教"的作用,逐级实施控制,以确保计划及目标实现。因此,同期控制对管理者的要求较高。

过程控制适宜于基层管理人员,尤其是需要快速反应的工作如顾客投诉、产品服务(包括售前、售中、售后)等,这类问题复杂多变,事先控制防不胜防,只有做好现场控制,随机应变,才能达到目标,现场控制需要充分授权。例如各级护理管理人员的现场控制、督导,尤其是科室护士长一日五查房,护理部组织的午间、夜间及假日查房均属于现场控制,其目的是为了保护一日护理工作,尤其是薄弱时段的护理工作的顺利进行。护理质量控制坚持环节质量控制,对护理过程进行监督、评价与纠正偏差的管理过程。注重自我控制、逐级控制和薄弱环节的控制,是病人获得高质量护理的根本保证。

过程控制也适应于员工的自我控制。例如护士在为病人输血时,发现输血袋有破损漏血现象,立即与血库联系退换有关事宜,就属于现场控制。

但是,随着计算机应用的普及和信息技术的日益发展,实时信息可以在异地之间迅速传递,这样就使得同期控制得以异地之间实现,突破了现场的限制,例如,医院医生进行开药时,可以通过医院的联网得知药品的库存信息。一些医院利用现代信息技术进行远程手术,在手术中通过信息网络将病人的各项生理指标传送给异地的专家小组,使得专家小组能够控制手术的进行。

(3)事后控制　事后控制的控制点位于活动过程的终点,是在计划完成后,针对最终结果进行的评价性控制,也称结果控制、反馈控制。控制特点主要是分析工作的执行结果,并与控制标准相比较,分析其原因和对未来的可能影响,及时拟定纠正措施并予以实施,防止偏差继续发展或再度发生,把好最后一关使错误的势态不会扩大,有助于保证系统外部处于正常状态。但是事后控制的致命缺陷在于整个活动已结束,活动中出现的偏差已在系统内部造成损害,并且无法补偿。财务报表就是一种事后控制。

护理管理中常以护理结果的好坏来评估护理的质量,因为用护理结果评定护理质量比较具体,容易获得正确的测量结果,其可信度较高。如对门诊病人或出院病人护理质量测定压疮发生率、基础护理合格率、护理差错发生率、护理差错、事故的分析,护理质量统计等属此类的控制范围。结果控制的目的在于避免已发生的不良结果继续发展,或杜绝危险因素,防止在下一个循环中再度发生。具有一定的滞后性,因而要求反馈的速度必须大于控制对象变化的速度,否则,控制难以发挥作用。

由此可见,这类控制工作是一个不断提高的过程,它的工作重点是把注意力集中在执行结果上,并将它作为未来行为的基础。

以上 3 种控制虽然各有特点,但在实际工作中往往是交叉使用的。事先控制虽然可以预先做好准备,防患于未然,但有些突发事件是防不胜防的,这是必须辅以过程控制,否则,将前功尽弃。同样,不论是事先控制还是过程控制,都需要事后控制来检验。另外,在系统发展过程中,对前一个阶段来说是事后控制,但对后一阶段来说是事先控制。

(4)全面控制 全面控制又称综合控制。它包括两种含义:一是指对计划执行全过程的控制,即自输入环节开始至输出结果为止,全面进行事先、过程、事后控制;二是指全体工作人员均参加控制工作,实施全方位的综合性控制,以确保目标的实现。例如,全面护理质量管理,其目的就是对护理计划的实施进行全面控制以减少偏差;确保所有工作与既定标准一致,这是最理想的控制工作。

阅读材料

18 世纪末期,英国政府决定把犯了罪的英国人都发配到澳洲去。一些私人船主承包了从英国往澳洲大规模地运送犯人的活动,船只大多是一些很破旧的货船改装的,船上设备简陋,没什么医疗药品,更没有医生,船主为了取得暴利,尽可能多地装人,使船上条件十分恶劣,一旦船只离开了岸,船主按人数拿到政府的钱,对于这些人能否远涉重洋活着到达澳洲就不管不问了,有些船主为了降低费用,甚至故意断水断粮,3 年以后,政府发现:运往澳洲的犯人死亡率达 12%,其中最严重的一艘船上 424 个犯人死了 158 人,死亡率高达 37%,英国政府花了大笔资金,却没能达到大批移民的目的。

英国政府想了很多办法。每一艘船上都派了一名政府官员监督,再派一名医生负责犯人的医疗卫生,同时,对犯人在船上的生活标准做了硬性规定。但是死亡率不仅没有下降,有的船上的监督官员和医生竟然也不明不白地死了。

原来一些船主为了贪图暴利,贿赂官员,如果官员不同意同流合污,就被扔到大海里喂鱼了。政府支出了监督费用,却照常死人。

政府采取新的办法,把船主都召集起来,进行教育培训,教育他们要珍惜生命,要理解去澳洲开发是为了英国的长远大计,不要把金钱看得比生命还重要,但是情况依然没有好转。死亡率一直高居不下。

一位英国议员认为,关键在于控制的时候没有把握好,那些私人船主钻了控制方法的空子。而事后控制的缺陷就是政府给予船主报酬以上船人数来计算的。于是,他提出改变控制方法开始采取事前控制:政府以到澳洲上岸的人数来计算给钱,不论你在英国上船装多少人,到了澳洲再清点人数支付报酬。控制方法改变后,船主主动请医生跟船,在船上准备药品,改善生活,尽可能地让每个上船的人都健康地到达澳洲,一个人就意味着一份收入,自从实行上岸计数的办法以后,船上死亡率降至 1% 以下,有些运载着几百人的船只经历几个月的船行竟然没有一个人死亡。

由此可见,事后控制不如事中控制,事中控制不如事前控制。而控制的关键在于时机的把握,是否合理地把握了控制的时机,将对控制的效果产生极大地影响。

3. **按照控制源划分类型** 按照控制来源可以把控制分成 3 种类型,即正式组织控制、群体控制和自我控制。

(1)正式组织控制 正式组织控制是通过由管理人员设计和建立起来的一些机构或

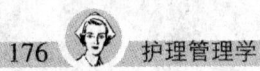

规定来进行控制。通过规划指导组织成员的行动,通过预算来控制消耗,通过审计检查各部门或每个人是否按照组织的规定进行活动。发现偏差并及时纠正,如在护理质量检查中发现违反操作规程者给以批评或处罚,对医疗、护理差错、事故给以处分等,都属于正式组织控制的范畴。正式组织控制的主要内容有:一是实施标准化如标准的工作程序、操作流程等;二是保护组织的财产不受侵犯;三是质量标准化主要是保证护理水平或护理服务的质量;四是防止滥用权力;五是对职工的工作进行指导和测量。

(2)群体控制　又称非正式组织控制。非正式组织有一套自己的行为规范,是其群体成员的价值观念和行为准则。非正式组织就是依据这套行为规范对群体进行控制,主要利用了人们从众心理,所以管理者要因势利导,向对组织目标有利的方向积极引导,否则会对给组织目标的实现起到消极作用。

(3)自我控制　自我控制是指个体有意识地去按某一行为规范或质量标准进行活动。自我控制能力与个人素质有关。具有良好修养的人、顾全大局的人具有较强的自我控制能力。自我控制在护理工作中占有很重要地位,因为护士独立工作机会非常多,所以要求护理人员应有很强的自我控制的能力,即"慎独"精神,严格遵守各项规章制度,操作规范,才能保证护理质量,促进病人的健康。

4. 按照控制信息的性质划分类型　按照控制信息的性质可以把管理控制划分为反馈控制和前馈控制。

(1)反馈控制　反馈控制就是依据反馈来的信息指导现在和将来的行为过程。控制论的创始人诺伯特·维纳曾指出,自然界经由信息反馈来发现错误,并引发更正错误的行为过程,以此来控制他们自身。例如,人的体温、血压、脉搏、呼吸就是借助于反馈控制来维持平衡的。管理控制也是如此,往往借助于信息来实现控制活动。所以必须建立和完善信息反馈系统,及时准确地向护理主管部门提供信息,使管理者根据不同情况采取相应控制措施。

(2)前馈控制　前馈控制是不断地利用最新的信息进行预测,把拟定的标准同预测的结果相比较,采取措施使投入和实施活动与期望的结果相吻合。例如:为了使护士基础知识考试合格率符合三等甲级医院要求的标准,可以采取多种培训措施,逐步提高护士的知识水平,最后达到预期目的。因此可以说前馈控制的着眼点是通过预测被控对象的输入或者过程而进行的控制,以保证获得所期望的过程和结果。

5. 按控制手段划分类型　按所采用的手段可以把控制划分为直接控制和间接控制两种类型。

(1)直接控制　直接控制是指被管理者(被控对象)直接从管理者那里接受控制信息,或者说是管理者直接向被控对象发出控制信息,约束被控对象行为的控制方式,如国家向企业下达指令性计划,直接约束企业的经济行为,就是典型的直接控制行为。直接控制主要是在两个相邻的层级间进行。在护理管理活动中,护理部主任与护士长或护士长与护士之间的控制关系就属于直接控制。

直接控制具有两个明显的特点:一是具有行政强制性,即以行政命令和行政措施作为主要控制手段,对被控对象具有强制性的约束力;二是具有直接性,即控制指令不经过任何中间转换环节,直接下达给被控对象,直接约束被控对象的行为。

（2）间接控制　　间接控制是指被控对象不是直接从管理者那里接受到控制指令，而是从管理者制定的制度、政策、责任制等"控制器"那里接受控制信息，进行自我调节、自我控制的一种控制形式。这种控制方式是护理管理者和护士之间主要的控制形式、依靠各种规章制度、护理常规、操作流程及各种方针、政策约束护理人员的行为，对护理人员进行控制。

间接控制有利于提高控制效率，排除直接控制下信息横向流动的障碍，拓宽信息流动空间，减少信息衰变以及信息变化过程中的迟滞。可以使管理者超脱大量琐碎事务集中精力研究重大的、关键性的、全局性的问题。但间接控制也存在一定的局限性，其有效性与控制机制是否完善，是否符合控制对象的行为规律及利益要求有很大的关系，不如直接控制简便灵活。

两种控制方式都各有优缺点，在护理管理中，应该把间接控制和直接控制有机地结合起来，以达到实现预期结果的目的。

此外，管理中的控制还可以按业务技术划分可分为业务控制、技术控制、质量控制、资金控制、人力资源控制等。按控制时间划分可分为日常控制、定期控制。按控制内容的覆盖面划分可分为专题控制、专项控制和全面控制。

二、控制基本原则

（一）目的性原则

管理控制的目的之一是使组织的实际工作按预计的计划进行并取得预期成果，一切控制技术和控制系统都应该反映所拟订的计划要求。计划是控制工作实施的依据，主管人员通过反馈的信息来了解计划的执行的情况。控制的过程就是使实际活动与计划活动相一致的过程。控制工作的目的是要对实施计划活动进行衡量、测量和评价，并及时采取纠正措施，以确保计划实现。如对日常护理工作运转情况的控制，就是护理管理人员对护理人员的检查与监督，检查是否有偏离计划的行为与缺陷，督促其按正常程序工作，以确保目标的实现。因此在设计控制系统，运用控制技术进行控制活动前，必须按不同的计划内容来拟定针对性明确的控制系统。控制标准如临床护理、护理教学、护理科研、社区保健等均应按各自的计划要求设计控制系统。

控制的另一个目的，是使组织的活动有所创新，有所进步，达到一个新的高度，即持续改进，追求卓越。

为此，控制工作应紧紧围绕上述目的展开，采用的各种手段和措施也应有助于上述目的的实现。

（二）客观性原则

有效的控制要求有客观、准确、适当的标准。控制活动是通过人来实现的，就是再好的管理者也难免受到主观、客观因素的影响，为了能客观地、准确地评价工作成果，必须制定客观的标准。标准可以是定量的，也可以是定性的，但都应当是可以测定或可以考核的。如各项技术操作标准、消毒隔离检查标准、表格书写标准等，反映护理质量的控制标准的都可以采用定量考核的办法，而对护理人员素质考核可设计定性标准，只有这样，才能避免主观因素的干扰。

(三)重点性原则

对组织的整体控制做到面面俱到是不可能的,也是没有必要的。这是因为各部分、各环节、各种因素,在实现控制目标中的地位和所起的作用不同,因此,有效的控制,应该选择那些对全局影响大的进行控制,将精力集中于系统过程中的一些突出因素上。重点因素、重点部分或关键环节的选择是一种管理艺术,如护理工作细致并且项目繁多,质量控制工作宜选择对完成工作目标有重要意义的关键标准和指标,对每项细小环节不必面面俱到。

(四)灵活性原则

通常情况下控制须按计划目标去实现,如果经过执行活动发现原计划是错误的,或者因突发事件,改变了原来的条件,下属无法执行原计划,实现计划目标,就要求管理者灵活地控制,否则,事先设计的控制系统仍如期运转的话,会造成更大的损失和严重的后果。这个原则要求管理者:第一,通过执行实践活动,一旦发现计划有毛病就应该立即修正,重新确立控制标准。第二,假如管理者在控制活动中遇到了突发事件,就应该顺势而为,果断地采取特殊措施,保持对运行过程的管理和控制,避免造成更大的损失和严重的后果。

(五)组织机构健全的原则

控制是一种带有强制性的管理活动,要实现有效的控制,必须有强有力的组织机构作为保证。使控制机构有职、有权、有责,做到职、责、权三者的统一。它与计划前提一样,组织结构越明确、全面和完整,控制工作就可能越有效果。目前,我国的护理管理部门为了强化护理管理、保证护理质量,均建立了多层次的质量监控体系,并配备了得力的主管人员,上下配合,连接成质量控制网络。健全的组织机构,明确的职责,保证了护理工作的正常运转。

(六)及时性原则

控制的及时性体现在及时发现偏差和及时纠正偏差两个方面,及时发现偏差包括及时收集信息和及时传递信息两个方面,只有这样,才能及时掌握实时的信息,提高控制时效;及时发现偏差是实行有效控制的第一步,如果仅仅停留在这个阶段,控制也不可能达到其目的,所以控制工作必须坚持对已发现的偏差及时采取纠正措施,减少时滞,避免更大失误,保证控制的有效性。只有通过适当的计划调整、组织安排、人员配备、现场指导等办法来纠正偏差,才能保证组织的目标实现。

(七)未来导向原则

未来导向原则是指控制工作应当着眼于未来,分析现状所预示的趋势,及时发现可能出现的偏差,预先采取防患措施,而不是当出现了偏差才进行控制。由于整个控制系统中存在着时滞,所以一个控制系统越是提前反馈而不是以简单的信息反馈为基础,则管理人员越是能够有效地预防偏差或及时地采取措施纠正偏差。也就是说,控制应该是前向的,这才合乎理想,实际上这条原则往往被忽视,主要原因是现有的管理工作水平不太容易实现前馈控制方法,管理人员一般仍依赖历史数据。但时滞问题促使我们要投入更大的精力从事面向未来的控制,这是件很有意义的事情。

(八)经济性原则

控制活动需要一定的经费。是否进行控制,控制到什么程度都要考虑费用问题。要使控制支出的费用合理,就应将控制所需的费用同控制所产生的结果进行比较,当通过控制所获得价值大于它所需要的费用时,才有必要实施控制。所以,控制工作必须注重经济性,一是要求实行有选择地控制,二是要求努力降低控制的各种耗费来提高控制效果,改进控制方法和手段,以最少的成本查出偏离计划的现有和潜在的原因。

三、实现控制应注意的问题

(一)及时获取实时信息,提高控制时效

控制在整个管理链条中是一个十分重要的环节。控制是否有效、及时关系到管理者能否及时发现计划执行中的偏差,及时采取措施给予纠正,对于实现计划的目标,提高管理的效率具有至关重要的作用。但是,控制是否有效、及时取决于管理者能否及时地得到下属执行计划情况的信息,信息是否真实可靠和充分。尤其是实时信息,实时信息就是指事件一经发生就被管理人员掌握的信息。在管理中存在两方面的错误,一是管理人员不能及时上报有效信息,二是管理者获得信息后不能及时作出反应。在护理管理中也存在这样的情况,有时管理人员为了本单位的利益或个人利益,不及时向上级主管部门汇报工作中出现的问题,刻意隐瞒,使上级部门和管理者不能及时了解情况,不能实行有效控制。也有些管理者,管理意识不强,对反馈信息不敏锐,对执行中发生的问题视而不见,听而不闻,无动于衷,这两种情况都是控制工作中应该避免的。管理者应该及时地掌握实时信息,采取控制措施,才能把损失减少到最低限度。

(二)控制工作应具有整体观念

在护理管理组织结构中,各个部门、各个科室等基层单位都是护理管理系统的子系统。虽然各部门都有自己的目标,但这些目标都是为组织的整体目标服务的,因此个人目标要服从整体目标,局部利益要服从整体利益。在护理管理中,有的管理者进行控制工作时,过于注重自己本部门的局部目标,而忽视组织的总目标。因此,护理管理者必须加强对这些人员的全局意识教育,使管理者能够从整体利益出发来实施控制,将各个局部目标与总目标协调起来。

(三)控制工作应当面向未来

控制工作面向未来有两层含义:一层含义是指一个真正有效的控制系统应该能预测未来,预见计划执行中可能出现的问题,针对偏差,预先采取防范措施控制偏差的发生;另一层含义是指控制要有先进性、科学性。在制订计划、制定控制标准和控制指标时不能停留在现有的水平上,应具有一定创新性,面向未来,寻求发展,不断提高。

第三节　控制技术

一、控制系统

控制系统是组织中的管理体系,具有目的、监督和行为调节功能,包括受控和施控两个子系统。受控系统是控制客体,也叫控制对象,包括人、财、物、作业、信息和总体绩效等。施控系统是控制主体,包括3部分:偏差测量机构、决策机构和执行机构。

护理管理控制系统也是由受控与施控两个子系统组成。护理管理受控系统,分为人、财、物、作业、信息和组织的总体绩效等。护理管理的施控系统有两种常见的类型:三级医院大多采取医院、科、病区三级(护理部-总护士长-护士长)护理管理组织形式;二级医院一般采用医院、科、病区二级(护理部或总护士长-护士长)护理管理组织形式。护理管理中的各级护理人员既是受控客体,要接受上级护理人员的控制,同时也是控制主体,要对下一级护理人员进行控制和自我控制。

二、控制对象

美国管理学家斯蒂芬·罗宾斯将控制的内容归纳为对人员、财务、作业、信息和组织的总体绩效等5个方面。

(一)对人员的控制

人员是组织的核心要素,是实现组织目标的主体,要实现组织的目标就要员工按照管理者制订的计划去行动,为了做到这一点,就必须对人员进行控制。对人员控制最常用的方法是巡视,这是最直接的方法,能够使管理者在工作现场发现问题,当场对员工的问题进行纠正。另一种方法是对员工进行系统化的评估,对绩效好的人员给以奖励,促使其继续维持或进一步加强良好的工作行为,对绩效差的员工,管理者就采取相应的措施,如业务培训、惩罚等措施,纠正出现的偏差,以控制偏差的再次出现。

在护理管理中,控制对象主要包括:各级护理管理者,包括护士长、总护士长(科护士长)、护理部正副主任及护理副院长等;各级各类护理人员,包括护理员、护士、护师、主管护师、副主任护师和主任护师;护理专业的学生,包括见习生、实习生、进修生。在护理管理中,对护理管理者的控制是非常重要的,各级护理管理者一方面要控制下属,属于控制主体;另一方面,护理管理者同时也接受上级管理者的控制,又是控制的客体。所以对管理者的控制是对员工进行控制的关键。

(二)对财务的控制

每个组织都拥有一定的财物,组织要想生存和发展,必须对财务进行控制。医院作为一个组织要想生存和发展,也必须进行财务控制,尤其是医疗体制改革引入竞争机制后,医院要保证正常的运作,必须进行财务控制。财务控制包括审核各期的财务报表,以保证一定的现金存量,保证债务的负担不致过重,保证各项资产都得到有效的利用等。在组织中,这部分工作主要是由财务部门负责来完成。对护理管理者来说,财务控制的主要的工作是进行护理预算和护理成本控制。

(三)对作业的控制

所谓作业,就是指从劳动力、原材料等物质资源到最终产品和服务的转换过程,对护理工作而言,作业是指护士为病人提供各项护理服务的过程,作业控制就是对护理服务过程进行控制,评价并提高护理服务的效率和效果,从而达到提高医院医疗服务质量的目的。护理工作中常用的作业控制有:护理技术控制,护理质量控制,医疗护理所用材料及药品购买控制,库存控制等。

(四)对信息的控制

自从人类步入信息社会以来,信息在社会中的作用越来越大,在组织运行中的地位也越来越高,不精确的、不完整的、不及时的信息会大大降低组织的效率,影响组织目标的实现。因此,在现代组织中对信息的控制显得尤为重要。组织需要建立一个信息管理系统,并且这个管理系统必须能及时地为管理者提供充分、可靠的信息。在护理组织中,护理信息系统包括护理业务管理、行政管理、科研教学三个信息系统。护理业务管理系统又分为病人信息系统、医嘱管理系统和护理病例管理系统等。

(五)对组织绩效的控制

组织绩效是组织上层管理者控制的对象,组织目标的达成与否,目标达成的好和坏,都从这里反映出来。组织内部人员、组织外部人员和组织都十分关注组织的绩效。组织绩效的衡量不能单凭某个人的意见或主观臆断来判定,也不能单从某一点出发来判断,对组织绩效实施有效控制的关键在于科学地评价、客观地衡量组织绩效,一个组织的整体绩效需要综合来衡量,生产率、产量、市场占有率、员工福利、组织的成长性等都可能成为衡量的标准,到底选择哪些指标作为衡量的标准,关键看组织的目标取向,既要根据组织实现目标的实际情况并按照目标所设定标准来衡量组织的绩效,对医疗卫生服务行业的绩效评价,固然经济效益能反映其一定的绩效,但更注重其社会效益。

三、控制技术

控制技术可以分为硬技术和软技术。控制硬技术指实施控制所采用的技术设备、装备和仪器等。控制软技术是指控制方法。管理实践中采用的控制方法比较多,简单介绍如下:

(一)预算控制

预算是管理控制活动中广泛运用的一种方法,它是以数字的形式编制的,对组织未来一定时期内预期取得的收入和计划花费的支出所列的清单。预算控制是通过预算列表的方式,把计划用条理化的数字表现出来,并以此为依据,管理者不断将实际情况与预算计划对比检查,及时发现问题,实现纠偏,以达到控制目的的一种控制方法。预算不仅表现为货币形式,也可以用产品的单位数量或时间数量等形式来表现,如直接工时数、生产数量等。预算的类型主要有三种:第一类是财务预算;第二类是与业务管理相关的预

算;第三类是与预算变化特征相关联的预算。但财务预算是预算的主要表现形式,所以预算控制在很大程度上就是财务控制,具有全面控制约束力,将组织的各种管理活动贯穿在表格形式中,通过预算报表反应组织经营状况,便于管理可以对组织中复杂纷繁的活动,采用一种共同标准——货币加以控制,使组织活动达到控制成本,增加收入的效果,并有利于各种不同业务进行综合比较和评价。

(二)质量控制

质量控制的基础是各类质量标准。质量控制主要通过数理统计方法对各种统计资料进行汇总、加工、整理、分析,将控制所需要的信息以统计指标、数据的方式表现出来,并与质量标准进行对比,衡量工作进展情况和计划完成情况,找出偏差及其发生的原因,采取措施,达到控制的目的。常用的方法有分组法、排列图法、因果分析图法等。

(三)进度控制

进度控制就是对生产和工作的进程在时间上进行控制,使各项生产和作业能够在时间上相互衔接,从而使生产能有节奏地进行。

此外,在护理管理中还常用到以下控制方法。

(四)行为控制法

在管理控制中最主要的控制对象就是组织中的人员,人是组织中最重要的资源,任何高效的组织都拥有强大的人力资源。因此,如何使员工的行为符合组织的计划要求,更有效地趋向组织目标,这就涉及对人员行为的控制问题。在护理组织中常用到的行为控制包括直接监督、目标控制和行政控制。

1. 直接监督　是行为控制中最直接、最有效的方式。直接监督可以使管理者根据需要监督对象的行为,直接告诉他们哪些是合适的行为或哪里是不合适的行为,并立即采取纠正措施进行干预。护士长对新上岗的护士,带教老师对实习生、进修护士的控制多采用此种方式。采用直接监督的方法对员工进行控制,可以高效的提高员工的工作效率。但是,直接监督这种控制方法需要较多管理者,会大大提高组织的管理成本,同时也不利于下属创造性的发挥。

2. 目标控制　目标控制是目标管理在计划中的应用,目标控制体现了以人为本的管理原理,在控制中以人为主体,以实现目标为宗旨,领导者与下属协商,根据能力,把一部分责任交给下属,同时还赋予下属相应的权力,使下属参与到组织的管理中来,使下属既是控制的客体也是控制的主体,使员工对组织产生责任感,下属有了责任和权力以后,就会尽心尽力、想方设法地去完成工作目标。目标控制重视人的主体性,因而它的控制类型以自我控制为主,表现在最广泛地动员全体职工参与管理,一起协商,共同制订出管理目标,进而将目标层层分解,确定上、下彼此之间的成果责任,以进行成果控制、自我评核,最大限度地调动组织内职工的积极性,以共同实现整体目标。要做好目标控制,就必须做到以下几点:确定目标;健全目标体系;保持各种目标的一致性;建立有效的奖励制度;建立完善的反馈系统。

阅读材料

美国通用电器公司(GE)总裁兼董事会主席约翰·韦尔奇是一位善于利用目标进行

控制的管理奇才。20世纪80年代初,美国经济发生持续滞胀危机,通用电器公司更是处境不妙,连年亏损。在此困难关头,约翰·韦尔奇出任公司总裁。上台伊始,他根据公司存在的问题对症下药,以建立发展战略目标为起点,以高格调的目标管理来寻求突破,从而使GE重振雄风,稳居全球500家最大企业的前列。约翰·韦尔奇主要是根据现代科技的发展来制定企业的发展目标。为了使战略目标能如期实现,约翰·韦尔奇发扬民主,与各级管理人员一起讨论公司战略,使全体员工都能准确理解这4个战略目标,并使下属明白,如果目标达不到,那就等于公司垮台,所有员工将会失业。他动员全公司上下管理人员,坚决实行改革,按照总目标要求,压缩机构,下放决策权,使下属产业集团和分公司都有具体的经营目标和成本指标,不断增强公司的应变能力。

3.行政控制　行政控制是一种以规则和标准操作程序组成的综合控制系统进行控制的方法,行政控制的目的是以规则和标准操作程序塑造和规范组织员工个人行为,在员工碰到需要解决的问题时,为员工的行为选择作了详细地说明。制定规则和操作程序是管理者的职责之一。当员工遵守管理者制定的行为规则和操作程序时,员工的行为是标准化的,即行为是以相同的方式一遍遍重复进行,而且可以对工作结果进行预测。行政控制可以使管理者从一些常规化的事务中解脱出来,以处理那些重大的、突发的、紧急的事件。提高管理者的工作效率,但是行政控制也有不利的方面,首先,可能使组织管理者变得官僚主义,对环境变化反应迟钝;其次,可能使员工变得循规蹈矩,缺乏创新。因此,管理者在使用行政控制的方式时,必须保持敏锐的洞察力。当组织行为是程序化的且容易理解时,行政控制非常有用,组织的管理者可以放手让下属去行动;但是当需要管理者对环境变化做出快速决策时,不宜用行政控制。

4.组织文化与团体控制　组织文化是指控制个人与群体相互作用和影响方式的价值观、规范、行为标准和共同远景的总和。团体控制是通过分享价值观、规范、行为标准和共同远景,以内在地行使,潜在地对组织内个人和全体施加控制。组织文化不是通过外部强制发挥作用的约束系统,而是通过员工的价值观和规范约束指导他们行为。组织文化通过创始人价值观、社会化过程、仪式和典礼以及故事和语言等形式传递给组织成员的。例如对新护士进行授帽、宣誓等仪式均属于此种控制。

管理者的一项最重要的工作就是选用最合适的控制方法。在护理管理过程中,何种控制方法最有效,需要具体问题具体分析,不能生搬硬套。

阅读材料

西湖公司是李先生靠3 000元创建起来的一家化妆品公司,开始只是经营指甲油,后来逐步发展成为具有一定规模的化妆品公司,资产已达6 000万元。李先生1984年发现自己身患绝症后,对公司的发展采取了2个重要措施:

1.制定公司要向科学医疗卫生方面发展的目标。

2.高薪聘请雷先生接替自己的职位,担任董事长。

雷先生上任后,采取了一系列的措施,推行李先生为公司制订的进入医疗卫生行业的计划。在特殊医疗卫生方面开辟了一个新行业,同时开设了一个凭处方配药的药店,并开辟上述新部门所需要产品的货源、运输渠道。与此同时,他在全公司内建立了一个严格的控制措施,要求各个部门制定出每日的预算报告,要求每个部门在每月初都要对本部门的问题提出切实的解决方案,每月定期举行依次由各个部门经理和顾客代表参加的管理会议,要求各部门经理在会上提出自己本部门在当月的主要工作目标和经济来往数目。同时,他特别注意资产回收率、销售业绩及生产成本等经济动向,也注意人事、财务收入和降低成本费用方面的工作。

由于实行了上述措施,该公司获得了巨大的成功,到20世纪80年代末期,年销售量增加了24%,到1990年达到20亿元,然而,90年代以来,该公司逐渐出现了问题,并在1992年出现公司第一次收入下滑,产品滞销,价格下跌的状况,主要问题在于:

1. 化妆品市场销售量已达到饱和状态。

2. 该公司制造的高级香水一直未打开市场。

3. 外国公司挤占了本国市场。

4. 公司在国际市场上出现了不少问题,推销员的冒进、得罪经销商、公司形象没有很好的树立等。

雷先生也意识到公司存在的问题,准备采取有力措施,以改变公司目前的环境,他计划要对国际市场方面进行总结和调整。公司开始研制新产品。他相信用了大量资金研制的医疗卫生工业品不久也可以进入市场。

通过阅读材料,请分析:

(1)该公司初期都采用哪些控制方法?

(2)请分析当前的控制出现了什么问题,该怎么办?

思 考 题

1. 现场控制的有效性与哪些因素有关?

2. 进行反馈控制应抓住哪些要素? 管理者如何更好地获取反馈信息?

3. 目标控制有什么优点? 在什么情景中应用? 具体说明。

4. 要使控制取得预期效果,应有哪些必备条件?

第七章

护理业务技术管理

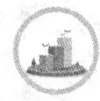【学习目标】

◆ 掌握 护理业务技术管理的内容;护理业务技术管理的方法;护理信息管理的措施;健康教育工作管理的内容、形式和方法。
◆ 熟悉 信息的一般概念及特点。
◆ 了解 护理学科学技术研究管理。

第一节 护理业务技术管理的重要性

护理业务技术管理是医院管理的重要组成部分,也是护理管理的核心和衡量医院护理管理的重要标志。在以病人为中心、以护理人员为主要对象的现代化护理管理中,护理业务技术管理水平的高低直接影响着护理服务的效率和效果。

一、护理业务技术管理是提高护理质量的重要保证

护理业务技术管理可以发挥人的智能、技术和设备的最大效能,为提高护理质量提供保证,在医院护理工作中占有重要地位。护士在医院卫生技术人员中占50%,护理工作具有一定的独立性和主动性,是医院工作的一大支柱。护理工作的特点是具有时间性、连续性和衔接性、集体性。完成护理工作不仅离不开知识的应用和基本的技术操作,而且从急诊室、门诊室、入院处置室、住院处、手术室、产房、供应室到出院处置室各部门都有各专科的技术操作,也均有不同的质量要求。只有加强护士的"三基"(基础理论、基础知识和基本技能)的培训,提高专科业务技术水平,在抢救、治疗、护理病人的过程中,使各项技术操作标准化、规范化,将学到的知识、技术操作、护理常规、各项规章制度,观察病情的经验等运用于临床,使个人智能得以充分的发挥,才能使病人得到及时、准确而有效的服务。现代医疗仪器设备越来越精密,只有加强管理工作才能保证其性能、减轻损耗、发挥最大的效能,确保医疗、护理质量。随着我国各项法律、法规的建立健全和患者及家属法律意识的逐步增强,更需要加强护理业务技术的管理,以防范或杜绝医疗纠

纷或差错、事故的发生。

二、护理业务技术管理是医学科学管理发展的需要

随着医学科学的发展,各种新的医学理论,如免疫学、遗传学、生物工程学、预防医学、行为医学等,对一些疾病的诊断、治疗提供了新的方法。高新医疗仪器设备广泛应用于临床,各种新的检查方法,各种新业务如器官移植、介入治疗等的不断开展,许多先进医疗技术的不断引进,对护理技术的协作要求越来越高。现在人们有了更高标准的健康需求,入世后多元文化的冲击更是对我国护理事业的发展提出了挑战,所以只有加强护理业务技术管理,才能保证护理人员在跨学科、多部门的相互合作中准确无误和协调一致。

三、护理业务技术管理是护理教育管理的需要

医院是培养医护人员的重要基地,护理教育离不开临床实践。医院护理业务技术管理的好坏,直接影响着在职护理人员业务技术水平的高低,也影响着对护士的培养、教育与训练,是护理教育培养人才、发现人才的重要保证,也是促进学科发展和建立护理学科相对独立体制的基础和重要条件。

第二节 护理业务技术管理的内容

一、护理管理制度

护理管理是医院管理的重要组成部分,其作用是使护理系统得到优化运转,提高护理质量,保证高质量医疗任务的完成;使门诊和病房井然有序、整洁安静;各种设备、物资保持在随时备用和性能良好状态;为病人创造良好的休养治疗环境;保证病人身心在最佳状态接受准确、及时而连续的治疗和护理;促使各科室之间、医护之间协调的工作;加强医院感染的管理,实施环境卫生、营养卫生、心理卫生等管理工作;并促使护理人员在教学、科研及预防保健中发挥作用。护理管理是医院工作的重要环节,其管理水平将影响到医疗质量及医院的管理水平。

随着医学的发展,服务技术和分工协作将更加精细复杂,管理将更为重要,需要逐步提高到科学管理和现代管理水平,使之与护理事业的发展相适应。

护理制度的管理是护理管理工作中的一项重要内容。护理管理制度是长期护理工作实践的经验和总结,是护理工作客观规律的反映,是处理各项工作的标准,是护理对象接受安全、有效的护理服务的重要保障,是防止差错、事故的重要举措,是检查护理工作的依据,也是护理教学和培养在职医护人员的重要内容。

护理工作是医院工作的重要内容,其工作特点是细致、复杂、涉及面广,具有严格的时间性、连续性、衔接性和群体合作性。要做到对病人进行 24 h 不间断的治疗、护理和观

察病情,满足患者的需求,加强科学管理,必须建立完整、系统、有效、科学的规章制度,建立正常的工作秩序,改善服务态度,保证医院工作的惯性运行,使各级护理人员有所遵循,使各班工作互相衔接、循序进行,达到工作规范化、管理制度化、操作常规化,确保病人的安全,不断地提高护理质量和工作效率。

(一)护理管理制度的基本特点

1. 规范性　护理规章制度对护理人员的行动具有普遍的约束力,权力、义务、赏罚分明,是大家共同遵循的行为准则,而且用严格、准确、简洁的文字阐述,明确规定了组织和个人应遵循的准则和方向,起到规范化、制度化的作用。

2. 强制性　规章制度体现了管理主体的意志和愿望,一经认定后要由强制力来保证实施,如有违反就要受到强制性纠正和惩罚,具有一定的法规性、制约性,要求人们严格遵从,这就决定了规章制度的强制性,强制性决定不具有灵活性和变通性,而具有一定的权威性。

3. 平等性　规章制度贯彻执行的对象不是具体特定的某个人,而是一般的、抽象的特定群体或成员。在同样情况下要反复使用,具有普遍性与平等性。设立规章制度不能因人因事而异,一经公布对组织和个人具有同等的约束力。

4. 稳定性　规章制度是经组织权力机构制定的,具有权威性和严肃性,必须保持相应的稳定性,不得随意修改。如要修改,须经组织权力机构按一定程序和原则进行。在新规章制度实行前,原有规章制度仍有效。新旧制度应保持一定的连续性,并与同期其他政策规定保持相对的一致性。

5. 综合性　规章制度具有多方面的功能,可对组织各方面的活动进行有效的管理。医院和护理组织的各项规章制度构成一个体系,既有统管全局的基本制度,例如医院工作条例、医务人员共同的行为准则,也有指导部门和下属单位成员的具体制度,如护理具体岗位的职责要求,护理业务部门(如病房、手术室、产房)的工作制度。基本制度能集中指导群体活动,具体制度是对某阶段或某部门工作要求的具体化。综合性突出表现在集中、全面两方面,是实现规章制度科学化的基本前提,也是使规章制度作用得到充分发挥的重要因素。

6. 两重性　是指任何事物都具有两种不同的性质。规章制度的两重性指的是所发挥的作用具有两方面不同的性质,这两方面往往紧密地联系在一起,相互影响、相互制约。规章制度功能两重性的表现有:

(1)自然属性和社会属性　规章制度一方面是从有效的组织共同劳动和社会化大生产的规律出发采取的管理措施,具有自然属性,例如:技术操作规程、贵重精密仪器使用和保管制度、护理交接班制度等,这是合理组织生产力所必需的;另一方面,规章制度作为人类社会活动的管理手段,体现了管理者的意志,必然受到管理者不同的社会背景和阶级利益的制约,以完成维护和完善生产关系的管理职能,因此具有一定的社会属性。

(2)科学性和局限性　规章制度从本质上说属于认识范畴,是人们认识的结果,而人的认识局限性很大,是非科学的;当事物向前发展发生变化时,人们又需要重新认识。因此对于规章制度不能绝对化,要辩证地理解。

(3)积极性和消极性　规章制度的作用既有积极性的一面,也有消极性的一面。比如使工作人员强制执行正确的规章是强有力的保证,而有可能使错误的规章强力执行,对工作人员而言,则是被动的遵从行为。又如规章制度的综合性功能,一方面能比较全面地反映客观现实,对全体具有普遍的指导意义;另一方面也容易出现不重视个别情况的"一刀切"问题。

认识规章制度的两重性很重要,可以使管理者保持清醒头脑,因势利导,趋其利、避其害,使规章制度的作用得到正确发挥。

(二)护理管理制度的类别

护理管理制度是根据专业特点和业务技术管理要求而制定的,分为岗位责任制、一般护理管理制度及有关护理业务部门的工作制度。

1.岗位责任制　岗位责任制是医院管理中的重要制度之一。它明确各级护理人员的职责和工作任务。做到事事有人管、人人有专责、办事有标准、工作有检查,既有分工、又有协作,保证部门、科室及个人具有科学、合理、有效的工作秩序,完成护理的目标和任务。护理工作按照个人的行政职务或业务职称制定有不同的岗位职责,主要包括护理副院长职责、护理部主任(总护士长)职责、科护士长职责、护士长职责、副护士长职责、主任护师和副主任护师职责、主管护师职责、护师职责、护士职责、护理员职责等。

2.一般管理制度　一般管理制度是护理行政管理部门和各科室护理人员需共同执行的工作制度,是保证医疗、护理质量的关键性制度。它主要包括有病人出入院制度、分级护理制度、值班和交接班制度、查对制度、差错事故管理制度、报表制度、技术信息交流制度、会议制度、技术工作总结制度、护理文件管理制度、检查制度、护理查房制度、进修护士管理制度、药品及仪器物品管理制度、健康教育制度等。

3.护理业务部门的工作制度　护理业务部门的工作制度,指该部门各级护理人员需共同遵守和执行的有关工作制度,主要包括病房管理制度、急诊室工作制度、手术室工作制度、分娩室工作制度、新生儿室工作制度、供应室工作制度、治疗室和换药室及监护室等部门工作制度。

(三)制定护理管理制度的一般要求

1.加强理论研究　制定或修订规章制度,应具有一定的理论修养、政策水平、知识结构和思维能力。要提高对规章制度认识的理论水平,认识其本质、种类、功能、特点等,以及科学地制定和有效自觉地贯彻执行,减少盲目性。

2.掌握目的要求　建立任何护理管理制度,首先应该围绕着以病人为中心的指导思想,从病人的利益出发为原则,通过细致的调查研究,特别是对新开展的业务技术项目。要了解该项工作的全过程和终末质量要求,即质量标准,本职岗位人员应具备的条件和职责,综合考虑制定出切实可行的制度。

3.文字准确简练　护理制度种类繁多,而各项制度均需各级护理人员掌握、遵照执行。为了便于论证、理解掌握,文字力求简短、条理化,但内容要完善,职责要分明。

4.体现民主参与　护理管理制度是长期护理工作的经验总结,制定新的制度或修改制度应该是管理者和执行者共同参与,既可集思广益,又有利于贯彻执行,使其有群众基础。有条件时建立由不同方面和不同层次护理人员参加的专门班子,通过有组织的酝酿,并聘请具有实践经验的人员提出取舍意见。

5.遵循制定程序　在制定规章制度时,一般程序是:①根据有关依据提出初步草案;②由主管部门组织有关人员讨论、补充;③试行;④在总结的基础上再修改、完善;⑤交决策部门审核批准;⑥颁布执行。

(四)护理管理制度的贯彻实施

1.加强思想品德教育,提高执行各项规章制度的自觉性　定期组织各级在职护理人员的学习,特别是对于新参加工作和进修、实习人员,有必要进行集中学习,使其掌握各项规章制度的内容和要求,充分认识其重要性,树立良好的工作作风和认真负责的态度。

2.加强护理人员的"三基"训练　掌握护理学科及相关学科的新进展,明确各项制度的科学根据,保证实施制度的完整性和准确性。

3.保证仪器、设备、物质、材料及水、电、气的供应与维修　创造有利于病人治疗、康复的环境,以保证护理制度的贯彻落实。

4.严格管理、监督指导　规章制度是组织的纪律,是各级组织促使其成员克制个人欲望,努力共同完成任务目标的重要因素。贯彻实施要一丝不苟,严管细管,持之以恒,杜绝有章不循。对模范执行者奖励;对违犯阻碍者违章必纠,对违反制度造成不良后果者及时严肃处理。

5.各方协调、配套应用　医院是一个有机整体,医、护、技、工、休之间要密切配合、互相支持,行为动作保持统一才有利于规章制度的全面落实。应该保证的护理人员编制及物质条件要给予保证,应该向病人宣传的要及时召开工休座谈会,避免人力、物力、环境等因素的干扰,共同为贯彻科学规章制度和实现组织目标而努力。

规章制度作为管理方法之一,要注意与其他管理技术配套应用,以取得综合、整体、优化的效益。在使用中注意目标管理、行为科学方法、心理方法、质量管理方法、经济方法等多种管理方法的配套应用。

二、基础护理管理

(一)基础护理管理的概念

基础护理指的是对病人全部生活的直接护理,主要是指临床工作最常用的护理技术操作和常规制度。基础护理是临床护理必不可少的重要组成部分,也是发展专科护理的基础和提高护理质量的可靠保证,还是医院等级评审的内容之一,亦是衡量医院管理和护理质量的重要标志之一。

(二)基础护理管理的内容

1.一般护理技术管理　一般护理技术管理包括:病人出入院护理、各种铺床法、分级护理、心理护理、生活护理、饮食护理、晨晚间护理,生命体征的测量,各种注射的穿刺技术、无菌技术、消毒隔离技术、灌肠法、导尿法、洗胃法,口服、吸入给药法,尸体料理,护理文件书写等管理。

2.常用的抢救技术管理　常用的抢救技术管理包括给氧、吸痰、输血、洗胃、止血包扎、骨折固定、心电监护、胸外心脏按压、气管插管与气管切开、人工呼吸机的使用等管理。

3.基本护理常规和制度　基本护理常规和制度包括一般护理常规、病房护理工作制度、门诊护理工作制度等。

(三)基础护理管理的主要措施

1.加强职业道德教育,提高对基础护理的认识　基础护理是护理服务中最基本的内容,是护理人员最基本的职责范围。基础护理质量的好坏,直接影响护理质量的好坏以及整个医院医疗质量的水平。要克服护理人员不愿做基础护理的思想,消除基础护理可有可无、对疾病的转归和医疗质量的提高无足轻重的错误认识。

2.制定基础护理常规,按要求对护士进行训练与考核　以护理部为核心,成立基础护理管理小组,负责科学地制定和修改各项基础护理操作常规,定出技术操作的流程质量要求和终末质量标准。并经各临床实践和新经验的推广,修改各项标准,同时制订训练计划和考核措施。

3.定期开展基础护理的基础理论、基础知识和基本技术操作的训练　护理人员在临床实践中,除注意提高基础护理操作技能外,护理部还应准备有进行基础技术操作的示范教室和操练室,经常向在职护理人员及进修、实习人员开放,以集中电教指导或亲自示范的方式向各级护理人员展示规范、科学、标准的技术操作,训练步骤可先易后难,由浅入深,先以病房护士长为骨干全面展开,人人达标,个个过关,即会操作、会讲解、会指导、会检查。

4.经常检查、督促,严格要求　基础护理是护理人员的一项日常工作,应以认真、负责、科学的态度自觉地应用于临床实践,各级护理管理人员要参加实践。定期或不定期地深入科室检查、督促、指导。通常采用的检查方法有经常性检查、定时组织互检、交班时检查及征求患者(家属)或医生的意见等,以此来了解实施的情况。同时为了便于督促、检查,可将各项基础护理内容和要求制成表格,统一标准,以便贯彻执行,促进各项基础护理工作的落实,例如表7-1列出了女患者导尿技术操作质量要求与标准。

三、专科护理管理

(一)专科护理的概念

专科护理是指根据不同专科医疗、护理需要及结合专科疾病的特点形成的特定护理工作。近年来,由于医学的发展,专科分化越来越细,专科护理也相应地向纵深发展,如除传统的内、外、妇、儿科护理外,内科又分为呼吸、消化、内分泌、血液、神经、心血管、肾病、冠状动脉粥样硬化性心脏病监护等专科护理。

表7-1　女患者导尿技术操作质量要求与标准

项目		总分	内容要求	应得分	扣分	备注
操作前准备	护士用物和环境准备	20	服装整齐,仪表端庄,洗手,戴口罩,评估,核对,解释,态度等	10		
			用物齐全,无菌物品有效	4		
			门窗关闭,屏风遮挡,调节室温	2		
			嘱患者或协助患者清洗外阴,卧位正确,铺橡胶治疗巾	4		
	操作过程	60	初次消毒外阴,消毒顺序、方法正确	10		
			打开导尿包:开包,备苯扎溴铵酊溶液	4		
			戴无菌手套,铺洞巾,排列用物,润滑导尿管	16		
			消毒尿道口,消毒顺序、方法正确	10		
			插管4~6 cm,见尿再进1 cm	5		
			引流尿液,留取尿标本	10		
			导尿结束拔管	5		
	操作后	10	撤洞巾,擦净外阴,脱手套,撤用物	5		
			整理患者及床单,处理用物	5		
评价	效果	10	患者身心痛苦减轻,配合好	2		
	操作		动作轻巧、熟练、准确,贯彻无菌技术原则	6		
	护患沟通		时间合适有效	2		
	总分	100				

(二)专科护理管理的主要措施

1. 制定该专科各疾病的护理常规　内容合理、科学、切实可行,并根据专科的医疗和护理技术的不断更新而进行修订和充实。

2. 护士长应组织开展专科护理知识的学习,进行人员培训　让专科护理人员充分熟悉专科疾病的主要诊断与治疗方法,掌握专科护理常规的内容和理论依据及各种特定检查的意义及正常值。

3. 掌握专科护理业务技术特点　在一些特殊的诊疗技术操作中,搞好专科患者的医生、护士协作,特别是手术过程中更需要医生、护士、麻醉师等密切合作,以利于患者得到及时、准确的治疗和护理。护士长应经常参与医生查房,护理人员应经常参加有关专科医疗、护理新进展、新技术、新业务介绍的学习。鼓励护理人员参与专科科研活动,达到良好的医生、护士合作,以利于提高专科医疗、护理质量。

4. 加强专科精密、贵重仪器的保养　专科精密、贵重仪器,应有专人负责,定点存放,

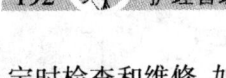

定时检查和维修,如除颤、起搏器、监护仪、人工呼吸机等,建立必要的规章制度。护理人员要了解仪器的性能、使用方法、操作规程和注意事项,使设备保持良好的性能,以备应急使用。

5. 贯彻落实以患者为中心的整体护理思想　专科患者其疾病的特点与发病规律有共同特点,护理人员应根据病人的具体情况,开展健康教育,预防并发症,促进患者的康复。

6. 护理管理者应组织专科技术训练　学习新仪器的使用和抢救技术操作,以利于病人得到及时、准确的治疗和护理。建立专科护理技术检查、考核制度。

四、新业务、新技术护理管理

(一)新业务、新技术的概念

新业务、新技术是指应用于临床的一系列新检查、诊断、治疗和护理方法,以及新的医疗护理仪器设备的临床应用等。新业务、新技术是医学科学领域各学科发展的重要标志之一。护理工作如何紧密适应各相关学科的发展,加强护理新理论、新知识、新技术的研究管理,是提高医疗护理质量的重要保障。

(二)新业务、新技术的管理措施

1. 新业务、新技术应当以病人为中心　从患者的利益出发,以满足病人的合理需求,有利于患者的治疗和康复为目标,而不是单纯的为方便医务人员。

2. 护理部应成立护理新业务、新技术管理小组　由护理部主任负责,吸收开展新业务、新技术较多的病室护士长、护士参加。

3. 建立新业务、新技术资料情报档案　对于新业务、新技术的开展,应根据具体的要求和质量标准,制定科学的操作规程和规章制度,并严格按照其执行,保证新业务、新技术的顺利开展。

4. 护理部应组织护理人员参加护理新业务、新技术的学习　鼓励各级护理人员参加与护理有关的新业务、新技术的学习讲座,掌握新技术应用的理论基础。

5. 对院内护理新业务的开展,新技术在使用之前,应经过护理管理小组和院内外专家鉴定通过,方可推广。

6. 作好新业务、新技术应用效果的评价　评价的内容包括 3 个方面:效率、经济效果和护理服务效果。在效果评价中除有理论作为支持依据外,还应有科学数据说明,做好成果报告。

第三节　护理业务技术管理的方法

护理业务技术管理是护理管理工作的重要部分,是对护理专业范围的业务技术活动进行计划、组织、领导和控制,使业务技术活动能准确、及时、安全有效地用于临床,达到

高质量、高效率完成护理目标的目的。落实分级管理制度,实施目标管理、技术循环管理。计算机在护理业务技术管理中的应用,可为搞好护理业务技术管理提供可靠的保证。

一、分级管理制度

分级管理制度就是明确规定各级领导和各级护理人员的业务技术管理职责和权限,做到职责分明,事事有人管,保证各项护理业务技术顺利开展。在医院里,护理业务技术管理一般分为以下几个层次:护理副院长、护理部主任、科护士长、病室护士长。医院护理业务技术管理要在护理副院长的统一领导下,由护理部负责,主要实施护理技术管理任务中的全院性的重要技术决定、技术协调、统一技术常规、各项标准的拟定以及重大新技术的引进和开展;科护士长及病室护士长主要管理本部门、本科室的护理业务技术工作,一方面按职责权限规定完成本科室、本病房的业务技术管理工作,贯彻执行上级管理部门布置的工作任务,并与其他科室密切技术合作;另一方面,还要对全科室护理技术工作给予具体的指导,负责解决下级护理人员所不能解决的具体技术问题。为了加强科室的技术管理,应建立健全以下规章制度。

(一)岗位责任制

岗位责任制包括各级护理和各级职称护理人员职责,主要有护理副院长职责、护理部主任职责、科护士长职责、护士长职责以及主任护师、副主任护师、主管护师、护师、护士、护理员等职责,其中对各级人员的业务技术管理职责做明确规定。落实岗位责任制,可以保证护理工作的顺利进行,减少护理业务技术差错,杜绝护理业务技术事故的发生。

(二)护理业务学习考核制

护理部对全院护理人员业务学习培训要有计划和考核办法。护理人员业务学习,可实行每月一次学术报告和全院业务学习,每年考核两次,促进护理人员的整体业务技术水平的提高。

(三)护理技术工作总结制

护理技术工作总结1个月进行一次,由科护士长向全科护理人员总结技术工作状况,肯定成绩,指出不足。在总结前,最好先召开科主任、副主任、科护士长的技术碰头会,以听取各方面的意见,更好地做好协调。

(四)护理部技术信息交流会议制

对全院重大技术信息及重要技术项目的决定实施,由护理部每季度、每半年召集科护士长会议,做信息通报或技术讨论。在此之前,如能先召集正、副主任护师座谈会,听取反应会更好。

(五)护士长查房制

对护士长查房做出具体的规定,如科护士长每月两次,病室护士长每周一次。查房的形式可以多种多样,既可单独组织,也可随同科室主任共同进行,主要检查护理质量,实施技术指导,解决技术疑难问题。为保证查房效果,事先应做好准备,明确查房中要解决的中心技术问题,并预选病例。

(六)主任护师查房制

主任护师查房制度是由主任或副主任护师带领护士查房,同样解决技术关键问题。一般一周一次,由下级护理人员提出技术要点、难点,或结合教学查房,以解决技术问题。

二、目标管理在护理业务技术中的应用

目标管理是以目标为中心的一种管理方法。护理业务技术中的目标管理,是通过护理人员参与制定并实施总体的和具体的护理业务技术管理目标,在一定时间、空间内达到预期的效果。

护理业务技术目标制定的原则是:根据医院的等级和医院护理人员的整体业务技术水平制定,目标应具体、实际、客观,在预定时期内通过护理人员的努力能够实现。

目标管理实施的基本程序是:①科护士长、护士长参与护理部护理业务技术管理总体目标制订;②将整体目标逐层分解,各病区护理人员参与本科室、本病区的分目标制订;③护理人员根据上级目标确定个人目标,实行自我监督和控制,定期检查目标执行情况,朝着个人、集体的共同目标努力;④根据最后实现目标的情况,制订新目标。在护理业务技术管理中应用目标管理,体现了以目标为中心,全员参与管理,增强了参与者的责任心和压力感,保证了总体目标的完成。而总体目标的制定体现了全院护理人员在一定时期内提高护理业务技术的努力方向。

三、技术循环管理在护理业务技术中的应用

技术循环的管理是采用"PDCA"循环管理方法,对护理各项技术进行的管理,即按照计划(plan,指某项技术管理措施、要求、方案的研究确定,不是指整个工作计划)—实施(do,指该项技术管理措施、要求、方案的贯彻执行)—检查(check,指该项技术管理措施、要求、方案的执行情况的检查监督)—总结(action,指该项技术管理措施、要求、方案执行结果的综合分析)的顺序循环往复地进行管理。每一个循环过程就是一个管理周期,每一个周期的终结又是另一个周期在新水平上的开始。

循环式技术管理,可分为定项循环管理、定位循环管理、按病种循环管理和按病例循环管理4类。

(一)定项循环管理

定项循环管理是把各项技术管理分为若干重点项目,逐项进行循环管理。这种循环管理的重点项目适合于通用性、共同性的技术项目或需要多层次、多部门参与的护理业务技术重点项目管理。其实施的步骤是对技术循环管理的项目要进行调查研究,掌握第一手情况和必要的数据,经认真研究后,提出具体方案或措施,专人负责监督执行情况,且发动所有参与人员主动观察情况,发现和提出问题,待实施一定阶段后进行综合研究和总结,然后提出进一步改进计划而进入下一个技术循环管理过程。定项循环管理举例,见表7-2。

表 7-2　护理技术定项循环管理举例

项目	管理目标	P	D	C	A
基础护理和三级护理常规	提高护理工作质量	以 1 个月以上的调查为依据提出改进方案	分科分病种统一认识,贯彻实施	护士长查房,护理人员自查	定期总结,作为进一步改进依据
急诊与抢救常规	熟练抢救与急救技术操作,提高抢救成功率	对同类抢救患者调查 10 例,提出要求	认真实施	建立每救一例即检查总结的制度	每半年进一次总结,提出改进措施
护理病历书写要求	严格基础技术管理提高病案质量	抽查每科 50～100 份病历提出统一书写规格和要求	分科认真实施	健全护理部主、科护士长、护士长对病历抽查制度	每季度进行总结,提出改进意见

(二)定位循环管理

定位循环管理指的是按每一种具体的技术工作岗位进行循环式管理。各级护理人员,无论是定期轮换的还是有固定技术岗位的,都要明确一定的技术管理要求。定期轮换工作岗位的护理人员以完成任务的计划和要求作为定位循环管理的主要内容。因病房护理工作具有连续性的特点,故病房护理人员每换一个班次就是一个定位循环管理周期。每个周期都应有一个具体计划或要求,实施记录,自我检查或互查,进行结果评价,发现存在的问题,提出修改计划的建议作为下一班上岗人员修订计划的参考依据,从而有效地提高护理工作质量。

(三)按病种循环管理

按病种循环管理是指各科室根据本科室接收病种的特点,对常见病、多发病的护理技术进行循环式管理。护理人员根据疾病种类的不同而计划不同的护理措施和方案,实施不同的护理。在实施活动中,执行者和各级管理者不断地进行检查、监督,对护理措施和方案反复进行观察验证,对存在的问题进行归纳分析,做出评价,对计划进行修订,以患者出院为一个循环周期进行总结,如此循环往复使科室通过长期、反复的实践,并不断地总结、完善从而使某种疾病的护理技术更加规范化、系统化、标准化。

(四)按病例循环管理

按病例循环管理指的是对每一个患者的整个护理过程按循环式管理方法有计划地实施护理措施,不断地改进护理技术,促使患者早日康复。按病例循环管理和护理程序相似,每一个循环周期实际上是完成一个护理程序的过程。技术循环周期的开始,就是在全面收集患者资料,并提出护理问题的基础上,制订护理技术方案,并实施护理措施,技术循环周期的终结也就是护理效果评价和护理计划的改进,也是另一个新的循环管理的开始。

第四节　护理信息管理

护理信息系统和其他系统相似,是一个可以迅速收集、储存、检索、显示所需动态资料并进行对话的计算机系统,是信息科学与计算机技术在护理工作中的广泛应用。护理信息系统的建立,使信息和每一位护理人员发生了密切的关系,护理系统内的人际交流,在很大程度上是信息的交流。护理人员的行为、护理管理水平也受到信息的很大影响。同时,护理信息系统又是医院信息系统的重要组成部分。

一、信息的一般概念及特点

(一)信息的概念

信息的定义有狭义和广义的解释。狭义的信息(information)是指经过加工整理后,对于接受者具有某种使用价值的数据、消息、情报的总称。狭义的概念认为,信息就是经过解释的数据。因为不同的人对同一个数据会有不同的解释,得到不同的信息,从而对各自的决策起着不同的影响。广义的信息泛指客观世界中反映事物特征及变化的语言、文字、符号、声像、图形、数据等,是变化最新的反映并经过传递而再现。理解信息概念,应抓住以下几个要点:①信息是客观事物变化和特征的最新反映;②信息是客观事物相互作用、相互联系的表现;③信息的范围很广;④信息都要经过传递;⑤人们获得信息后,经过加工和有序化的过程,实际上就是获得新信息的过程。信息管理就是对信息的收集、组织、整理、加工、储存、控制、传递与利用的过程。信息沟通是指将某一信息传递给客体或对象,以期取得客体或对象做出相应的反应的过程。信息管理在组织管理工作中起着十分重要的作用,搞好信息管理有利于促进生产力的发展,促进科学技术的进步,促进管理水平的提高。

(二)信息的特点

1. 事实性　事实是信息的中心价值,不符合事实的信息是没有价值的,事实性是信息第一和基本的特点。所以,在信息收集时应特别注意事实性;否则,会给管理决策带来误导,陷入被动。如循证护理直译为"以证据为基础的护理",它是指护理人员在护理实践中运用现有的最好的科学证据对患者实施护理。在这里"科学证据"就是信息,"现有的"3个字就体现了信息的事实性。

2. 识别性　信息有其客体性,也有主体性。归根到底,能为主体所感知、认识和利用时,才能算做信息,如护士长向护理人员发出指令,只有当护士们理解了它的含义,这个指令才有意义。

3. 可浓缩性　可浓缩性指人们通过对信息的收集、整理、加工、分析、归纳和提炼、浓缩,而不丢失信息的本质。如对新入院患者,护士利用护理程序之工作方法,从生理、心理、社会三方面收集病人的资料,经过分析归纳找出患者现存的或潜在的健康问题。

4. 传输性 传输性也称为可传递性,指信息可以通过一定的媒介传递。只有通过传递才能被人接受、利用。因此,可以说信息是由差异和传递构成的,如护理信息储存于计算机中,通过医院的计算机网络,可传输给各级护理人员。

5. 存储性 无论多庞大的信息,都可以储存于计算机的硬盘、软件、光盘等储存装置中,用户可通过快速的检索,获取所需信息资料,如护理病案、护理科研数据、护理人员劳动报酬、患者就医及费用情况。

6. 共享性 信息的共享性有利于信息成为组织的一种资源,如医院计算机网络系统能接受和存储医院临床医疗、护理工作、教学科研及医院其他部门的工作信息和数据,各类人员可根据需要通过网络系统随时查阅信息,大大提高了工作效率,共享信息资源。

7. 替代性 信息已成为一种可交换和创造价值的知识。它的价值可以与资本、劳动力、物资资料相互代替,甚至比它们更重要。因为信息的及时沟通,可以减少上述能源的消耗。研究表明,使用护理信息系统可减少护理人员耗费工时平均数的60%。

8. 扩充性 信息随着时代的变迁和事物的发展,知识不断更新,通过各种渠道和手段不断扩充、传播和更新,以满足人们的需要。

护理信息除具有信息的一般特点外,还有其专业本身的特点:

(1)生物医学属性 护理信息主要是与病人健康有关的信息,因此具有生物医学属性的特点,在人体这个复杂的系统中,由于健康和疾病处于动态变化状态下,护理信息又具有动态性和连续性。如脉搏就汇集着大量的信息,既反映人体心脏的功能,血管的弹性,还反映血液的血容量等信息。

(2)相关性 护理信息和多方面有关,涉及的部门和人员很多,各方面的密切配合很重要。有护理系统内部信息,如护理工作信息、患者病情信息、护理技术信息等;有护理系统外部信息,如医生要求护士共同治疗患者、医院各医技部门及科室要求护理配合、参与等信息。这些信息往往是相互交错、相互影响的。

(3)准确性 信息必须及时获取、准确判断,做出迅速的反应。医院护理信息的收集需要许多部门和人员的配合,加之护理人员分布广泛,给信息的收集和传递造成了一定的困难。护理信息中的一部分可以用客观数据来表达,如患者出入院人数、护理人员出勤率、患者的血压及脉搏的变化、病人的平均住院日等,而一部分则是来自主观的反应,如病情观察时患者的神志、意识的变化,心理状态信息。它们直读性差,需要护理人员能准确地观察、敏锐地判断和综合地分析信息。否则,在患者的病情危重,病情突变危及生命时,信息判断、处理失误,会造成不可挽回的损失。

(4)大量性和分散性 护理信息涉及面广,信息量大,种类繁多,且分散。有来自临床的护理信息,来自护理管理的信息,来自医生医疗文件的信息;有数据信息、图像信息、声音信息、有形和无形信息等;对这些信息正确的判断和处理,直接关系到护理质量和管理效率。

二、护理信息分类及其来源

(一)护理信息的分类

医院的护理信息种类繁多,主要分为护理科技信息、护理业务信息、护理教育信息和护理管理信息。

1.护理科技信息　包括国内护理新进展、新技术、护理科研成果、论文、著作、译文、学术活动情况、护理专业考察报告、护理专利、新仪器、新设备、外院各种疾病的护理常规、卫生宣教资料等。同时还包括院内护理科研计划、成果、论文、著作、译文、学术活动、护士的技术档案资料、护理技术资料等。

2.护理业务信息　主要有临床直接观察的护理信息,个案病例护理信息,病房护理工作基本信息源,如医嘱信息、护理文件书写资料等。院内护理质量指标及原始材料,患者出入院、护理工作种类卡片,各种护理工作量统计表,各种日报表、月报表、季和年报表、各种护士排班表、护士考勤表等。

3.护理教育信息　主要包括教学计划、实习、见习安排、教学会议记录、进修生管理资料继续教育计划、培训内容、业务学习资料、历次各级护士考试成绩及标准卷等。

4.护理管理信息　包括护士的基本档案,三级医院评定标准、各级护理人员职责、院内外各种护理规章制度、各级护理技术人员工作的质量标准、各级护理管理人员的职责、各种护理模式的管理制度及各班护理人员的工作质量标准、护士长管理的资料信息等有关管理内容。

(二)护理的信息来源渠道

1.医务科、统计室、病案室的有关资料　医务科、统计室、病案室的有关资料,如各科、各病房的住院患者数(日报表),当日新入院病人简报,当日出院病人简报,各科门诊人数(包括初诊、复诊人数)等。

2.各护理单元资料　各护理单元资料如手术预定单、病房每月报告本、急诊科(室)的报告、护理人员值班预排表、危重病人情况报告表、空床位情况等。另外,夜间总护士长查房报告也是护理信息的重要来源。

三、护理信息管理内容

(一)护理行政信息管理

病区护士长可利用计算机进行排班、查阅出勤情况、考核护理人员工作质量,同时可以了解病人情况、医药费用、病人动态。护士长要制定相应的护理信息管理制度及护理信息使用制度,维护护理信息的真实性、可靠性;同时还要对护理人员进行计算机的应用与管理培训,防止数据的丢失或损坏,如必要材料的备份、定期对系统进行维修与保养等。

(二)护理业务信息管理

护理业务信息系统的内容有护理计划、患者病情、医疗计划、医嘱、患者饮食等,项目繁多,内容复杂,护理人员在输入护理信息时,一定要认真负责,按照统一规范的输入方法输入。要有专人负责定期对各系统进行整理,保证护理信息收集内容全面、格式正确。

(三)护理质量信息管理

将护理质量评分标准输入计算机,建立数据库,将护士长、科护士长、医院护理质量控制小组、护理部各项检查、护理工作报表等数据输入计算机,使信息得到准确、及时的

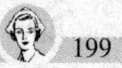

储存。利用计算机将储存的信息进行运算、统计、分析后,可将各病室护理工作质量以报告的形式输出,准确地评价护理工作强度和护理工作质量,便于护理管理,提高护理质量。

(四)护理科研教育信息管理

护理人员通过计算机建立各种信息库,如将特殊病例、科研数据、科研成果、新业务技术等输入计算机并储存,应设立密码,防止他人窃取或删除。利用计算机管理护理人员的科技档案,如对个人学习经历、学习成绩、论文及著作、发明、专利、科研成果等进行记录和统计,了解护理的科研状态和护理人员的科研能力,为晋升、深造、选派科研人才提供有力的依据。

(五)供应室信息管理

供应室是医院无菌器材的供应中心,主要承担清洁、消毒、保管和发放工作。利用计算机进行信息管理,可将物品的种类、数目、价格、发放情况、回收情况、使用后损坏情况输入,并提供有效的、可靠的管理信息。

(六)重症监护病房信息管理

监护病房收住大型手术后及严重创伤的患者,病情危重、变化快,需要建立一个能对人体重要的生理生化指标,有选择性地进行经常性的或连续性的监护系统。这个系统必须具有信息储存、显示、分析和控制功能。通过以计算机为核心的监护系统,将主要的生化信息指标自动储存、显示、分析,及时发现病情变化并做出应急处理,同时也降低了护士的疲劳性观察,减少手工操作及主观判断造成的误差。

四、护理信息管理的措施

(一)护理管理者应正确认识护理信息系统的作用

计算机是现代化管理的工具。当前我国护理工作正在由传统型向现代化型转化,护理管理由经验型向科学型转化,人们对客观现实的认识主要依靠对信息的分析,正确的决策来源于科学的依据。在信息飞速发展的今天,护理工作仍沿用传统的手工作业方法提供信息,较难保证及时性、准确性、科学性,不利于提高工作效率和质量。护理管理者应充分认识计算机对于调动护士积极性、发掘护理人员智力资源、提高护士素质、推动护理工作不断发展的重要意义。

(二)加强培训工作

护理管理人员应掌握计算机基本理论与知识,并逐步具备熟练的操作技能。护理部应组织护理人员学习计算机知识、操作方法,掌握文字处理系统和数据库的使用等计算机知识,认真学习护理信息管理制度,提高对护理信息管理的认识,自觉参与护理信息管理。尤其是新护士在岗前培训时,应掌握计算机信息系统的知识和技能。

(三)做好分级管理工作

护理部应健全垂直护理信息管理系统,做到护理信息的分级管理和分级使用。实行护士-护士长-科护士长-护理部主任负责制。保证信息的完整性和真实性,减少信息传

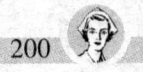

递过程中不必要的环节,保证信息渠道通畅。除对可以进行查询的信息外,其他信息都应使用密码,应注意护理信息使用过程中的保密工作,尤其是护理行政管理信息。

(四)加强对护理人员业务素质的培养

随着计算机技术的不断发展,新的理论不断产生,护理部应加强对护理人员整体素质的培养,学习法律法规知识、新业务、新理论、新技术,不断提高外语水平,掌握计算机的应用,提高对信息的收集、分析、归纳、判断和运用的能力。遇到异常信息,能准确识别,果断处理,提高护理工作的质量和效率。

(五)加强对信息的传递、反馈和监督管理

各级护理人员应对信息及时传递、反馈、经常检查和监督信息管理工作,对违反信息管理制度,失实、错漏报、迟报信息,而影响正常医疗、护理工作的,甚至造成病人受损或经济损失者,应追究责任,予以处理。通过以上措施加强对护理信息的管理,可促进医院护理管理水平迅速提高,使医院护理质量跃上新的台阶。

21世纪是信息的时代,医院护理信息管理必须跟上时代发展的步伐,并在实践中不断完善,不断提高,逐步实现医院护理管理工作的现代化。我们深信护理信息知识的广泛应用,必将促使护理质量和护士素质提高到一个新的水平。

第五节　健康教育工作管理

随着护理工作范畴的扩大,维护人类健康已成为护理工作的神圣职责,健康教育是维护人类健康的一项极有效的措施。许多发达国家都把健康教育作为培训护士的一项基本要求,我国社会的发展和护理模式的变化也要求护理人员具有多层次的知识结构,具备健康教育的知识,掌握健康教育的技能。因此,加强健康教育工作的管理具有十分重要的意义。

一、健康教育概述

健康教育广义的概念是把卫生知识传授给群众,培养人们的自我保健意识和对公众保健的责任感,从而纠正不良习惯,排除不良因素,建立健康的生活方式与健康行为。狭义的概念则是指护士运用自己的专业知识和技能,向病人讲解有关疾病的治疗、护理和预防保健知识,使病人知道更多的有关健康和疾病的信息,并认识到参与护理的价值。自1986年我国响应WHO提出的全球性战略目标的号召后,卫生部明确指出要在全国大力开展健康教育工作,以提高全民族的健康水平。医院在健康教育方面有它独特的有利条件,因为:①医院是医疗知识和技术密集型的实力机构,有送上门来的患者和地段负责保健的群众,他们都急切地、自愿地接受健康教育,也有一定的受教育时间;②医院可根据防治工作中的实例,卫生防病统计数字及流行病调查结果充实健康教育内容;③医护人员在日常医疗护理服务中,树立起可信赖的保健威信;④医院有体检、化验、治疗及护

理的技术作为后盾,受教育者可以得到健康验证及咨询服务;⑤医院有一定的经济基础,有条件开展多种形式的健康教育,可收到良好的效果。

二、医院健康教育的内容、形式和方法

(一)健康教育的重点内容

根据院内、院外不同的卫生需求和病人、家属、群众不同的情况,教育材料可以采用专业健康教育机构提供的,也可以是由专科医护技术人员拟定的。要因人、因时、因地而异。灵活安排,切不可千篇一律。医院的健康教育内容主要有以下几个方面。

1.门诊教育　门诊教育是指对病人在门诊治疗过程中进行的教育,由于门诊教育具有病人停留时间短、变动大、针对性差、难以进行系统教育的特点。所以,门诊教育主要侧重于普遍性、一般性的宣教。根据不同的季节、不同地方的不同疾病特点,进行常见病的防治教育。教育内容必须力求精练、新颖、实用,以增进教育的吸引力。

但是,有些健康教育计划的主要服务对象是门诊病人及家属。例如,糖尿病、哮喘等已被确诊的病人,病情又不至于要住院,就需要在门诊为他们提供有关药物、饮食、预防糖尿病昏迷、低血糖、胰岛素休克和哮喘发作等方面的指导。另外,从缩短住院天数,降低医疗费用角度看,病人住院期间也常常没有足够的时间接受健康教育。所以,在这类病人中,健康教育必须是门诊病人服务的主要项目,即通过门诊咨询服务进行教育。值得注意的是,门诊教育应该伴随医疗活动开展,用于稳定病人情绪,维持良好的医疗秩序,让病人在就诊过程中获得所需要的医疗知识。

(1)候诊教育　指病人候诊期间,针对候诊知识及该科的常见病,多发病防治所进行的教育,通常采用口头讲解、教育手册、宣传栏、广播、闭路电视或多媒体教育咨询系统等形式告知病人挂号分类候诊常识、专科疾病检查治疗配合知识、各种标本采集法和门诊导医环境等,指导病人利用短暂的候诊时间,尽可能多地获取对个体就医有益的健康知识。

(2)随诊教育　指医护人员在治疗过程中,根据病人所患疾病的有关问题或病人关心的问题进行的口头教育。这种教育方法具有较强的针对性和灵活性,但应注意教育内容不宜过细,以免影响诊疗速度,引起候诊病人的不满。

(3)门诊咨询教育　指面向门诊候诊病人或向社会各人群的综合性咨询教育,通常可采用设门诊咨询或电话咨询等形式进行。门诊咨询教育内容跨度大,涉及的专科多,应让有经验的医护人员承担咨询任务,解答病人的提问。

(4)健康教育处方　指在治疗过程中,以医嘱的形式对病人的行为和生活方式给予的指导。健康教育处方是近年来的深化医院健康教育改革中产生的一种新型的治疗方法。在门诊病人中,一般慢性病占60%以上,门诊医生在对病人进行药物治疗的同时,配合健康教育处方提高病人自我保健能力,这样既加快疾病痊愈,又节省医疗经费。起到"处方不用药,治疗也有效"的作用。

2.住院教育　住院教育是指对住院病人或家属进行的教育,这亦是医院病人教育的重点。住院病人由于在院时间相对较长,与医护人员接触的机会多,特别是慢性病病人,便于有计划、系统地进行教育。但是,住院教育必须根据病人病情的轻重缓急,选择适当

的教育时机。对急诊、危重病人,要在病人病情相对稳定的情况下实施系统的教育。对不同的病人,也应选择不同的教育对象。如,对有视听缺陷的病人或老人、小儿,应将其家属作为教育对象。

为提高教育效果,住院教育应根据病人不同时期的住院特点开展全程分期健康教育。全程指病人从入院到出院全过程的系统教育。分期指病人在入院、住院、手术前、手术后和出院时进行的阶段性教育。分期教育应由浅入深,循序渐进,环环相扣。

(1)入院教育 指在病人入院时,对病人或家属进行的教育。教育的目的是病人尽快适应住院环境,建立有利于接受治疗和护理的遵医行为。教育的主要内容是医院的各项规章制度,如生活制度、探视制度、陪护制度、卫生制度等;病区环境;等级护理要求;医护人员介绍等。教育方法可采用口头教育、手册教育或宣传栏等。

(2)住院教育 指在病人住院期间进行的教育。教育的目的是减轻病人的心理负担,丰富病人的健康知识,提高病人住院适应能力和配合治疗能力。教育内容应根据病人健康问题的需要和治疗护理特点有针对性地选择。对慢性病病人,病情稳定者,应将健康教育作为一项治疗措施落实到病人的治疗活动中,教育内容伴随着治疗过程循序渐进地展开。如高血压患者,在确定诊断阶段,可让病人系统了解高血压病因、发病机制、症状和诊断标准等知识;在治疗阶段,指导病人掌握正确用药、血压监测意义和药物不良反应等知识;出院时,则应指导病人学会自测血压技术,掌握有利于稳定病情的卫生知识,如生活起居、饮食、锻炼和用药等。所采用的教育方法可灵活多样,包括口头宣讲、发放教育手册、床边演示、定期讲课、病人现身说法、小组讨论、自助团体、电视录像和推荐学习材料等。

(3)手术前教育 指对择期手术病人进行的教育。术前焦虑是手术病人共同面对的心理问题,焦虑发生率由于检测方式不同,得出的结论不尽一致,国外报告从11% ~ 80%,国内报告30%。由此可见减轻术前焦虑,提高手术适应能力应成为术前教育的主要目标。因此,术前教育应根据病人的心理特点和围术期护理要求进行,术前教育内容包括知识灌输和行为训练两个方面。知识灌输重点是麻醉和手术相关的知识要点,如麻醉前用药意义,手术前戒烟、禁食水意义和方法,视觉模拟疼痛评估尺的应用等。行为训练的内容主要有与手术相关的适应行为训练和预防术后并发症的行为训练,如床上排便训练、放松技术训练、深呼吸训练、有效咳痰训练、带管更换体位训练、上呼吸机手语训练等。教育方法以个别指导为主,手册或电视录像教育为辅。

(4)手术后教育 指对已完成手术的病人进行的教育。术后教育是术前教育的继续,教育的目的是提高病人术后配合能力,减少术后并发症。教育内容包括术后病房或监护室环境介绍,术后留置各种管道的意义及配合要点,疼痛的表达方法,术后早期活动或功能锻炼的意义和方法,术后常见并发症的临床表现等。教育方法以床边指导为主,辅助应用教育图片或教育手册。

(5)出院教育 指在病人病情稳定或康复、出院时所进行的教育。出院教育应针对病人恢复的情况有的放矢的实施。教育的目的是提高病人自我保健或自我护理能力,促进机体康复。教育内容包括疗效介绍、病情现状、巩固疗效和预防疾病复发的注意事项;正确用药、饮食、活动、休息、睡眠、复查、随诊的一般知识等。因生活方式或不良卫生习惯所致的疾病,应在出院时纠正病人的不健康行为,帮助病人建立健康的生活方式。教育方法可采用口头宣教、指导病人阅读教育手册、开健康教育处方和推荐学习资料等。

3. 出院后教育   出院后教育是指对已出院的病人进行的教育,教育的对象主要是出院后需由医院做出特殊安排的病人,如瘫痪病人、肿瘤病人、诊断明确的慢性病人和经常需要作复杂治疗的病人。受教育者包括病人及其家属。教育内容包括疾病的诊断、治疗进展、药物的应用、家庭护理方法、病人的保健方法及如何选择医疗保健等。

出院后教育不同于住院教育,它不是一次性过程,而应是一个追踪过程。其教育目的是使病人在出院后能继续接受与个体疾病康复有关的健康教育,及时了解所患疾病在诊断和治疗方面的最新进展,掌握控制疾病发展的方法,降低再住院率。目前,美国对出院后教育十分重视已将其作为出院后服务的一项重要内容,其服务形式是电话咨询,定期举办专题讲座、免费提供教育资料等。实践证明,这种院后服务方式,不仅为出院后病人提供了再学习的机会,而且也为医院赢得了信誉。吸引更多的病人选择那种能为病人提供院后服务的医院,作为个人或家庭的医疗保健单位。我国目前正处在医疗体制改革阶段,在医疗市场的激烈竞争中,为出院病人提供院后服务,无疑会给医院带来生机和活力,产生良好的社会效益和经济效益。

4. 社区教育   社区教育是指以社区为单位,以促进该社区居民健康为目的的教育。医院是社区的医疗保健中心,理所应当成为社区卫生知识的传播中心。随着卫生观念的转变,医院已开始将医疗服务从院内扩展到院外,医院服务的趋势也从单纯的治疗服务转向生理、心理、社会的全面服务;从单纯的技术服务转向社会性服务。医院的服务对象不断扩大,其中一项重要的内容就是开展广泛的健康教育工作,使医院成为社会健康教育的中心。

医院开展社区健康教育,内容可针对一般疾病的防治、计划生育、预防接种、妇幼保健、疾病普查等进行,也可向群众介绍医院特色、服务范围、开展健康咨询的项目、方式(如电话咨询、专题讲座)等。医院还可根据社区的需要,开设卫生科普专栏,利用广播、电视、报刊等大众传播媒介开展健康教育,提高公民的健康意识。此外,医院还可利用开设家庭病床的优势,对慢性病人或老年病人开展家庭健康教育。

(二)健康教育的形式及方法

1. 健康教育的形式   健康教育的形式有口头宣传、文字资料、照片、图片、实物标本、模型、具体示教等形象教育,幻灯、录音、广播、电影、录像等声像教育,以及文艺演出等各种艺术形式的表演教育,应根据教育对象的文化水平,采取易于接受,喜闻乐见的形式。

2. 健康教育的方法   健康教育的方法可分为知识灌输,行为训练和双向交流三大类。

(1)知识灌输   主要包括讲演、个别指导、集体指导、大众传播媒介等。

(2)行为训练   有技能培训、模拟与游戏、模仿学习、行为矫正等方法。

(3)双向交流   主要有询问式学习、小组讨论、病人现身说法等方法。

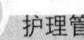

三、医院健康教育的组织实施

(一)使护士成为健康教育的主力军

在医生、护士、技术人员中，护士是健康教育的主力军。随着科学的发展，护理学扩大了内涵，它不仅限于对病人的护理，而且在预防疾病、促进健康、防止病残等方面都开展了护理工作。护士无论对病人或群众，约有一半的时间是搞健康教育的。护士接触病人的时间最长，护理工作与病人休养康复的关系密切，护理技术及护士的表率作用能赢得病人和群众信赖，达到良好的教育效果，医院领导应充分发挥这一优势。

(二)设专职机构

有条件的医院可以设立健康教育科，设专职人员4～5人，在院长领导下开展工作。一般医院可在护理部内设一个健康教育组，有2～3名专职人员，负责抓好全院的健康教育工作。

院内的业务科室应设专职健康教育通讯员，负责本科的健康教育，并接受医院健康教育科(组)的领导，使医院形成一个统一的、有领导的健康教育网络。

健康教育科(组)的任务有以下几点：

1. 接受市、区、县爱国卫生运动委员会、计划生育委员会及其他组织机构的普及卫生科学知识的宣传教育任务；负责与当地防疫、妇幼保健、疾病防治以及科协、学会、有关健康教育的机构联系，取得技术帮助。

2. 制订全院健康教育的年度计划及发展计划，研究有效的健康教育形式和方法。

3. 组织、指导各业务科室的健康教育工作者，有计划地开展各类专业健康教育工作。

4. 组织院内医务人员进行卫生咨询、培训，以及大型健康教育活动。

5. 组织健康教育资料的编写、创作、印刷、出版和推广、销售工作。

6. 负责院内各健康教育阵地(如板报、宣传栏)的管理和使用。保管医院电教器材和健康教育资料、用具、工具等。

7. 在院长(或护理部主任)的领导下，进行健康教育工作质量与效果的检查评比，奖优罚劣。

8. 负责全院健康教育经费的管理。

四、健康教育工作的科学管理

(一)开展健康教育存在的问题

健康教育是医院和护理人员的一项重要职能，也是整体护理中的一项重要的工作内容，还是护理管理者进行整体护理工作质量考核的一个方面。我国护理人员开展健康教育工作取得了较明显的成效，但开展时间不长，整体水平还处在初级阶段，还有一定的客观因素影响着健康教育工作不断向纵深发展。因此，在当前需不断深化健康教育工作的同时，对下列问题，必须引起高度重视。

1. 病人因素　病人因素是健康教育工作能否顺利开展的主要因素，包括两个方面。①病人过分依赖医院。长期以来由于多种因素阻碍我国医疗卫生事业的发展，医务人员的观念未能改变,医学模式处于生物医学模式阶段。由于改革开放,医学模式已经逐渐向生物-心理-社会医学模式转变,由此看来,卫生保健牵扯方方面面,过分依赖医护人员,很难达到满意的效果。②病人的文化层次、年龄状况限制了信息的输入。我国的教育现状目前还是很落后,普及教育的程序和范围还不均衡。一些地区的病人尤其是农村病人接受的教育很少,文化层次很低,有的甚至是文盲,缺乏一般的卫生常识。入院后由于缺乏重要的文字交流手段,病人以护士给予的健康信息表示不理解,阻碍了护患之间的交流,还有的病人年龄较大或因疾病的关系,反应迟钝,记忆力减退,这些都是开展健康教育的阻力。

2.护士因素　护士因素直接影响着健康教育的质量。①护士未给病人做详尽的健康教育。我国的护士在一定程度上还存在着缺编的现象,即使是整体护理病区,编制仍存在不足。这样在一些工作量大的科室,治疗任务占据了大量的时间,护士进行健康教育的时间势必压缩,有的根本就没有时间做这项工作。另外,由于护士素质参差不齐,有的护士工作没有热情,缺乏主动性。还有的护士自身缺乏过硬的专业知识,到病人身边就怕病人提问题,所以避而远之,更不用说向病人进行健康教育了。②缺乏娴熟的沟通技巧。我国的护理教育多年来一直采取中专教育,教材的编排也不尽合理,只重视了专业教育而忽视了人文科学的培养,心理学和沟通技巧方面的知识比较欠缺,而这两项恰恰是开展健康教育必备的基本素质。由于不能熟练掌握沟通技巧,和病人沟通的时候,语言显得单薄,缺乏说服力,不能够增加病人的信任感,这样开展健康教育就不易被病人接受。③护士开展健康教育的动机不正确。作为一名护士有责任有能力告诉病人有关治疗、护理和预防保健的知识,这是本职工作。但是有的护士却没有认识到这一点,一些治疗性任务积极主动去完成,而健康教育只是为了应付护士长或护理部的检查,对照教育计划强迫病人去背,以至于有的病人就提出"住院什么都好,就是老让我们背不太好了"。甚至有的病人形成了很重的心理压力,怕自己记不住给责任护士带来不好的影响,这样和我们开展健康教育的初衷是不相符的。

3.检查者因素　检查者因素在健康教育过程中也是不容忽视的。检查者的方法和手段很重要,要运用适当、灵活。检查者首先要让病人明白检查的目的及内容,不要一味地对照健康教育计划去让病人背,也不能把会不会背作为衡量健康教育合格与否的标准。有的病人背得很熟练,可仍然不会运用到生活中,这样的健康教育仍然不能算合格。有的病人虽然不会背,可是一些技巧他可以演示,这样的健康教育就是达到目的了。如果检查者的方法和手段运用的不合理,不能够正确评价护士的工作,不仅会挫伤一部分护士的工作积极性,而且会成为一些会投机的护士的庇护伞,这样的效果评价永远也起不到促进的作用。

4.材料因素　材料因素也直接或间接的影响着健康教育工作的效果。一般整体护理模式病房制订的健康教育计划,即针对不同病种各制订出一份计划,但是同种疾病的病人各方面情况又有所不同,用同一份计划去进行健康教育,往往会收到不同的效果。有些文化层次高、知识结构丰富的人轻而易举地就掌握,甚至掌握得更多。而有些病人可能根本就无法接受,这样的教育计划不能针对病人的具体情况,缺乏特异性。

(二)健康教育工作的管理

1.转变观念

(1)要正确认识护理人员开展教育工作的现状　现代健康教育已有100多年的历史,国外建立健康教育专业也有60多年了,而在我国近十年才将"健康教育"这一概念广泛传播及应用。随着社会的进步和人们对健康需求的不断提高以及护理职能的不断延伸,健康教育工作已成为医学模式转变和护理学科发展的必然产物。近年来,我国开展健康教育工作,不仅形势喜人,而且正逐渐走向规范化、科学化、标准化。但是,开展健康教育工作发展很不平衡,一些医院和相当一部分的护理人员开展健康教育工作还在低水平上徘徊,基本停留在"卫生宣教"的阶段。究其原因主要还是观念更新不够、护理人员的基本素质不高,开展健康教育的能力不强等。因此,要深化开展健康教育工作,必须抓住根本,从"源头"抓起。

(2)要正确认识健康教育的内涵　健康教育是一门新兴学科,发展迅速,客观需要不断地赋予它新的重要职能。虽然目前尚无一致的公认的定义,但是健康教育和其他教育一样,是一种有计划、有目的、有评价的教育,它是通过卫生知识的传播,致力于引导人们养成有益健康的行为,使之达到最佳的健康状态,所以健康教育又被称为联结卫生知识与行为改变的桥梁。我们在开展健康工作时,一定要注意"健康教育"与"卫生宣教"健康指导的不同点,深刻认识从"卫生宣教"到"健康教育"的转变不仅仅是用词的改变,而且是护理观念和工作模式的转变。只有正确认识了健康教育的内涵,才能把开展健康教育工作定位于影响病人的行为,并使其保持健康与所需的知识、态度、技能产生改变,从普及卫生知识入手,最终达到建立健康行为的过程上。

(3)要正确认识执行健康教育程序的作用　1986年,美国公共卫生协会的公共卫生教育组研究发展了五步骤模式,为我们开展健康教育指明了工作的思路。但从近期的调查看,护理人员对教育角色的认知不够全面,尤其是对健康教育程序的概念认知模糊。健康教育程序是一种合乎逻辑的、科学的工作方法,是为解决病人的健康问题,护士通过全面的评估,了解病人的需求,建立教育目标,选择教育方法,执行教育计划,实施效果评价的全过程。因此,健康教育程序是开展健康教育工作的基本工作方法,不按照健康教育程序开展工作,健康教育工作就达不到应有的目标,也就没有高质量。

(4)要正确认识健康教育互动三要素　实践证明,一个完整的有效的健康教育活动是护理人员和病人及家属多方互动的结果。只有双边人员都得到激励,才会产生互动力,才会取得最佳的效果。因此,在实施健康教育过程中,要正确处理好教育者与学习者即护士和病人及家属的关系,通过共同制订教育目标和执行学习计划,把健康教育的操作体系从护理人员的单纯"灌输"演变为和病人及家属的共同参与过程,才能使健康教育与"大卫生观"接轨,健康教育工作才会产生全社会的健康价值的新观念。

(5)要正确认识观念转变对开展健康教育工作的影响　面对21世纪知识经济的挑战和人人享有卫生保健的战略目标,护理人员开展健康教育是一项具有战略意义的任务,因此必须更新观念。观念的更新首要的是加强领导,从人本管理入手,突出以人的健康为中心,建立一套完整的制度、实施规范及评价考核标准体系。其次要克服护理人员资格不够、不能开展健康教育的错误观念,树立为人类健康而不懈努力的理念,变被动为主动,调动积极性和挖掘人的潜能。不断创新和奋发进取,注重知识的更新,从而具备驾驭健康教育和护理工作一体化的能力。另外,要正确掌握健康教育工作的出发点和着眼点。随着以人的健康为中心的医学模式的不断推进,人们对健康的需求不断提高,要充分认识生活方式和行为改变对健康的影响,积极促进健康的有效行为。

2.健康教育人员要实行岗位责任制　根据不同的工作要求,做到定岗、定责,还要定出检查考核指标("三定")。以便评价工作质量和效果。各科的健康教育人员任务到人,依数量、质量的要求,按期考核,并实行奖惩办法。

3.实施程序化管理和目标管理

(1)按 PDCA 四步程序工作　(略)

(2)实行目标管理　健康教育也同其他工作一样,要制定可能争取到的目标,使工作有所遵循。可以发动健康教育人员开展达标活动,以期更好地完成健康教育计划。可按两类运行状态制定目标:①惯性运行目标,规定相应的健康教育要求。在正常情况下应完成常规的健康教育任务的目标如定期更换健康教育栏、黑板报的内容,病人出入院教育的内容及住院期间有关疾病的各项指导等。一旦写出任务目标,便可执行。由健康教育科(组)进行必要的质量控制。②调度运行目标,若有新的或全院性的健康教育任务,健康教育科(组)要组织一定力量,安排必要的内容,确定切合实际的健康教育形式和方法,拟定达到的目标。健康教育科(组)在院长(或护理部主任)的领导下实施调度,并进行质量控制。

4.健康教育人员的培训和锻炼　首先在已有的组织机构中,培养健康教育专业人员。护士除采用科室业务学习、全院业务学习、外出进修学习、参加学术会议、护士参加自学考试等形式不断充实医疗护理新知识、新业务技术外,还要根据各人的特长,学习一些健康教育知识如科普文章的撰写方法,电化教育仪器的使用与维修,板报的美术及艺术编排,以及有关的心理学、社会学、公共关系等知识。掌握健康教育的技巧即采用多种形式,抓住病人的兴趣给予相应的健康指导。因为病人最感兴趣的内容也最容易记住,才可以满足病人的需要。让患者了解这些内容,可通过采用图画、模型、文字、录音等多种方式刺激病人的兴奋点,使之加深论证。

5.建立特异性较强的健康教育计划　标准的健康教育计划给我们的工作带来了一定的便利,同时它也存在一些弊端。如它不能体现病人的个体差异性。针对这种情况,可在标准健康教育计划后面设计部分空格,如需增加可自行在空白处添加,充分体现了病人的特异性。

(三)健康教育的效果评价

1.健康教育效果的评价要求　进行健康教育效果的评价,要求评价手段灵活,目的明确,给护士传递相关的健康信息。评价的手段不一定非要针对健康教育计划一字一句地去评估病人是否掌握,可以通过与病人交谈、看书面资料、询问护士等方式去了解护士是否主动做这项工作。评价的结果要视病人的情况而定,不能强求所有的病人达到同一个标准。硬性要求只会挫伤护士的工作积极性,别无益处。

2.健康教育效果评价内容

(1)学习需要评价　评价病人的学习需要是否得到满足,评价以往评估过的病人需要是否为病人的真正需要,有无遗漏,或者当病人有多种需要时,护士由于时间的限制只考虑了对病情有较大帮助的需要,而忽略了解除病人疑虑的需要,导致无法取得病人的信赖,降低了病人的参与感等。

(2)教学方法评价　教学方法的恰当与否,直接影响到计划的成效。评价教学方法包括:①教学的时机与场合是否恰当;②教育者是否称职;③教学材料是否适宜(准确、通俗);④教学方法是否得当;⑤教学进度与气氛如何。

(3)计划目标评价　病人教育目标和学习目标有不同的层次,前一个层次是达到后一层次目标的必需,如手术病人分期教育目标,从入院到出院要分四个层次进行,其顺序是:

$$病人教育计划 \rightarrow \boxed{效应1} \rightarrow \boxed{效应2} \rightarrow \boxed{效应3} \rightarrow \boxed{效应4}$$

1.建立遵医行为　2.适应手术,减轻焦虑　3.配合治疗　4.促进康复

因此,在评价计划目标时,应参照计划目标,在计划的不同时期进行不同的评价。

(4)知识行为评价　病人教育的最终目的是让病人做到知、信、行,因此,评价的重点应是病人的知识掌握程度,态度改变与否和行为取向如何。知识是改变的必要条件,了解病人知识掌握程度可以帮助预测其行为转变的可能性。态度是产生行为转变的前提,判断病人对健康和疾病的态度可以帮助掌握其行为发生的本质和行为转变的取向。行为转变是健康教育要达到的预期效果,对行为进行评价有助于了解病人教育的效果。

(5)教育质量评价　健康教育重在普及,重在效果。因此,质量评价的重点应放在病人教育普及率与合格率的监测上。普及率即实际接受教育的人数占应教育人数的比率,合格率为抽样检查教育合格人数占抽样人数的比率。病人教育效果还可通过并发症减少、住院时间的缩短、治疗效果和经济效益等方面进行评价。

3.健康教育效果的评价方法　测定卫生知识获得的方法:一般对文化层次较低的人可采用个别谈话、座谈收获等形式。对文化层次较高者,可以采用问卷方法,运用是非题、填空题、选择题、问答题等形式来进行。要以同样的问题做健康教育前后的对比。

卫生行为的实地考察:在进行健康教育前,了解不卫生的习惯和嗜好,如吸烟、酗酒、睡前不刷牙等。待有针对性地进行健康教育后,再深入生活、工作处所了解实际的改善情况,并做前后对比。卫生行为的改变或卫生习惯的养成往往需要借助外力。可以配合一定的卫生条例、法规、卫生制度等加以约束,也可发动教育对象互相监督、帮助,促使其改变不良的卫生习惯和行为。

总之,健康教育的效果评价,要根据不同时期,不同要求,有重点、有目的地进行评价,这是一项细致又带有科研性质的工作,不一定对每项教育都进行评价,可以有重点地抽样检查。

第六节　护理学科学技术研究管理

护理学研究的组织和管理是护理管理中的重要组成部分。是运用管理学的基本原理和方法,按照护理学科的规律和特点,合理组织和利用资源,以保证和促进科研工作顺利协调发展的活动过程。护理学研究发展水平在很大程度上取决于科研管理的水平,科研管理必须遵照科学研究和学科发展的规律,才能充分发挥科学研究的作用。

一、护理学科学技术研究的特点与任务

(一)护理科研的特点

护理科研除了一般科研所具备的探索性、创造性、连续性和竞争性等特点之外,还具有以下几个特点:

1. 安全性　护理科学的主要对象是人,科研成果直接或间接地应用于人,必须确保安全,并以保证人的身心健康为基本原则。

2. 复杂性　科研本身是一种复杂劳动,医学研究的安全性,极大地增加了护理科研的复杂性。

3. 社会性　护理科学研究以防病治疗,提高人民群众的健康水平为研究目的。社会效益是护理科研的主要目标之一,它的宗旨是面向社会,服务于社会,造福于人类。

(二)护理科研的任务

护理科研的任务重,凡与提高护理质量、加强科学管理有关的问题,都是研究范围,通常分为以下几类。

1. 护理基础理论与技术的研究　这是应用基础医学知识及护理基本概念、技术方法、操作程序及效果的研究,如解释说明各种护理技术、护理操作及护理要求的理论基础;以当代心理学、社会学、行为科学的成就为基础,开辟人文社会护理学新领域。对病人的心理状态及心理护理方法的研究,包括不同性别、职业、病种及文化背景、家属社会关系状态下的病人的心理活动规律、表现形式,对诊疗、护理的影响,应采取的护理方式以及效果评价指标,护士的伦理道德,依此建立相应的精神、心理、社会护理规范等,应用不同内容的现代护理新理论,如自护理论、舒适理论、压力与适应理论、人与环境和谐理论、需要层次理论、激励理论等对不同人群、不同病种、不同类型的病人进行的健康教育研究以及护理如何进入社会,如何参与疾病的预防、治疗有关的护理组织管理学的研究等。

2. 提高现有基础护理、临床专科护理技术的理论通透水平的研究　应用当代医学新知识对各种护理规范做出理论解释,让护士不但知其然,还要知其所以然,从而增加护士知识的深度和广度,发挥护士的创造性。

3. 特殊病人的护理和危重病人监护技术的研究　特殊病人的护理和危重病人监护

技术的研究如老年病人的特别护理、儿童病人的特别护理以及精神病患者、传染病患者及孕产妇的特别护理等。重症监护技术涉及医院监护室的设立、条件配备、监护仪器的使用管理、监护技术的训练、监护室制度管理等以及不同类型监护室的技术研究及人员素质要求特点,均为护理研究的内容之一。

4. 中医护理和中西医结合护理的研究　中医护理和中西医结合护理的研究包括祖国医学中的护理思想、方法的研究和现代医院中中医护理和中西医结合护理的理论和技术的研究。

5. 一般疾病护理和护理技术革新的研究　对常见病、多发病的护理,从发病机制、临床表现、治疗、预防等方面分析,总结出行之有效的护理措施,充实临床护理内容。重视一般技术革新,提高护理工作效率。

6. 医院护理管理的研究　护理管理的研究包括护理人员编制、工作量测定、护理质量管理方法、评价指标;护理与其他部门关系的处理;护理人员的心理、行为与护理工作的关系;医院护理组织管理体制,护理服务方式;护理工作内外环境;病人管理;病房环境管理,医院建筑与护理工作等。

二、临床护理科学技术研究的组织、实施与管理

(一)护理科研的组织管理

1. 制定护理系统的全面科研规划　制定护理系统的全面科研规划的程序和方法是:①收集和研究与科研规划有关的情况和资料,确定规划目标;②编制护理科研规划纲要;③分科提出基层科研规划意见;④综合编制总体科研规划意见书;⑤进行科研规划评价预测或论证;⑥决定总体规划或上报审批。具体方法,如图7-1所示。

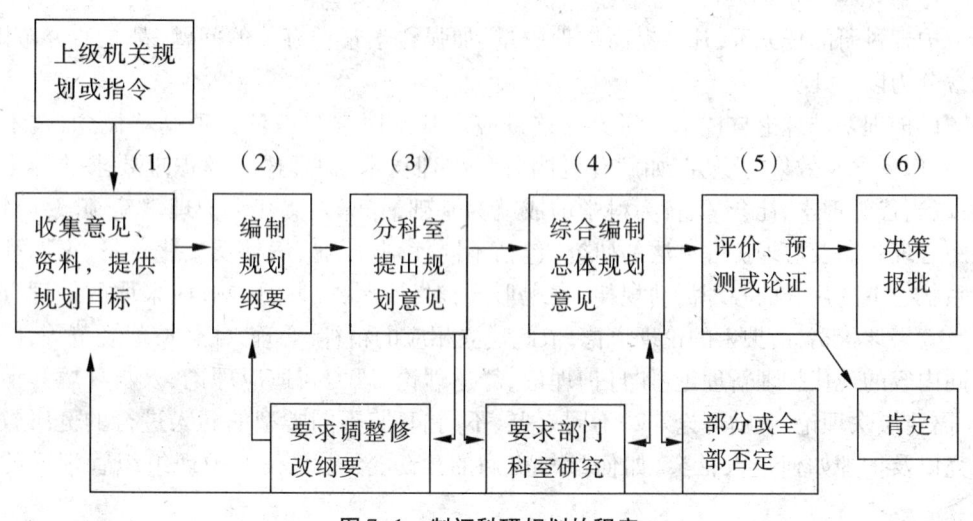

图7-1　制订科研规划的程序

2. 加强组织领导　在医院学术委员会领导下,由护理部负责组织领导护理科研工作,可成立护理科研领导小组,由护理部主任和有科研组织管理能力的护师及护士长组

成。其任务是:编制全院护理科研计划、审查科研设计、分配科研经费、监督执行科研计划、鉴定科研成果、评定科研学术论文、组织学术交流及解决科研中的具体问题。

3.建立必要的科研管理制度　建立必要的科研管理制度如科研计划审批制度、成果鉴定与推广制度、科研奖励制度和科研资料管理制度等。

4.充分发挥高级护理人员的作用　具有高级技术职务的护理人员(包括已到退休年龄,但身体健康且有研究兴趣的离退休人员)经验丰富,在科研中可起带头、骨干作用,应对其提出要求,明确任务,鼓励多出成果。

(二)科研课题的管理

研究课题的管理应遵循科学研究的基本过程来进行。研究课题的管理程序由立题申报、研究实施、总结评审 3 部分组成。

1.课题申报管理　立题申报阶段管理工作的主要内容包括:预初试验,调查研究,确立研究题目,起草研究计划;基层单位(科室等)初审,进行开题报告,通过专家论证;整理论证材料,组织申报,确定课题,鉴定研究合同等。

2.研究实施管理　此阶段管理工作包括以下内容:为课题组积极提供服务,深入了解研究方案的执行情况,指导实践工作,发现问题并及时纠正偏差,组织阶段小结,定期上报研究进度。课题结束后,认真整理原始资料,准备鉴定。

3.总结评审管理　总结评审阶段的管理工作内容包括:完成课题总结,撰写研究报告、论文,组织成果鉴定,申报研究成果。

(三)护理科研计划实施的管理

研究课题一经上级批准,应迅速组织实施。管理部门与课题负责人根据批准的"计划任务书"或"合同书",抓好组织、计划、实施三落实。在计划实施过程中,及时进行检查与督促,发现问题及时解决,力争圆满完成任务。具体要求做好以下几项管理工作。

1.明确分工,严格科研责任制　课题负责人对课题的实施及完成负有全部责任,要亲自参加全部或部分研究工作,特别是关键环节。要认真做好课题组的组织、指挥、协调工作,和对课题组各个成员进行考核。

2.定期检查　除了自查外,医院要每季度或半年对计划执行情况进行一次检查。检查内容有:①进度指标完成情况;②取得哪些重要的阶段性成果,有哪些重要进展,发现什么问题;③存在什么困难;④经费开支情况等。

在检查中若发现比原计划有重大进展,应采取措施加以支持,必要时争取增加经费指标,如发现原来的开题论证有较大漏洞,研究工作停滞不前,则应暂时终止原计划,重新审查开题论证报告,以确定是否调整和撤销。对完成计划进展好的应给予表扬鼓励,对无故不完成计划的,要取消条件支持或撤销计划与合同,必要时追查工作责任、经济责任,甚至法律责任。

3.特殊情况处理　欲撤销或调整课题时,需要提请学术委员会及有关上级业务领导部门批准,以体现实施计划的严肃性。

(四)科研成果的管理

科研成果是科技工作者辛勤劳动的结晶,加强对科研成果的管理,对提高人民健康水平、提高护理质量、促进护理学的现代化具有十分重要的意义。对科研成果的管理包括总结、鉴定、成果奖励、推广应用等内容。

1.科研资料的整理与总结　科研组必须完整地保存各种原始资料。在研究工作结束或告一段落时,由课题负责人亲自组织科研人员,对获得的资料进行科学加工,使它系统化、条理化,便于统计分析。分析就是运用统计方法加以对比,以排除事物的偶然性,找到其规律性。从资料的分析中可以引出必要的结论,阐明这项研究的意义和价值。每次研究的成果,无论成功或失败,都必须写出学术性总结报告或学术论文。

2.科研成果的鉴定　凡科研成果经过至少 1～2 年的实践考核和检验,证明其结论或结果是可以重复的,均可申请成果鉴定。学术委员会负责组织鉴定。鉴定可有多层次、多规模、多样化的组织形式。有的是基层鉴定,有的是省级鉴定,有的是跨省的组织鉴定;有的采用函审鉴定,有的采用检测鉴定,有的采用会议鉴定。成果鉴定涉及学科多少不一,因而参与的人员及采取的形式和方法也不尽相同。

一般鉴定的方法是:①邀请 5～7 名同行专家与本专业有联系的专家教授组成鉴定小组,并推选出一个主持人。②由课题负责人介绍成果内容,以口头、幻灯、投影、电影、录像、实物等逐项报告设计思路、科研方法、材料、进行过程中遇到的问题,以及当前国内外这方面的研究动态,并提出申请评定的理由。然后用背靠背的方法讨论、评论,提出鉴定意见,并写出小组评语。无论采取何种鉴定形式均应对下列技术问题做出评价意见:科技成果的成熟性、科技成果的水平,包括成果中发明创造的难易度和形式;科技成果的应用范围;推广应用的可行性及其经济效益和社会效益的分析估价;科技成果的技术保密要点、范围及密级;存在的缺点和建议。

3.研究成果的奖励申报　根据《国家科学技术奖励条例》和《科学技术奖励制度改革方案》的精神,2000 年科技部颁布了《国家科学技术奖励条例实施细则》、《省、部级科学技术奖励管理办法》、《社会力量设立科学技术奖管理办法》,对我国的科学技术奖励制度做出了重要的改革和调整,改革后只设国家级和省级的科学技术奖。

(1)研究成果奖励类别　研究成果奖励分为国家最高科学技术奖、国家发明奖、自然科学奖、科学技术进步奖 4 类。

1)国家最高科学技术奖　国家最高科学技术奖是我国科学技术奖励制度改革后首次设立的奖项,主要是用于对重大科技成果的奖励。

2)国家发明奖　国家发明奖由科技部统一领导全国发明奖励工作。按照发明项目的作用、意义大小,一般划分为一、二、三、四等。特别重大的发明设有特等奖,由科技部报请国务院批准,另行授予。

3)自然科学奖　自然科学奖由科技部统一领导全国自然科学奖励工作。按自然科学成果的作用大小,也划分为 4 个奖励等级。对具有特别重大意义的项目也可由科技部报请国务院批准授予特别奖。

4)科学技术进步奖　此奖分为国家级和省级两类。国家级奖分为 3 个奖励等级,也设有特等奖。省级奖励等级由各省自行制定。科学技术进步奖按所申请项目的科学技术水平、经济效益和社会效益以及推动科学技术进步所起的作用大小进行评定。

(2)申报程序　申报程序由完成单位按隶属关系逐级向上级主管部门申报。中共中央、国务院部委所属科研院所、大专院校、企业等完成的科技成果及其完成人,可以在成果实施应用地或者本机构所在地参加省级科学技术奖的评审。国家及省受理部门对基层申报的科技成果进行审查、登记、组织评审,对符合奖励的项目给予奖励。

(3)申报要求　按照《关于科学技术研究成果管理规定》的要求,申报的每项成果均应附送如下材料:①科学技术研究成果报告表;②技术鉴定证书;③研究试验报告或调查考察报告、学术论文(科学论著)等应有技术资料;④成果推广应用方案。

4.科研成果的应用与推广　一个国家医学科技水平的高低,不仅要看成果的数量和质量,而且要看它在实践中的应用程度与实际效果。这是检验科研成果的科学性、成熟性、可靠性及适用性的主要方法。医学科研成果只有被广泛应用,才能实现科研的最终目的。通过成果的应用与推广,取得社会效益和经济效益,提高护理质量及学术水平。

(1)医学科技成果推广应用的条件

1)科技成果本身所具备的条件　技术上必须是成熟的、安全的;经过技术鉴定,有的经过定型,必须适应医药卫生工作的客观需要,在应用中能收到实际效果;要具备一定的推广应用的物质条件。

2)研究单位和科研管理部门的主要责任　研究单位和科研管理部门的主要责任包括保证成果成熟、安全、可靠、适用,向使用单位推荐和介绍研究成果,传授技术,提供图纸和技术资料,培训技术人员,现场技术指导等。使用单位和使用主管部门的主要责任是制订科技成果的推广应用计划,努力掌握研究单位传授的技术,使计划付诸实施,并将推广应用中对成果的改进意见向研究单位反映。

(2)医学科技成果推广应用的方法和途径　依成果的不同类型采取不同的方法和途径进行推广应用。

1)科学理论成果主要采用学术报告、刊物发表、出版学术专著等方法进行交流推广。

2)新技术、新工艺、新方法类成果研究单位可以有针对性地举办技术讲习班、培训班,促进其推广应用。

3)实物性成果如有特殊用途的试剂、材料、文件、仪器、设备等,以及生产单位还不能大批生产的某些精度要求高、技术先进的大型仪器设备等研究成果,可以通过具有一定的研制能力的科研单位,将其进行小批量试制、生产,使研究成果尽快推广应用。

(五)科技档案的管理

科技档案是科研活动的真实历史记录。完整地保存和科学地管理科技档案,是科研工作的一个组成部分。科研人员要把科研资料的形成、积累、整理、鉴定、归档、修改、补充等工作,作为科研工作的一项任务,认真做好,有条件的单位应设专职人员负责。

1.科技档案的范围

(1)任务来源的资料　有计划任务书、工作方案、选题论证报告、课题协议书、合同、年度计划、经费预决算。

(2)原始记录资料　科研记录包括各种测试数据及分析、图表及照片、临床观察材料、化验报告、数字计算结果、阶段小结、总结。

(3)成果鉴定资料　课题简介表、成果送审表、成果报告表、论文或著作、鉴定证书、鉴定委员会名单、会议记录、课题组人员名单、主要研究者登记表、科研成果推广情况。

（4）成果奖励资料　奖励申请书、上级批复、获奖照片及证件、奖金分配。

（5）成果推广应用资料　成果推广过程中涉及的有关资料、标本及样品的照片、用后反馈评价意见、技术转让合同。

2. 立卷归档要求

（1）凡完成的课题，必须按课题建立技术档案。课题负责人也应该是课题建档归档的负责人，课题结束后，迅速组织有关人员完成整理归档工作。

（2）研究周期长的可分阶段归档，待课题结束后再综合整理归档。

（3）无论研究工作成功与失败或者因故停止，材料均应全部保存。技术档案必须做到完整、准确、系统，有签署、密级、保管期限等。在鉴定、推广、评奖时，应同时检查科技档案是否完整、准确；否则，不予鉴定、推广和评奖。

（六）护理科研需注意的问题

1. 实验观察研究　一般与临床结合较紧，因此，要十分注意病人的安全，防止增加病人的痛苦。一般来讲，没有相当把握，不应以病人为试验对象。

2. 科研资料　实验数据，一定要有科学性，要准确无误，真正反映客观情况，绝不允许弄虚作假。

在研究中，尤其是理论概括阶段，要注意区分一般工作总结和科研论文的界限。一篇科研论文，一是要有确切题目，代表论文的主要内容，要简朴、醒目、确切；二是前言，简略地介绍科研课题的研究目的、特点、意义及应用价值或理论意义，并指出研究结果或得出的结论；三是材料和方法，是科研设计概述；四是研究成果，用统计分析方法，表明资料数据处理结果，用必要的图、表、形象说明研究的主要内容和结果；五是讨论，这部分内容为论文的核心，要有理论分析，提出实际意义，说明理论根据，以验证科研假设，特别要说明具有独创性见解之处，提出研究的不足；六是结论，扼要说明研究得出的主要结果与论点，与前言相呼应，最后附参考文献。

思 考 题

1. 护理管理制度具备哪些基本特点？

2. 护理规章制度分哪几类？制定护理规章制度的要求有哪些？

3. 护理业务技术管理包括哪几个方面的内容？

4. 何谓目标管理？何谓定项循环管理、定位循环管理和按病例循环管理？

第八章

护理质量管理

【学习目标】

◆ 掌握　护理质量管理的原则。

◆ 熟悉　护理差错事故的管理。

◆ 了解　质量管理与护理质量管理的概念。

护理工作直接为人类的健康服务,护理质量的优劣直接关系到人类的生命和健康。为社会人群提供优质高效的护理服务,是医疗卫生机构生存发展之本。护理质量管理是应用科学方法保证和提高护理质量,是护理管理的核心。随着经济体制和医学模式的转变,医疗保险体系的建立以及医疗市场的不断完善,人们的健康需求发生了变化。护理工作的对象已扩展到个人、家庭、社区和社会,护理工作的范围从单一的临床护理向预防-保健-咨询-医疗-护理-康复一体化发展。社会对护理工作的硬件、软件、流程和服务提出了更高的要求。因此,加强护理质量管理,提供全面的高质量的护理至关重要。

第一节　概　述

质量管理随着商品生产以来特别是以商品成品检验为主的管理方法的不断改进,其质量的含义也在不断地丰富和扩展。目前,质量已成为组织生存发展的基础,更成为衡量管理水平的关键指标。在医院管理工作中,护理质量管理在保证医疗护理服务效果中占有重要地位。同时,护理质量管理也是一个不断完善、持续改进的过程。因此,学习质量管理的基本概念,了解质量管理的发展概况,坚持质量第一对护理质量形成过程中出现的偏差进行很好的控制具有重要的意义。

一、质量管理与护理质量管理的概念

(一)质量与质量管理的基本概念

1.质量　质量是指一种产品或一项服务工作适合于完成预定要求的属性,预定要求取决于使用目的。质量包括产品质量、过程质量和服务质量。护理质量包括护理各项技术操作质量也包括服务质量。过程是指若干个程序或环节的连贯整体。服务包括企业性服务，也包括社会性服务。在医疗护理服务中，既有技术服务质量，也有为病人的其他社会服务质量。质量概念产生于人们的社会生产或社会服务中，具有如下特性。

(1)客观规定性　质量概念产生于人们的社会生产或社会服务中，它反映的是某种产品或某项服务工作的优劣程度。从表面上看似乎是人们主观规定的，其实它是客观实际的需要。质量标准必须符合客观实际，离开客观实际需要的质量标准是无用的。质量有它自身形成的规律，人们是不能强加其上的。同时，质量又是受客观因素制约的，经济和技术不发达国家或地区，它所生产的产品及服务质量与经济发达国家或地区所生产的产品及服务质量相比就差。同一经济技术水平的行业和部门，人员素质高，管理科学严格，其产品质量或服务质量就好，相反就差。由此可见质量具有客观规定性。

(2)可比较性　可比较性是说质量是可分析比较和区别鉴定的。同一规格的产品，有的使用寿命长，有的寿命短；有的加工精细，有的粗糙。同一服务项目，有的深受用户满意，有的用户意见很大，这种差别是比较的结果。人们通过比较与鉴别选择质量高的产品和服务。因此，对产品或服务质量必须有预定的标准，以便于人们对比、鉴定。有的产品和服务可以进行定量分析，有的不能定量只能进行定性分析，有的产品或服务质量特性是可以计数的。据此，我们可以分别称计量质量管理和计数质量管理。在医院管理中，对生化的质量控制、药品质量管理是计量质量管理，而大量的是定性分析和计数判定的质量管理。

2. 质量管理　质量管理是对确定和达到质量所必需的全部职能活动的监督、检查、保证过程，包括制定质量方针，确定质量目标和标准，内部或外部有关质量控制的组织和措施，以及建立质量保证体系等。简言之，所谓质量管理，就是保证向消费者提供高质量产品或服务的活动过程。质量管理可依不同标准进行分类。按工作所处部位不同，可分为设计过程质量管理、辅助生产过程的质量管理、生产过程的质量管理、使用过程的质量管理。按工作所处阶段的不同，可分为基础质量管理、环节质量管理、终末质量管理。护理质量管理经常注重的是基础质量管理、环节质量管理和终末质量管理。

(1)基础质量管理　包括人员、医疗护理技术、药品物质、仪器设备、时间管理。这五大要素构成基础质量管理的基本要素。

1)人员　人是管理的第一要素，人员素质及行为表现是影响医疗护理质量的决定因素。它包括医院领导、管理人员、卫生技术人员、后勤人员。不仅如此，还包括他们的思想状况、行为表现、业务水平等。这些都会对医院的基础质量产生重要的影响，而作为第一线的医务人员，业务水平和服务质量则往往起决定作用。

2)医疗护理技术　包括医学理论、医学实践经验、操作方法和技巧。现代医学的发展特点是：专业化分工越来越细，各学科之间相互渗透，知识更新及淘汰率增快。所以医疗技术不但体现在医务人员个人的技术水平上，也体现在技能开发上，体现在科室和医院的整体技术水平上。医疗、护理、科技、生物医学工程和后勤支持系统等高度分工和密切协作，要求各个部门既要自成技术体系，又要互相支持配合，才能保障高水平的医疗护理质量。

3）药品物质　包括药品、试剂消毒物品、医疗器械、消耗材料及生活物资等。这些物资的质量和数量都是保证医疗质量的物质条件。

4）仪器设备　随着科学技术的发展，现代医院的仪器设备对医疗护理质量起着重要作用，包括直接影响医疗质量的诊断检测仪器、治疗仪器、现代化的操作工具、监护设备等。随着计算机的广泛应用，后勤管理部门的各种先进设备的开发应用，也间接的影响着医疗护理质量。

5）时间　影响医疗质量的时间因素是十分重要的。时间就是生命。缩短平均住院日就是一个具体表现。它不仅要求各部门通力合作，更主要的是体现高效率。各部门均要争分夺秒，为病人提供及时的服务，这样才能在有效的时间内达到最佳的效果。如一个病人入院后，从化验、检查、安排手术、刀口是否预期愈合、有无术后并发症等，都影响病人的住院时间，平均住院日的缩短反映了医院整体水平，同时也会带来良好的社会效益和经济效益。

上述5个基本要素是构成基础质量的必备条件，但它们不是各自孤立地起作用，而是必须有目的地结合起来，才能高质量地服务于病人。

（2）环节质量管理　这是保证提高医疗护理质量的主要措施，是各种质量要素通过组织管理所形成的各项工作能力，包括各种护理服务项目、工作程序或工作质量。它是医院护理技术工作、思想工作和护理管理工作及护理质量的保证。

（3）终末质量管理　它是对医院护理质量形成后的最终评价，是指整个医院的总体护理质量或单一病例质量。单项护理工作的最后护理质量（一般指病人出院时的医护质量），可以通过某种质量评价方法形成终末护理质量指标体系。医院终末护理质量虽然是对护理质量形成后的评价，但它可将信息反馈于临床，对下一循环的医疗护理活动有指导意义。

3.质量管理发生的三个阶段　质量管理是随着管理学的发展而逐渐形成、发展和完善起来的。随着质量管理的发展，也促进产品质量的提高。目前质量管理已发展成为一门新兴的学科，有一整套质量管理的理论和方法。质量管理的发展，大体经历了以下3个发展阶段。

（1）质量检验阶段　质量检验阶段是质量管理的早期阶段，建立于20世纪初，在泰罗的科学管理理论的指导下，把质量检验同产品的生产过程分离。首先进行产品的生产，生产出的产品有专职人员进行检验。这种质量检验的特点是事后检验和质量评价，主要依靠检验找废品和返修废品来保证产品质量。1977年以前，我国绝大多数的工业企业的质量管理也都处于这个发展阶段。

（2）统计管理阶段　统计管理阶段创立于20世纪的40年代，主要特点是将数理统计方法应用于质量管理。第二次世界大战初期，许多民用公司转为生产军需品，而军需品大多属于破坏性检验，事后全检既不可能也不许可。美国国防部为解决这一难题，组织有关专家进行研究，制定了在生产过程中通过抽样检验控制质量的方法。质量管理工作开始从单纯的产品检验发展到了对生产过程的控制，使质量管理水平得到较大的提高。

（3）全面质量管理阶段　全面质量管理是质量管理的发展阶段。20世纪50年代末及60年代初,社会生产力的迅速发展及资本主义故有矛盾的加深,推动了管理理论和质量管理科学的发展。美国的费根堡和朱兰提出了"全面质量管理"的概念。全面质量管理突出一个"全"字,包括全过程管理和全员管理。是一种以向用户提供优质产品、优质服务为目的,组织内全体人员参与管理,综合利用先进的科学技术和管理方法,有效控制质量的全过程和各影响因素,最经济地保证和提高质量的科学管理方法。全面质量管理强调"四个第一"的思想:一切用数字说话、一切以预防为主、一切为用户服务、一切遵循PDCA循环。全面质量管理从单一角度转变为多角度、全方位的管理。各个不同的管理角度互相联系、互相促进、互相制约,使质量管理从整体控制,深化程度上都达到了新的水平。全面质量管理是系统的管理活动,把建立质量体系作为管理的基本要求,系列标准则是把建立质量体系作为达到全面质量管理的方法,推行系列标准,可以促进全面质量管理的发展并使之规范化。

4.质量管理的特定意义及指导思想　目前,我国质量管理仍处于质量检验阶段,全面质量管理的思想及方法体系还未完全形成。各级护理管理者,注重护理技术操作质量,终末质量的管理,通过三级护理质量管理机构,对护理工作中存在的问题,定期进行质量检查,发现存在的问题,及时指出,限期改正,且与当事人奖金挂钩。这种管理模式把护士看成护理目标的被动执行者,弊端在于把管理者与被管理者进行分离,护士要绝对、被动听从上级各种安排,其结果使一部分护士整天为怕出差错而担心紧张,因为护士长会因交班报告上的一个不适当的用词,或者护理操作中小漏洞而大发雷霆,整天小心翼翼地工作,还不断受到批评;另一部分护士则会因护士长整天批评而处于麻痹状态,如基础护理操作,每天早晨有人进行病床整理和病人生活护理,是护士长管理中的一大难题,护士长在,护士能主动去干,护士长如果休息或遇节假日,护士就容易偷懒不愿意去干,所以造成护士长经常批评护士,或扣发奖金,而一些护士仍然我行我素。第三种情况,护士能按医院要求认真完成各项工作,护理质量检查中,成绩较好者,能够达到领导的满意,但是这部分同志创新意识差,墨守成规,对护理技术、服务创新意识差,她们考虑的多是满足领导的要求。鉴于以上情况,说明目前护理管理模式亟待改革,全面质量管理的思想及方法已势在必行。

随着医学模式的转变,全方位、系统化、各个环节质量管理也向护理管理者提出了新的要求。整体护理要求不单是终末质量,还包括护理工作各个环节质量和服务质量。护理工作不是由简单的技术操作所形成的,护理服务需要面向维护健康和促进健康,从心理、生理、精神、社会、文化等各个方面帮助人们提高健康水平和生命质量。护理工作内容,包括能按护理程序进行工作,满足病人在住院乃至出院后的心理需要,提供周到、耐心、标准的礼仪服务及各项标准化技术服务。只有实施全面质量管理才能满足病人要求。

(二)护理质量管理

1.护理质量

(1)护理质量的概念　护理质量是护理工作为护理对象提供护理专业技术和生活护理的优劣程度,即护理效果的高低。护理质量不仅是护理工作本质的集中表现,而且是衡量护理人员素质、护理领导管理水平、护理业务技术和工作效果的重要标志。

随着护理模式的转变,护理质量的内涵也在不断拓宽,护理工作的对象从单纯为病人扩大到社会全人群;护理工作的性质由针对疾病的护理延伸到病人身心的整体护理,护理工作的范围从临床护理发展到康复护理和健康保健。护理正在向咨询-保健-预防-护理-康复一体化发展。这一切只有通过质量控制,才能保证护理质量,所以护理质量的实质就是护理工作的全面质量管理。

(2)护理质量的特性　护理质量的特性是指满足护理服务对象需求的质量特征。护理质量是医院质量的重要组成部分,其特性不但要与护理专业自身的特性保持一致,而且必须反映医院工作的特性。

功能性和技术性:护理工作的目的是系统地为服务对象解决健康问题,保护和提高社会生产力。因此,护理工作具有其独特的功能。护理人员为服务对象提供护理服务的过程,就是运用护理知识和技术的过程,扎实的专业知识和熟练的技术是完成护理工作并取得高水平护理质量的保证。

多元性和综合性:护理工作的性质、场所、对象决定了护理质量的多元性和综合性。护理质量涉及的范围广泛,既包括技术质量,又包括人际交往和心理护理质量,还包括环境管理、与其他部门和其他专业技术人员协调、配合的质量。物资供应、患者膳食质量、护理教育质量等均会影响护理质量。因此,护理质量是多元的,要提供高质量的护理,必须对影响护理质量的诸多因素进行综合管理。

精确性和圆满性:护理是一项直接为人服务的工作,不允许丝毫错误的存在。护理人员在提供护理服务的过程中,必须把"零缺陷"作为护理质量的唯一标准,从细微处着眼,提高工作的精确程度,避免发生不必要的差错。圆满性是指护理服务及其结果符合服务规范,服务对象对服务的整个过程的满意程度。

整体性和连续性:以人的健康为中心,开展整体护理是现代护理的核心思想。同时,在医疗卫生机构中,护理工作与其他专业的服务相互作用和影响。例如,执行医嘱是护理工作的一项程序,与医疗质量相关联;又如手术前后的护理,影响手术治疗的质量。因此,护理质量具有整体性和连续性。只有充分发挥医疗团队精神,才能为护理对象提供整体的、连续性的护理。

独立性和协同性:护理工作与医疗、医技科室及后勤服务部门工作有密切的联系,护理质量与各方协同操作、协调服务有关,需要各方面加强协同管理才能保证质量。护理工作又有相对的独立性,因此也要求形成独立的质量管理体系。

时间性和安全性:护理质量的优劣直接关系到护理对象的健康和生命安危,各项工作不但有时间的要求,而且各项技术必须安全、可靠。在护理服务过程中,要求护理人员具有很强的时间观念、安全意识和预见性,具备认真负责、一丝不苟地执行规章制度和技术操作规程的工作态度。

伦理性:护理服务已开始从"提供者导向"向"服务对象导向"转变。护理伦理、护理职业道德成为影响医院护理质量和社会信誉的重要因素。因此,要求护理人员发扬救死扶伤的人道主义精神,对服务对象要充满爱心,尊重他们的人格和权利。

2.护理质量管理　护理质量管理是指为了达到护理质量目标所进行的计划、组织、领导与指导、协调、控制工作的总和,是对护理质量实行有目的控制过程。在这一过程中,首先确定护理质量标准,然后按照该标准组织、协调各项护理工作,进行质量控制。质量控制是质量管理的核心,通过质量控制阻断和改变某些不良状态,使护理质量始终在能处于对工作、对病人有利,并符合质量标准要求的状态。

护理质量管理过程中,各个环节互相制约,互相促进,不断循环,周而复始,质量一次比一次提高,形成一套质量管理体系和技术方法,以最佳的技术,最短的时间,最低的成本,来达到最优质的护理服务效果。

二、护理质量管理的特点和原则

(一)护理质量管理的特点

护理质量管理既是医院质量管理的重要组成部分,同时又有其自身的专业特点。

1.护理质量管理的特殊性和重要性　护理服务的对象是病人,病人除具有生物特点外,更具有社会和心理特点。医疗护理质量关系着病人的生死安危。各项护理活动最终都要落实到人的机体上,服务活动都同人的健康甚至生命息息相关。任何一个环节的疏忽,都会给病人带来不可挽回的损失。在一切质量中,安全、健康和环境是全世界关心的三大质量。生命质量第一、人的安危第一,因此,护理质量问题不容忽视。

2.护理质量管理的广泛性　护理质量管理涉及医院各个流程,各个部门,随着医学技术和护理学科的发展,护理质量管理的范围更为广泛,一方面护理服务已从医院扩展到社区和社会;另一方面,随着科学技术的进步,医疗事业的迅速发展,护理技术也发生了惊人的变化。人工心肺机、各种监护仪、呼吸机和透析仪的临床应用,给病人带来的希望。但是,除了这些仪器设备的运转功能影响病人的生命安危外,使用这些仪器的护理人员也是很重要的因素。护理服务质量高,有助于提高病人的生命质量,相反,低劣的护理质量将直接损害病人的生命质量。

3.护理质量管理必须实施全方位的管理　随着社会的发展,病人对医疗护理的期望值越来越高,病人所期望的护理服务质量已涉及护理工作的各个层面。如病人要求服务态度热情和蔼、仪表举止端庄文雅、执行医嘱认真准确、技术操作水平娴熟、生活服务周到细致、病房环境优美舒适、心理护理及时到位。病人不但希望被尊重、被重视、情感变得细腻而敏感,而且对医护人员为自己制定的医疗护理方案备加关注,愿意了解医护人员对自身所患疾病给予诊疗护理的全过程,法律意识和维护自身权利的意识也在不断的增强。特别是病人入院时首次接诊的护理人员的态度可使就医者产生第一质量印象,被称为"先锋质量",有着先入为主的重要意义。而病人住院后多方面的需求是否满足更能反映护理质量的高低。如病人要求得到热情接待、生活条件舒适、要求对病人实施系统化整体护理、要求收费合理、要求得到高水平的诊疗和护理等。在年复一年、周而复始的护理过程中,需要从不同的环节、不同的层面抓好护理全过程的质量关,只有这样才能让患者得到高水平的护理服务。

4.护理质量管理的复杂性　护理质量管理涉及的环节多、人员多、流程多,构成了管理的复杂性。只有遵循全面质量管理的指导思想,建立和实施质量体系,不断提高各级护理人员的管理水平,充分发挥全体护理人员重视质量、参与质量管理、自觉遵守质量标准,才能保证护理质量的不断提高。

（二）护理质量管理的原则

1. 以病人为中心的原则　实行护理管理的目的就是保证护理工作以最佳的状态为病人服务。所以在进行质量控制时，尽力满足病人的需要，真正树立"为用户服务"及"下一道工序就是用户"的思想。在医院，用户就是病人。有了这种思想，才能在质量上严格要求。

2. 预防为主的原则　护理质量的提高有其自身的规律，是在护理过程中设计和加工制造出来的，而不是检查出来的。所以我们应重视基础质量，树立预防为主的思想。从事后把关转移到事先控制上，从消极的挑"烂苹果"转为积极地预防次品发生。把护理管理工作的重点由终末质量管理转移到"程序管理"。实行以预防为主、防检结合、重点提高的方针，把质量缺陷消灭在萌芽状态，做到防患于未然。

3. 系统管理的原则　用系统观点去认识和组织质控活动，对护理质量形成的整体过程，相互联系的各种要素之间的关系，以及整体与要素之间关系都要予以控制，追求整体功能提高。在实施控制时也要遵循信息反馈原则，及时进行质量反馈，使护理管理活动更具有科学性和实用性。

4. 标准化原则　质量标准化是质量管理的基础工作，是建立质量管理的"法规"。包括制定各类护理工作质量标准，各项规章制度，各岗位责任制度，各种操作规程，以及质量检查标准等。一切按制度办事，并通过建立标准、贯彻标准、发现问题、修订标准，使护士及各级管理人员有章可循，有据可依。使护理行为逐步规范化、科学化，使护理质量持续上升。

5. 分级管理的原则　质量管理组织网络是由不同层次人员所组成，各层次职责均有所侧重。护理部的管理重点是，设定护理质量目标，制定质量标准，拟订质量控制计划，管理制度，实施质量素质教育和实施质量检测评定。各科室护士长侧重抓质量标准的落实，贯彻实施各项规章制度和操作常规。在护理活动中督促下属人员实施自我控制，同级控制及逐级控制，调动所有护理人员实施护理目标的积极性。

6. 一切用数据说话的原则　质量管理强调"用数据说话"，要求对收集资料、数据，进行分析和统计处理，讲究科学方法，要用客观事实说话，而不是凭感情、感觉下结论。所以，一些标准应是定量标准，一些定性标准也尽可能把它数据化，便于统计处理。用数据说话比依靠感觉、印象和经验来分析、比较更可靠、更准确、更清晰。同时，只有依靠数据，才能对现象的本质进行科学的统计分析、判断和预测。

7. 质量统计分析原则　就是从统计学的原理出发，认识护理质量及其形成的内在规律。发现护理质量变异和波动，为我们提供一个动态的质量观点，以便于寻找不稳定因素，分析研究某些因素的特点，进一步加以控制，最终达到控制护理质量的目的。

8. 动态管理的原则　护理对象存在个体差异，而护理活动本身又是复杂多变的，所以质量也是变化的。动态管理要求必须根据不同情况、不同背景、不同项目有针对性地采取变通管理方法。必须遵循信息反馈原则，实施有效的质量控制手段，达到提高质量的目的。

9. 全员参与的原则　各级护理人员都是组织之本，只有他们的充分参与，才能充分发挥他们的潜能，为组织带来收益。护理质量管理不仅需要管理者的正确领导，更重要的是层层管理,人人负责,即全员参与。为了激发全体护理人员参与质量管理的积极性,管理者应该对护理人员进行质量意识、职业道德以及敬业精神的教育,通过制度化的方式激发他们的积极性和责任感。跨部门的团队合作是现代医疗卫生系统追求的一种新型工作模式,在全员参与过程中,团队合作是一种重要的方式。

三、护理质量管理的任务

(一)强化质量意识

质量是企业的生命,护理质量意味着人的生命与健康,而质量管理的关键要素是人。只有每一位护理人员都把自身岗位的工作做好,护理质量才有保障。因此,要不断强化质量意识,促使护理人员认识到护理质量管理的重要性和必要性,树立"质量第一"意识,形成"零缺陷"的质量意识。开展以服务对象为中心的职业道德教育,学习和发展先进的质量管理思想、质量管理知识和质量管理技术。

(二)建立质量管理体系

完善的质量管理体系是开展质量管理,实现质量方针,达到质量目标的重要保证。护理质量是在护理过程中逐步形成的,要使护理过程中影响质量的因素均处于受控状态,必须有效地将各部门、各级护理人员、各项工作和活动以及物质等各种质量要素组织起来,形成一个目的明确、职权明确、协调一致的质量管理体系,从而实现质量方针和目标。

(三)制定质量标准

质量标准是质量管理的基础,也是规范护理行为的依据。没有标准,不仅质量管理无法进行,而且护理行为也没有遵循的准绳。因此,建立和完善质量标准是质量管理的基本任务和基础工作,是护理质量管理的首要任务。

(四)建立信息反馈系统

建立质量信息反馈是质量管理的重要环节,只有质量信息及时、准确,才能做到上下级各层次情况明了,发现问题及时给予解决,使质量不断提高。

四、护理质量管理的意义

(一)有利于满足服务对象的需求

高质量的重要标志之一就是使服务对象满意。护理质量管理的实际意义就是使所有的护理活动的质量得到保证,并在此基础上不断提高。其最终目的是追求服务对象满意度的不断提高,满足服务对象的健康需求。

(二)有利于提高自制的市场竞争力

随着国际国内市场竞争的日益加剧,社会对服务质量提出了更多更高的要求。质量管理有利于护理组织内部的持续质量改进,为护理组织树立社会形象,创造品牌服务效益,提高市场竞争力打下了良好的基础。

（三）有利于护理学科的发展

管理者通过了解分析护理工作现状，为持续质量改进提供方案依据，并可作为改变人事管理，改革护理模式，提供医疗仪器设备等有关决策的参考。通过不断改进护理工作中的问题，从而推动护理学科的不断发展。

（四）有利于护理队伍建设

优良的服务质量是以优秀的护理队伍作为基础的。护理质量管理强调的就是通过培养和创造优秀的护理人才队伍，达到维持高质量的护理服务。护理人员了解质量要求的标准和准则，才能在工作中自觉维护护理质量。对护理人员工作中的薄弱环节，护理教育者要有针对性地通过在职教育给予帮助，使护理队伍的整体水平得以不断提高。

第二节　护理质量管理体系

一、护理质量管理体系的概念

护理质量管理体系是指实施护理质量管理所需的组织结构、程序、过程和资源，是建立护理质量方针和质量目标并为实现该目标而持续进行的体系，它在护理质量管理中具有指挥和控制的作用。建立护理质量管理体系要建立质量方针和质量目标，并指挥和控制组织中为实现这些目标相互关联或相互作用的要素，使之形成协调一致的体系，从而达到实现质量目标的目的。护理质量管理体系具有以下含义：①包括护理质量管理的组织结构、质量职能、质量职责以及机构之间的纵向、横向关系，质量工作网络与质量信息传递与反馈；②进行某项活动所规定的过程，如活动的目的、范围、做法、时间、进度、执行人员、控制方法和记录，所有工作都是通过过程来完成的，每一过程都有输入和输出（结果），护理质量管理通过对各项护理活动的过程的管理来实现；③包括人员和物资，这是护理质量管理体系的硬件，是实施护理质量管理、实现质量目标的前提和基础。

二、护理质量管理体系的基本要素

护理质量管理体系由管理者职责、护理资源、质量体系结构及与护理对象的沟通等基本要素构成。它们之间相互作用和影响，只有协调一致时，才能取得满意的护理效果，见图8-1。满足护理对象的需求既是每个护理人员为之努力工作的主要动力，也是护理质量管理的最高目标。

（一）管理者职责

1. 制定质量方针　质量方针是组织建立和实施质量管理体系，开展各项质量活动的准则，由组织最高管理者正式发布，其内容包括质量宗旨、达到的总体质量水平和具体目标、在追求质量目标中采取的措施、企业应树立的形象与信誉等。护理质量方针应当适应组织的总方针，对满足护理对象的要求做出承诺并持续改进，同时还要提供制定和评

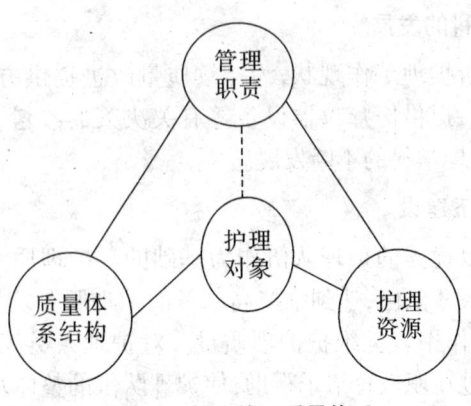

图 8-1　护理管理质量体系

审质量目标的框架。组织必须向各级护理人员传达组织的质量方针,使全体护理人员理解并贯彻质量方针,达到最佳的护理效果。

2.明确质量目标　质量目标是为实现质量宗旨和质量方向而提出的。质量目标根据护理工作的性质和任务制定,并突出护理工作中关键问题的描述。

3.规定质量职责与职权　为实现质量方针,达到质量目标,要建立一个结构比例合理、隶属关系明确、职责和职权明确的质量体系结构,使护理人员在各自岗位上有职有权,为实现质量方针和目标努力工作,也便于对护理质量进行有效控制、评价和改进。

4.质量评审　质量评审指的是护理管理者正式地、定期地对质量管理体系运行的有效性和护理效果进行评审,对质量管理体系及其运行中存在的问题予以修正,使质量管理体系更加符合护理管理的实际。

(二)护理资源

护理资源是确保质量管理体系运行的基本条件,主要包括人力资源、基础设施和工作环境。

1.人力资源　人力资源是最重要的资源。首先,要确定从事护理工作的人员所必需的能力,通过人员培训和人力资源开发等措施以满足这些需求,并评价所采取措施的有效性。其次,要确保护理人员认识到所从事护理活动的相关性和重要性,以及如何为实现质量目标作出贡献。再次,是保持教育、培训、技能和经验的记录。

2.基础设施　基础设施应包括建筑物、工作场所和相关的设施,以及护理过程所需的设备、护理支持系统。

3.工作环境　工作环境包括物理的、社会的、心理的和环境的因素。

(三)护理质量体系结构

护理质量体系结构包括护理服务质量环、护理质量文件和护理质量评审等。

1.护理服务质量环　是一个表达护理服务全过程运转要素和各要素之间的关系以及评价与信息反馈的环。例如,医院的护理质量环,应包括从门诊到住院、出院整个过程所有护理服务的运转情况,以及运转过程中各个环节的相互关系。护理质量环通过质量信息反馈系统,评价护理质量,持续改进质量。

2. 护理质量文件 由构成护理质量体系的全部要素、要求和规定组成,它是评审护理质量体系及运行状况的依据。

3. 护理质量评审 是按照护理质量文件进行,以检查护理质量体系运行情况及其有效性,发现问题及时纠正。护理质量评审主要有内部质量评审和外部质量评审两种形式。在美国、日本等国已推行第三者评审。

(四)与护理对象的沟通

与护理对象的沟通应贯穿护理的全过程,护理管理者有义务在护理对象和护理人员之间建立有效的相互协作关系,帮助护理人员掌握与护理对象及内部工作人员沟通的知识和技能。

三、护理质量管理体系的组成

护理质量管理体系包括管理职责、护理资源管理、护理服务过程的控制,以及测量、分析和改进。

(一)管理职责

管理职责的主要内容包括:①了解和分析护理对象的需求,确定护理对象和其他相关方面的需求和期望;②建立护理服务系统的质量方针和质量目标;③策划实现质量目标的方法和途径,确定实施质量目标必需的过程;④明确内部的职责和权限。管理职责要形成文件并保证落实,对落实的效果要进行检查。

(二)护理资源管理

护理资源包括人力资源、基础设施和工作环境。护理资源管理的目的是确定和提供实现护理服务质量目标所需的资源,为实施和改进护理服务质量管理体系的各过程,以及为满足护理对象的要求打下良好的基础。

(三)护理服务过程的控制

护理服务过程的控制就是要确定实施质量目标必需的过程,对各个服务过程规定服务标准、服务程序和服务方法。规定服务标准既要考虑护理对象的需要,又要考虑法律法规和卫生部的有关规定,还要考虑组织自身的条件,以确保顺利实施和达标。服务的程序和方法规定要明确,具有可操作性。

(四)测量、分析和改进

测量、分析和改进就是通过检查服务过程是否按照规定的标准程序和方法操作,服务的效果是否达到质量目标的要求,是否满足护理对象的要求,以求不断完善和提高护理质量。其内容包括:①规定测量每个过程的有效性和效率的方法;②应用这些测量方法确定每个过程的有效性和效率;③确定防止缺陷并消除其产生原因的措施;④建立和应用持续改进质量。

四、护理质量管理体系文件

完整有效的质量管理体系,在护理管理中发挥着极其重要的作用。质量管理体系以文件的形式表达,其运行、审核与改进要依据文件的规定进行,实施结果也要形成文件。护理质量管理体系文件是描述质量方针、质量目标、组织结构、职责职权和工作过程等质量管理体系要素的一整套文件系统。它为达到所要求的质量提供了指导,是支持和维持质量改进的基准,也是评价质量管理体系及对质量形成过程进行管理和控制的依据。依照护理质量管理体系文件开展工作,使护理人员的护理活动有章可循、有法可依,是确保服务符合规定要求的一种手段。能够不断改进护理服务质量,提高护理人员的综合素质,提高护理管理者的管理水平,赢得消费者的信任,带来良好的经济效益和社会效益要广泛调查质量形成过程中存在的问题,明确质量改进方向,从而确定单位所需的内容。

五、护理质量管理体系的建立与实施

(一)组织准备

1.领导决策,落实组织　建立质量管理体系,首先要统一高层管理者的认识,明确建立和实施质量管理体系的目的、意义、作用和方法。在此基础上结合组织的实际找出护理质量存在的主要问题,统一认识,做出决策。然后选择合适的人员组成一个精干的工作班子,负责策划,制订工作计划并组织实施。

2.制订工作计划,确定质量目标　制订工作计划是实施质量管理体系的基础工作,必须认真做好。工作计划要明确质量方针与目标,实行目标管理,责任到人。质量方针和目标是建立健全护理质量管理体系的依据,护理最高领导应亲自策划,并利用各种形式宣传质量方针和目标。

3.调查现状,选择体系要素　只有了解组织的现状,找出存在的问题,结合组织的内外环境条件进行分析研究,才能建立适合组织的有效的质量管理体系。组织当前存在的问题是建立质量管理体系重点要解决的内容。要广泛调查质量形成过程中存在的问题,明确质量改进方向,从而确定单位要素,并将要素展开为若干质量活动,明确每个活动的范围、目的、途径和方法。

4.分解职责,配置资源　当质量管理体系要素已经确定并把每个要素展开为若干活动后,就应考虑如何落实这些活动。首先,要确定组织机构,进行质量职责的分解,把相应的工作职责和权限分解到各质量机构和所有人员。质量职责的分解应遵循职、责、权、利统一的原则。其次,是合理配置人力和物力资源,根据质量管理体系建设的需要,应在满足活动需求的基础上精打细算,避免浪费,做到人尽其才,物尽其用。

(二)文件编制

护理质量管理体系文件是对质量方针、质量目标、组织结构、职责职权、质量管理体系要素等的详细描述。编制质量管理体系文件是建立健全和实施质量管理体系的一个重要环节,是整个计划的细化设计,是开展护理质量管理的基础,也是质量管理体系审核、评价的依据。因此,质量管理体系文件应体现科学性、先进性、可操作性、经济性,便于管理与控制。

(三)质量管理体系的实施

1.开展教育培训　质量管理体系文件编写完成后,应对全体成员进行教育培训。以

程序文件的内容为重点,提高全体护理人员对建立质量管理体系的认识,使他们在思想认识上、技术管理上都有所提高,以适应新的要求。

2.加强组织协调　在质量管理体系文件执行中,会因体系设计不周、计划项目不全、体系情况变化等原因而出现各种问题,同时由于执行人员对质量管理体系文件理解和掌握的程度不同、学习习惯的不同以及利害关系而造成不协调。因此,应在部门之间、人员之间不断地进行协调,及时纠正偏差,以保证护理质量管理体系的有效运作。

3.建立信息反馈系统　质量管理体系每运行一步都会产生许多质量信息,对这些信息应分层次、分等级进行收集整理、储存、分析、处理和输出,反馈到各执行或决策部门以提供决策的依据。只有确保信息流通,分析处理及时准确,才能使整体质量保持在一个稳定的状态中。

4.质量管理体系评审与审核　对质量管理体系的运行,应有充分的证据予以证实。因此,应在一定的时间内,对质量管理体系运行的过程和结果,组织有关人员进行评审与审核。通过评审,修改质量管理体系文件,使质量管理体系运行更有效。

5.质量改进　质量改进的关键是预防问题的出现,其目的是向护理对象提供高价值的服务,增加护理对象和其他相关方满意的机会。因此,为了护理对象及其他相关方的利益,为提高各项活动和过程的效果及效率,护理管理者应增强质量意识,把不断改进护理质量,提高过程和体系质量作为护理管理工作的重中之重来抓。

第三节　护理质量管理的基本方法

一、加强质量管理的基础工作

(一)质量教育

创优等质量,创名牌效益已是各行各业追求的目标。1986年美国品质管理专家戴明曾说,质量是教育与训练得来的。质量是职工做出来的,不是靠检查出来的。充分让职工参与质量管理,如标准的制定,听取他们的意见并让其参与质量控制过程,可调动他们主观能动性与主人翁意识。各级领导要充分认识到,人是生产力中最重要的因素,要想把护理质量搞好,首要任务就要调动护理人员的积极性,采取以人为本的管理,尊重、关心、激励、培养护理人员,注重目标、信念、文化、价值观等对他们的影响,把护理人员当做"社会人"和"决策人",最大限度地发挥其潜力,能自由地表达意见,不断了解质量改进,使个体与单位共同的追求目标,变被动管理为自我约束、自我管理。

(二)建立健全责任制

质量管理组织网络是由不同层次人员所组成,各层次职责均有所侧重。护理部的管理重点是,设定护理质量目标,拟定质量标准,制订质量控制计划,制订管理制度,实施质量素质教育和实施质量检测评定。各科室护士长侧重抓质量标准的落实,贯彻实施各项规章制度和操作常规。在护理活动中督促下级人员实施自我控制、同级控制及逐级控制,调动所有护理人员实施护理目标的积极性,共同实现组织目标。护理人员在具体实施护理活动过程中,要按职权范围,完成护理业务技术工作,减少护理业务技术差错,杜绝护理业务技术事故。个人应向病区护士长签责任书,护士长应向科护士长签责任书,科护士长向护理部签订责任书,护理部向主管院长签责任书。层层把关,层层落实,各负其责,把好质量关。

二、护理质量管理的方法

(一)PDCA 循环管理

PDCA 循环,是美国管理学家戴明提出来的,其基本的运转方式是以计划(plan)、执行(do)、检查(check)、处理(action)的科学工作程序进行管理循环,所以亦称戴明循环。PDCA 循环,包括质量保证系统活动必须经历的 4 个阶段(见图 8-2)、8 个步骤(见图 8-3),不停地周而复始的运转。这个工作循环实际上是一个小螺旋,每一次的循环均将起点提高到一个新的水平。

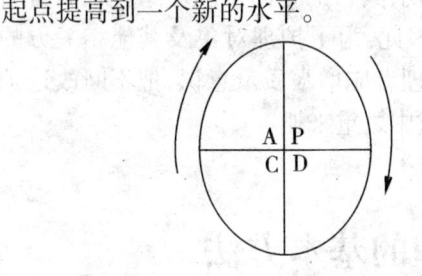

图 8-2　PDCA 循环 4 个阶段

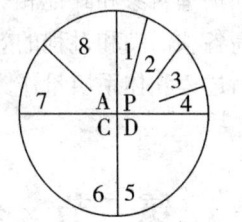

图 8-3　PDCA 循环 8 个步骤

1. PDCA 循环步骤

(1)计划阶段(P)　按目标制订计划,此阶段包括 4 个步骤。

1)收集资料　收集资料是对工作现状进行调查研究,及时全面搜集有关资料。如病区护理管理查房就是一次搜集资料的过程。

2)找出产生问题的原因　在收集资料的基础上,把影响质量的因素摆出来加以研究,找出各个薄弱环节。

3)找出问题的主要因素　影响质量的各种因素是由主次之分的,只有抓住其中的主要的影响因素,进行判断分析,才会更有利于改进质量。

4)制订明确的计划　根据主要的问题制订计划和措施,包括实施方案、预期效果、进度安排、责任部门、执行者和完成的方法等。

(2)实施阶段(D)　是管理循环的第五步骤。按照预定的计划组织所属人员分头实施计划。

(3)检查阶段(C)　是管理循环的第六步骤。把执行结果与预期目标进行对比,在检查中了解实际的执行情况,进行质量分析,总结经验,以指导下一步工作。

(4)处理阶段(A)　包括第七、第八两个步骤。总结经验教训、巩固成绩,对出现问题加以分析,纠正错误的,肯定正确的。有些经验经过反复实践证明是正确的,应纳入有

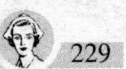

关制度或标准内,做到质量控制标准化。第八步骤,对尚未解决的问题,提出解决或改进意见转入下一个循环解决,见表8-1。

PDCA循环不停地运转,原有问题解决了,又会产生新的问题,这样不断产生新问题,不断解决新问题,在如此循环反复中,每一次循环都赋予新的内容,促使护理质量水平不断地提高,这就是全面质量管理工作必须持之以恒的工作方法。

表8-1　管理循环工作程序内容一览表

PDCA循环四个阶段		八个步骤
第一阶段	计划	1.检查质量现状,找出存在问题
		2.查处产生质量问题的原因
		3.找出主要原因
		4.针对主要原因,制订具体计划
第二阶段	执行	5.贯彻和执行预定计划和措施
第三阶段	检查	6.检查预定目标执行情况
第四阶段	处理	7.总结经验教训
		8.遗留转入下一个管理循环

2. PDCA循环的特点

(1)大环套小环　PDCA循环是一个大环套小环,一环扣一环的制约环。对护理管理来说,大环相当于护理部的质量管理,小环相当于各个护理单元的护理质量,而小小环则相当于护士个人的质量管理。反过来小环保证大环,从而推动了护理管理不断发展和提高,见图8-4。

(2)阶梯式运行　PDCA循环的运动过程,不断循环上台阶,向前推进。一个循环终了,就实现一定的管理内容和质量目标,使工作提高一步,达到一个新水平。每一圈是一个管理周期,都要有一个明确的时间规定,既不要把所有的问题放在一个无限期的质量计划之中,又不要间断无常的自流式管理,而是持续不断,有系统、有步骤地管理,见图8-5。

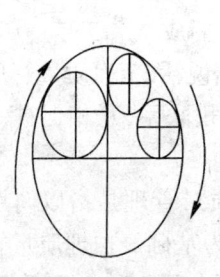

图8-4　大环套小环式

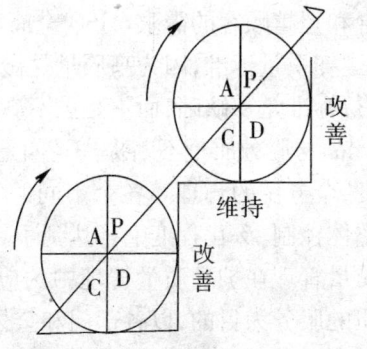

图8-5　阶梯式运行

总之,PDCA 循环关键在于"处理"这个阶段,处理就是总结经验,肯定成绩,纠正错误,找出差距,避免在下一个循环中重犯错误。同时,管理循环是综合性循环。把管理过程划分为四个阶段是相对的,它们之间不是截然分开的,而是紧密衔接,存在一定的交叉。

(二)目标管理

请参阅本书第二章第三节。

(三)全面质量管理(ISO)

　　1. 全面质量管理的概念和内容　国际标准化组织(简称 ISO),成立于 1964 年 10 月,其主要活动是全面质量管理,以向用户提供满意产品和优质服务为目的。是一种以部门和全体人员参与为基础,综合利用先进的科学技术和管理方法,有效控制质量的全过程和各影响因素,经济地保证和提高质量的科学管理方法。

　　ISO 制定国际标准,协调世界范围的标准化工作。ISO 于 1987 年颁布 ISO9000(1994年又正式分布 ISO900094)系列标准,是质量管理国际化的一个规范性和依据性文件。ISO9000 族标准由 ISO9000、9002、9003、9004 等组成。ISO9000-1 是对质量体系标准的选择和使用提供指南;ISO9001、9002、9003 用于解释质量保证的各项要求;ISO9004 主要是指导企业质量管理的标准。目前 ISO9000 标准不仅广泛应用于工业企业,也应用于服务行业。ISO1990 年颁布服务业质量管理标准,为服务业提出了质量管理指南。至此,服务业开始了名副其实的标准化管理,并取得了明显成效,大家可体会到餐饮业及各种服务行业的变化。

　　ISO 把服务单位分为 3 种类型,一种是产品销售服务,直接出售产品;一种是餐馆型服务,产品加工与服务相结合;一种是法律顾问型服务,是单一的服务。这 3 种类型护理工作都有。供应室供应的物质产品、病房环境、门诊的就诊条件等类似第一种服务。护理各种注射、送药及其基础护理、专科护理操作,类似第二种服务。心理护理、健康教育等类似第三种服务,区分 3 种服务的意义在于,有产品的,不要只看到产品,同时要看到服务,没有产品的,服务本身就是产品。ISO 十分强调顾客。就顾客而言,有外部顾客与内部顾客之分,最终接受服务的是外部顾客。内部的下道程序对于上道程序,也是"顾客"。医院的外部顾客就是病人;医院的内部领取物品的临床科室人员是供应室的顾客,护士是药房的顾客,参加手术的医生对于手术室也是"顾客",他们都是医院内部服务的接受者。对病人要重视,对内部"顾客"也要重视,因为最终受益的是病人。ISO 管理最终目的要符合和超越顾客的需求。ISO 全面质量管理强调"四个第一"思想:一是全体人员参与,自觉遵守质量标准,因为高质量是做出来的,不是检查出来的。二是一切以预防为主,质量执行标准是零缺陷,而不是虽不满意但可接受的质量。三是一切为用户,遵循PDCA 循环,产品与服务质量不断提高。四是一切以数据说活,全面质量管理从单一角度转变为多角度,全方位的管理。各个不同的管理角度互相联系,互相促进,互相制约,使质量管理从整体控制,深化程度上都达到了新的水平。

　　2. 全面质量管理在护理质量管理中的应用　全面质量管理是指以向用户提供满意的产品和优的服务为目的,以各部门和全体人员参与为基础。护理质量管理也必须遵照这一原则进行。护理质量管理以向病人提供满意的技术服务和生活服务为目的,护理管理必须充分调动全体护理人员参与,使之与各级护理监控组织相互配合,共同完成质量控制,提高护理质量。由于医学模式的转变,病人不但需要简单的技术服务,还需要一系列生理、心理、生活上的护理,满足病人全方位的需要,提供高效、优质、廉价的护理服务是我们的目标。全面护理质量管理,必须做到以下几点。

(1)坚持以病人为中心,这是护士从思维和工作方式上始终坚持的原则。

(2)坚持预防为主,也就是说质量管理要从根本抓起。首先,必须从护理质量的基础条件进行控制,把好质量输入关,做到不合质量要求的人员不能聘用,不合质量要求的仪器设备、药品材料不要购进,未经质量教育培训的人员不上岗。充分估计可能出现的问题,防患于未然。"预防为主"的思想,就是要使质量管理由被动转变为主动,就是要树立"三级预防"的观点。一级预防争取不发生质量问题;二级预防把质量问题消灭在萌芽状态;三级预防就是要减少质量问题的不良影响和损害,预防为主才能做到持续性质量改进。

(3)坚持环节质量控制是提高护理质量,减少护理缺陷的根本保证。环节质量控制是按护理质量标准、护理工作流程,对护理过程进行监督、评价与纠正偏差的管理过程。环节质量控制注重质量的自我控制、逐级控制和薄弱环节的控制,是病人获得高质量护理的根本保证。

(4)坚持以人为本的管理方法 各级护理主管部门要尊重护士,爱护护士,充分调动护士的主动性和创造性,让护士参与护理质量准制定的过程,参与质量监控,促进她们不断创新。促进质量提高。

(四)QC(quality control)小组和质量圈

1. QC小组 1962年,日本首创了质量管理小组(QC小组),并把广泛开展QC小组活动作为全面质量管理的一项重要工作。1978年我国引进QC小组,20多年来,在参与企业质量改进,参与市场竞争中,质量管理小组以其特有的组织形式,依靠小组成员的主人翁责任感,在本岗位上运用质量管理的理论和方法,扎实有效地开展活动,为提高质量,降低消耗,改善管理,增加效益作出了显著贡献。上海涌现了一大批QC小组活动优秀企业,如宝山钢铁(集团)公司、上海石油化工股份有限公司、上海电力工业公司等,为上海市企业发展作出了贡献。

近年来,QC小组在护理中逐渐试行,以科室为单位,由4~6人自愿组成QC小组,对本科护理质量中存在问题进行调查分析,确定研究课题,分析查找原因,制定相应对策,组织实施,检查结果,并写成果报告。每一课题需3~4个月时间。完成后进入下轮循环。由此可见,QC小组是全面质量管理的基础,如果没有全体员工的积极参与,就不可能形成全面全过程的思想,也就没有全面的质量管理。

(1)QC小组的概念 QC小组是在生产或工作岗位上从事各种劳动的职工,围绕企业经营战略、方针目标和现场存在的问题,以改进质量,降低消耗,提高人的素质和经济效益为目的组织起来,运用质量管理的理论和方法开展活动的小组。QC小组是企业中群众性质量管理活动的一种有效组织形式,是职工参与企业民主管理的经验同现代科学管理方法相结合的产物。它要求管理层鼓励员工提出和实施他们的想法与建议,向员工授权。

(2)QC小组的目标 QC小组或称为质量控制小组就是一种团队形式的运用,企业在设计"质量问题解决小组"时,应明确以下目标:①规模要小,足以使办事迅速而有效率;②员工要接受必需技能的培训;③提供解决问题所需要的足够时间;④配给解决问题与采取正确措施的一定权力;⑤每个小组都配备一位上级"支持者",帮助解决工作中存在的障碍。小组应由不同层次的人员组成,以解决各个领域出现的问题。每个小组有其活动的领域和职责。

(3)QC小组的主要特点

1)明显的自主性　QC小组以职工自愿参加为基础,实行自主管理,自我教育,互相启发,共同提高,充分发挥小组成员的聪明才智和积极性、创造性。

2)广泛的群众性　QC小组是吸引广大职工群众积极参与质量管理的有效组织形式,不仅包括领导人员、技术人员、管理人员,而且更注重吸引在生产、服务工作第一线的操作人员参加。广大职工群众在QC小组活动中学技术、学管理,群策群力分析问题,解决问题。

3)高度的民主性　这不仅是指QC小组的组长可以是民主推选的,可以由QC小组成员轮流担任课题小组长,以发现和培养管理人才;同时还指在QC小组内部讨论问题,解决问题时,小组成员间是平等的,不分职位与技术等级高低,高度发扬民主,各抒己见,互相启发,集思广益,以保证既定目标的实现。

4)严密的科学性　QC小组在活动中遵循科学的工作程序,步步深入地分析问题,解决问题;在活动中坚持用数据说明事实,用科学的方法来分析与解决问题,而不是凭"想当然"或个人经验。

(4)QC小组的活动宗旨　QC小组的活动宗旨即提高职工素质,激发职工的积极性和创造性;改进质量,降低消耗,提高经济效益;建立文明的、心情舒畅的生产、服务、工作现场。

(5)QC小组活动的作用　①有利于开发智力资源,发挥人的潜能,提高人的素质。②有利于预防质量问题和改进质量。③有利于实现全员参加管理。④有利于完善人与人之间的关系,增强人的团结协作精神。⑤有利于改善和加强管理工作,提高管理水平。⑥有助于提高职工的科学思维能力、组织协调能力、分析与解决问题的能力,从而促使职工成才。⑦有利于提高顾客的满意度。

(6)QC的七大手法

1)查检表(check list)　以简单的数据或容易了解的方式,作成图形或表格,只要记上检查记号,并加以统计整理,作为进一步分析或核对检查用,其目的在于现状调查。

2)柏拉图(pareto diagram)　根据所搜集的数据,以不良原因、不良状况、不良发生或客户抱怨的种类、安全事故等项目别加以分类,找出比率最大的项目或原因并按照大小顺序排列,再加上累积值的图形。用以判断问题症结之所。

3)特性要因图(characteristic diagram)　一个问题的特性(结果)受一些要因(原因)的影响时,将这些要因加以整理,而成为有相互关系而且有条且有系统的图形。其主要目的在阐明因果关系,亦称"因果图",因其形状与鱼骨图相似故又常被称做"鱼骨图"。

4)散布图(scatter diagram)　把互相有关联的对应数据,在方格上以纵轴表示结果,以横轴表示原因,然后用点表示分布形态,根据分析的形态来研判对应数据之间的相互关系。

5）管制图（control chart） 一种用于调查制造程序是否在稳定状态下，或者维持制造程序在稳定状态下所用的图。管制纵轴表产品品质特性，以制程变化数据为分度；横轴代表产品的群体号码、制造日期，依照时间顺序将点画在图上，再与管制界限比较，以判别产品品质是否稳定的一种图形。

6）直方图（histogram） 将搜集的数据特性值或结果值，在一定的范围横轴上加以区分成几个相等区间，将各区间内的测定值所出现的次数累积起来的面积用柱形画出的图形。因此也叫柱形图。

7）层别法（stratification） 针对部门别、人别、工作方法别、设备、地点等所搜集的数据，按照它们共同特征加以分类、统计的一种分析方法。

2．质量圈

（1）质量圈概念 质量圈是质量管理中另一种团队应用。是由 8～10 名员工及管理者组成的团体，定期碰头（如 1 周 1 次），讨论他们碰到的质量问题，调查问题出现的原因，推荐解决办法，采取纠正措施。小组承担解决质量问题的职责，提出并评估他们自己的建议。不过，一般都是由管理层最后做出实施推荐意见的决策。

（2）质量圈的执行原则 ①质控圈员来自同一单位或一起工作者，是自愿的，且可以轮换。②质控圈员利用上班时间每周开会 1 次，或者每个月至少 2 次，每次 30 min 至 1 h，遇有临时问题则随时开会，每次 20～30 min。③圈长应注意主持会议的技巧，利用指名发言、接力发言或反问等方式引导全体发言。④遵守有效开会的原则，准时到会、不做人身攻击，并尊重不同的意见。⑤质控圈员应尽量学习并运用识别问题及解决问题的品管技巧。⑥一般由工作现场的督导者来辅导质控圈之进行，督导者的角色是如何激发员工的创意，而不是去指示员工如何做。⑦质控圈需要高级管理者给予强有力的支持。⑧强调人员的发展和现场工作者所提供的创意，以提高生产力及工作效率。

（五）"十步"质量管理模式

"十步"（ten steps）质量管理模式是美国医疗机构评鉴联合委员会（JCAHO）建议医疗机构采用十个步骤拟订质量管理计划，以落实质量管理工作。这十个步骤如下：

1．审视机构的理念、目标、目的及管理模式，以界定质量管理的责任。

2．在患者照顾、工作人员绩效、成本效益三个监测管理系统责任区内，明确主要功能及措施。

3．确定主要服务范围及相关活动。须以患者种类、检查治疗的方法以及基本临床护理活动来考虑，并以该活动是否与高危、多量、易引发问题及高成本等相关，作为选择重要质量管理监测项目的依据。

4．建立衡量的标准，并选择测量指标。

5．建立阈值，即确定指标的正常与异常的界限。

6．收集及组织资料，注意资料收集的频数、样本数及方法。

7．分析、评价其变异因素并与常态做比较。

8．选择及执行行动，对优异表现者应予鼓励，有问题时，应寻求解决、改变与修正的方案，并注意追踪调查。

9．追踪评价的结果，并妥善记录。

10.汇总质量管理的成效,结果可以是正面的或负面的,并提出总结与建议。

第四节　护理质量管理内容

一、护理人员的质量管理

（一）护理人员质量管理的任务

进入21世纪以来,新科技革命正以空前的速度和气势在世界范围内全面展开。21世纪是知识经济蓬勃发展、人类健康素质迅速提高的新时代。科技的发展,社会的进步无疑对医疗卫生事业的发展和医疗服务模式提出更高的要求,特别是护理学科面临的挑战更大。目前,医院已经由医疗型为主的服务转变为医疗、预防、康复和保健为一体的综合性服务,这些转变使护理专业的功能扩大,要求医院有一大批高素质的护理人才。要求护理学科更新观念和知识,与医学科学同步发展。为此,我们应该认清当今时代特征以及21世纪对高质量、多层次、全方位的健康护理服务需求,加强我国护理人员质量的管理。

1.优化人才成长环境,不断提高护理人员综合素质　护理人员是医院主要群体之一,其护理服务理念的确立和良好职业素质的养成,离不开医院文化的指导和陶冶。医院文化是先进文化的一个重要组成部分,它以实现员工价值共识为核心,以形成团队精神为追求,以信任人、尊重人、关心人、培养人、注重发挥人的潜能为着眼点,是一门“以人为本”的管理理念,是医院在长期的医疗实践中形成的价值观念、行为规范、管理风格、医德风尚等的总和,对医院人才成长和综合素质的提高起着根本的作用。因此,医院管理者应高度重视护理人才价值取向的科学定位,优化医院文化环境,重点培育护理人员自尊自强的精神,创建外树形象、内强素质的护理“人文工程”,树立敬业、精业、爱业的观念,以提高护理人员的整体凝聚力和向心力;持之以恒地进行护理职业道德和技术培养,使医院精神和奋斗目标落实到每个护理岗位和每个护理人员的实际工作中去,让广大病人获得高质量的护理服务。

2.改善人才培养环境,促进护理学科队伍建设发展　医院的建设和发展,人才是根本、是关键。而人才的培养是一项长期的任务。要立足医院长远建设,培养一支能够在新世纪医学领域激烈竞争中力拔头筹的高质量、高素质的医疗护理人才队伍,这是医院可持续发展的关键。所以,应加强领导的导向作用,注重观念的创新,建立多渠道、多层次、多形式的护理人才培养体系。将护理学历教育的提升放在一个重要的位置,发展高等护理教育,拥有高学历护理人才,克服目前护理知识结构“先天不足”的弱点,使学科不断推进,提升学科自身地位,进而培养更多能够承担起从事预防、保健、临床和康复护理工作的高级人才。

3.完善人才激励环境,激活护理人员进取成才的内动力　医院的激励功能在21世纪的人才管理中可以说是重中之重,良好的人才激励环境可以充分调动各类人才的积极性、主动性和创造性。护理人员作为医院员工主要群体,是医院整体建设和医疗服务中的主要力量。为此,医院应完善人才激励机制,针对护理人员的工作特点建立有效的激励制度,以积极的态度去支持、挖掘、保护护理人才,给护理人才创造一个能够充分发挥聪明才智的环境。

(1)创造竞争激励环境　打破平均主义的工作方式,激励护理人员克服惰性,努力进取。在护理岗位和职称的竞争中体现合理、公开、公平达到心悦诚服。

(2)创造情感激励环境　医院领导要从思想、政治、工作、生活等各个方面关心护理人才,创造一种团结和谐的工作环境,使护理人员对医院产生强烈的认同感和归属感,并将这种情感转化为工作的积极性。

(3)创造榜样激励环境　医院要结合日常的护理工作,树立优秀护理人员的样板,每年定期评选优秀护士、优秀护士长和先进人物,激励护理人才辈出,使其积极性和创造性得到最大限度的发挥。

(4)创造知识激励环境　定期组织新业务、新知识、新技能和新方法的学术交流,经常选派护理人员进修、深造和参加国内外的学术交流,激发护理人员学习的热情,形成一种刻苦学习、积极进取的良好风气,促进医院现代护理技术水平的提高。

(二)护理人员质量管理的内容

1.护理人员综合素质质量　由于病人需要的护理服务是全过程的,护理服务种类繁多,因而护理人员与病人"接触面"较广,护理活动本身必定产生结果。护士的素质、行为表现对护理质量产生影响,故应经常或定期地对其进行评价,考察其护理工作绩效,为护理人员的培养、职称的评定、奖惩提供依据。一般需要从人员素质、护理行为、护理服务结果3个方面来加强管理。

2.护理人员绩效考核　护理人员的绩效考核是护理人员质量管理的重要内容。应采取书面描述法、关键事件法、评分表法、行为定位评分法、多人比较法、强迫选择比较法、目标管理评价法、模糊数学综合评判法等对护理人员进行综合考评,从而促进护理人员整体素质的提高。

3.建立护理人员质量管理档案　凡具有中专以上学历或者具有护士以上技术职称的护理人员,均应列入建立档案的范围。护理人员质量管理档案的内容应包括以下几个方面。

(1)个人基本资料　包括姓名、性别、出生年月、民族、籍贯、家庭出身、本人成分、文化程度、政治面貌、参加工作时间、调入本单位时间、家庭住址、联系电话、工资等级、奖惩情况等。

(2)学历、经历资料　学历、经历资料包括护理专业学历、毕业时间、学校及学位或自学考试毕业时间、学历,主要工作经历,包括工作单位、职务、起止工作时间。

(3)专业一般资料　专业一般资料含护士注册时间,现任技术职称、任职时间、参加护理学会和其他学术团体情况、加入时间、职务(学会委员或杂志编委等)、个人技术自传(含职称晋升经历)及外语水平。

(4)技术操作及理论考试情况　技术操作及理论考试情况包括历次考核或考试日期、考试项目及内容、考试成绩或评定情况。平时或阶段性的能力和理论水平的评定。

(5)科研、教学情况　科研、教学情况包括论著、论文、综述、经验总结、期刊编译等的学术水平(附出版社、杂志名称、出版时间)、获奖情况,或学术会议交流情况。承担的教学任务：授课课程、对象、内容、学时、带教经历、奖惩情况。

（6）创造发明、技术革新、合理化建议、科学成果（附成果鉴定和评级授奖情况）、新业务开展情况（包括项目名称、完成日期、效果、观察等）。

（7）其他与业务技术有关的情况　如参加脱产学习或不脱产学习班的考试成绩，有无重大差错事故，事故内容、分类、鉴定意义、处理情况等。

护理人员的质量管理档案建立后，护理部应设专人保管并负责收集有关资料、分类、登记、统计和必要的入档、加工处理。有些省市采用建立护士个人技术档案册的办法，有些采用将资料每项建立卡片、再装入档案袋的办法，均可参照。如有计算机设备，可将资料输入储存。防止损坏要避免一切可能损坏档案的不利因素。要以防为主，做到"四不"即：不散、不乱、不丢、不坏，保持档案的完整。

（三）护理人员质量管理的方法

1.将人事心理学研究的结果用来指导人才管理　在人事心理学中，有许多专题，如人格发展的研究、动机与行为的研究、能力的研究、学习记忆的研究、心理测验的研究等。从研究中得出的理论、结论或动向，应分别运用到护理人员质量管理过程中，如人格发展研究的结论可作为护理人员管理政策制定的参考；动机与行为研究的结论可应用到鼓励与奖惩的管理措施中去；能力研究的结论可用于护理人员的分工、招聘、提拔与晋升；学习记忆的研究可应用于护理人员的培训教育与进修；心理测验的理论与技巧可应用于管理人员的选拔与护理人才的考核等。

2.应用人事心理学使人才管理更趋完善　人事管理的对象是人，对人的管理不能只靠法规，更需要了解人的心理与愿望，并协助职工使其心理与愿望都得到适当的满足。对护理人才的管理也如此。在制定并依赖各种护理规章制度进行管理的同时，还要了解护理人才群体的要求与护理人才个体的需要；在需要护理人员能够担任临床各项护理工作任务的同时，还要考虑如何才能让护理人员踏踏实实、任劳任怨地工作；在提高护理人员工作情绪的同时，更要考虑如何提高工作效率与多出成果，为病人提供更多的高质量的服务。因此，除规定的法律法规及各项制度外，还须应用人事心理学，使护理人才管理工作更趋完善。

3.扩大人才管理领域　目前，对护理人才的管理多为静态的、表面的、限定的管理，如根据护士的各种证件确定其资历，根据其从事护理工作的年限与资历确定其应得的报酬与奖赏，这均属于静态的管理；如根据其护士的仪表、规范与执行各项操作规程的好坏及工作任务完成的优劣，核定其应得的奖惩，用考核分数代表其工作成效的大小，此乃表面的管理；又如制定多种规章制度对护士的行为加以多方面的约束，对其工作量加以规定，使护理人员的聪明才智不易在岗位上充分发挥，这是限定的管理。为了满足21世纪人们对健康的高质量的需要，就必须扩大护理人才管理领域，对护理人才管理的取向给予科学定位，由静态的、表面的、限定的管理扩大到动态的管理和心理研究及护理人才工作意愿的激发与潜能的发挥，从而使人才管理冲破传统的禁锢，促进现代护理学科不断进步和发展。

4.由理性管理到人性管理　现阶段医院各级护理管理仍以理性管理占主导地位。护理部主任、护士长希望护理人员工作时间长（指上班时间内不间断的工作）。在护士缺编的情况下,希望在职的每一位护理人员承担大量的工作任务,并保证较快速度的完成,认为只有这样才能提高工作效率。

管理过程中制定各项规章制度,有关管理的方法和程序,均由法规、制度、规程详尽规定,对护理人员的意愿与行为,予以严格的约束,只注重机械的效率,而忽视人的本性。

重视统一管理原则及推动标准化。管理者往往出于管理之便,公平对待所有职工。一视同仁,不因人而异,也不考虑职工的个别差异。对于工作程序,则力求标准化,这样虽可提高工作效率,但多少有些违反人的本性。

由于上述这些理性管理,使护理人员对工作感到单调、机械、无意义,不能很好地体现自我价值及社会价值,因而大大地影响了工作情绪,进而使护理人员对工作感到厌倦与不满,产生紧张、焦虑及自卑等不良情绪,乃至发生差错、事故。若采取人性的管理方法则可以弥补理性管理的缺陷。

(1)人性管理除强调成果效率外,更侧重于满足让人们自愿地把工作做好　所谓做好工作,主要是以成果与效率而言,所谓使人自愿,就是要使护理人员心情舒畅。其中:①成果,是指完成任务,达到目的。②效率,是指在完成任务与达到目的的过程中,对于人力、时间、经费等,做出的经济而有效的努力。③满足,是指护理人员有高度的工作情绪,他们的潜力在工作中得到充分的发挥,具有工作成就荣誉感并使心里感到满足。职工感到自己的工作有意义,不但愿意,而且能乐意的工作,这就是人性管理的特征。

(2)管理中要注重对护理人员人格的尊重　各级组织的护理人员,地位有高低,职责有不同,待遇有多少,但都有其人格尊严,并都希望他人能尊重自己的人格。因此,护理管理者无论采取何种管理措施,均不可对人的人格尊严有所损伤。

(3)对护理人员的奖励要符合个体的要求　每个人都有其需要,他们的行为直接或间接地追求其需要的满足。奖励的目的是激发个体的某种行为,因此,奖励须与人才个体的需要相配合,以期通过奖励激发其积极性。

(4)对人才个体错误的惩罚须先考虑起因与动机　个体的行为均由其思想支配,对个体的惩罚若不考虑其原因与动机,而只根据其表现出的行为进行处罚,则只是治标不治本,有时不但没解决问题,反使问题复杂化。

(5)工作指派要考虑个人的特长与兴趣　每个人都有不同于他人的特长与兴趣,护理管理者指派护士工作时,如需考虑每位护士的特长与兴趣。如职工的工作与其特长及兴趣相符,可激发其工作情绪,提高工作效率。

(6)管理须以灵活性来适应需要　由于人的个体差异,社会环境因素的变动,特别是21世纪社会经济的快速发展和医学模式转变后,整个社会对医疗保健提出了更高的要求。加上护理工作领域的扩大,护理人员角色范围的增加,我国护理教育必须符合中国国情和护理工作的实际和特点,更需要建立多层次、多渠道、多形式的护理人才培养体系。而在护理人员质量管理上所采取的措施,也必须具有相当的灵活性,以期适应各种情况的需要,管理应因人、因事、因地、因时而制宜。

5.由法制管理转变为心理管理　各项法律、法规及医院的各项护理规章制度,均以消极的限制为主,对职工缺乏积极的鼓励作用,法规定得越多,对职工的约束越大。若应用行为科学理论,将管理工作由法规的管理转变为心理管理,并以了解护理人员的心理、激励工作的士气、发挥其潜力,作为护理人员质量管理的重要课题,必将使消极的限制与预防变成积极的启发与激励,从而将护理人员的质量管理推进一个新领域。

6.由 X 理论到 Y 理论的应用

(1)X 理论　传统的管理偏重于以 X 理论为根据。这种理论认为人是讨厌工作的,因而想逃避工作,多一事不如少一事。管理者欲使职工做好工作,通常采用两种办法:一是以高薪待遇招聘职工。此时职工之所以工作,并不是对工作有什么兴趣,也不是觉得工作有什么意义,而是看在高薪待遇的条件上,才勉强工作;二是以惩罚去强迫职工工作,此时职工之所以工作主要为了免受惩罚;因此组织必须更严密,管理者对被管理者更严格,否则职工就会偷懒而不工作。接受 X 理论的管理者对所属职工的管理是严格的,对职工行为是限制的,对职工的心理状态是不大重视的。X 理论基本上是一种关于人性的消极观点。

(2)Y 理论　Y 理论则提出了一种积极观点,并成为现代管理基础理论之一。它认为人并不是天生就厌恶工作的,有时也会主动寻找工作,并把工作看作像休息和娱乐一样自然。它假设人们能够自我管理,愿意承担责任;Y 理论比较恰当地抓住了人的本质,相信成员能自我激励,强调启发内因,强调主观能动性和自我控制。若用鼓励的方法来激励职工工作,其效果比以惩罚方法来强迫职工工作要好得多;对职工的愿望给以满足,也是一种很重要的报酬;职工的聪明才智,在工作上往往不能充分发挥出来,因此如何激励职工使其潜在能力得到充分发挥,是管理者的重要责任。护理管理者要接受 Y 理论,对护理人才的管理是诱导的、激励的,重视护理人才的心理状态并协助护理人才获得心理满足。

二、临床护理活动的质量管理

(一)临床护理活动的概念

临床护理活动指的是以病人为中心,以促进患者生理康复、心理康复和社会功能康复为目的所开展的一系列的护理服务的状态。由于护理活动及护理活动管理均存在不同程度的反复性,因此,在临床护理活动中,宜应用统计方法即将护理活动的资料进行收集、整理、分析与推断。从中发现这种反复性,并从中揭示出规律性东西,而用以指导护理工作。

(二)临床护理活动的质量管理方法

1.排列图法　排列图法又称为主次因素分析图或帕累特图。排列图是找出影响质量的主要原因所使用的图,它由两个纵坐标、一个横坐标,几个按高低顺序依次排列的长方形和一条累积百分数曲线组成。

以某医院 1990 年全年发生护理差错 60 起,绘制排列图的方法如下:

(1)收集在一定时期内护理差错的因素和出现频数 j 并按各因素出现数据大小顺序顺次排列。

(2)计算累计次数(频数)、百分数(频率)、累及次数、累及百分数(累及频率),见表 8-2。

（3）在图上画出左右两个纵坐标，左侧标出缺陷件数，右侧标出累及百分数。

（4）在横坐标上，按各类不同缺陷的件数多少用不同高度的小直方形表示。

（5）画帕累特曲线，在各直方形右方相应部位画上累计百分数的标记圆点，连接起来，便形成一条由左到右逐渐上升的曲线，即帕累特曲线，见图8-6。

（6）在图的70％、75％、90％处画横线，使图分为 A、B、C 三区，落在 A 区的因素即为关键因素。

表8-2　护理差错数据整理

原因	发生次数	占差错百分数	累及次数	累及百分数
抄错医嘱（1）	21	35％	21	35％
输液外渗（2）	15	25％	36	60％
标本不及时（3）	11	18.3％	47	78.3％
服错药（4）	5	8.3％	52	86.6％
打错针（5）	4	6.7％	56	93.3％
抽错血（6）	2	3.3％	58	96.6％
术前准备不合格（7）	1	1.7％	59	98.3％
皮肤破损（8）	1	1.7％	60	100％

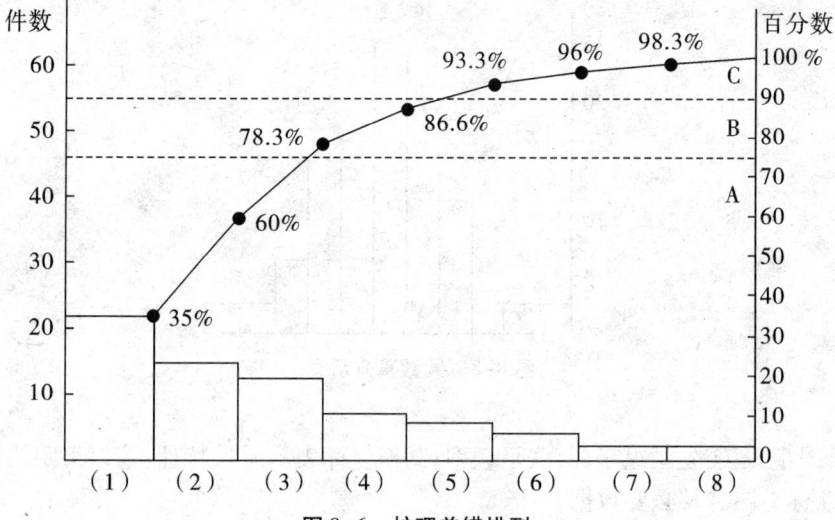

图8-6　护理差错排列

2. 因果分析图法　也叫特性要因图、树枝图、鱼刺图、石川图等。影响护理质量的因素很多，因果分析图就是一种寻找影响质量原因的有效方法，它是通过带箭头的线，将质量问题与原因之间的关系表示出来。

举例：某医院护理部分析院内感染率高与护理工作的关系，从中绘图步骤：①明确要解决的质量问题；②分析产生问题的原因，召集有关人员及专家进行质量分析；③将质量问题写在图的右边，画一条带箭头的主干，箭头指向右侧；④分析中小原因及相互之间的关系,用长短不等的箭头线画在图上,展开分析到能采取措施为止,见图8-7。

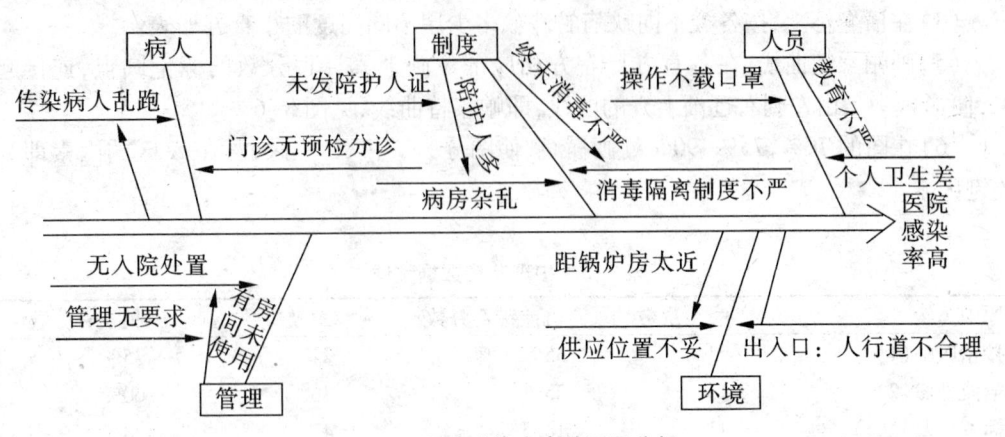

图8-7　医院感染率高的因果分析

3. 直方图法　直方图也叫频数直方图,它是用来整理数据,从中找出质量变化规律,预测质量好坏的一种常用的质量统计方法。

1)绘图方法:将测得的全部数据分为若干组,以组距为底边,以频数为高度,由与频数成比例的面积构成矩形图,见图8-8。

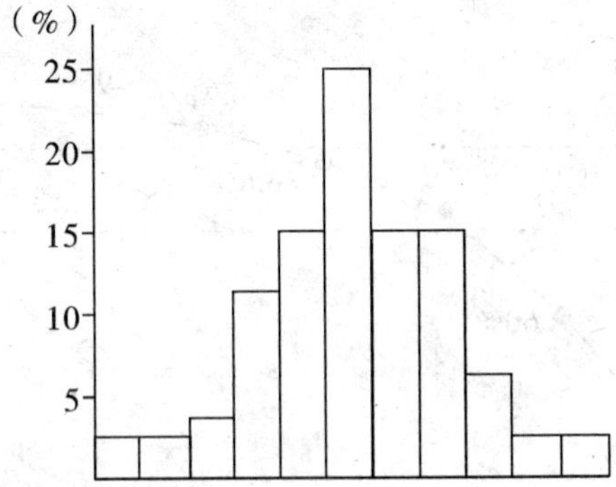

图8-8　频数直方示意

2)绘图步骤:①先画纵坐标,表示频率;②横坐标表示质量特性;③以组距为底,各组的直方;④标上图名及必要数据。

4. 控制图法　控制图又称管理图,是用于分析和判断工序是否处于稳定状态带有控制界限的图形,是监督护理质量稳定性的一种传统工具,以观察质量波动情况,进而判断质量是否处于控制状态,及时发现护理过程中存在的异常因素,以便予以清除,从而保证护理质量的稳定。绘图步骤:X 控制图。

(1)搜集数据　可选择前 1~2 年的历史数据资料计算均数(X)和标准差(S)。

(2)确定控制界限与中心线　如历史数据呈正态分布,用均数和标准差来确定控制线,上控制线 $X+2S$,下控制线 $X-2S$,分别在图上画出中心线(CL),上控制线(UCL),下控制线(LCL)。

（3）把质控所获数据按顺序绘入控制图,判断质量状况。控制图圆点在上下限范围内,表明质量发展趋势良好,符合要求,否则表明有异常原因,应查找纠正。控制图基本模式见图8-9。

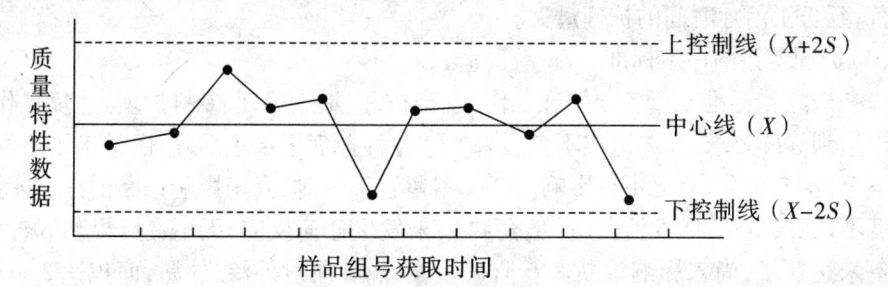

图8-9 控制图基本模式

三、护理差错事故的管理

医疗差错、事故与纠纷,均属医疗缺陷范畴,一般是指在诊疗护理活动中发生技术、服务、管理等方面的不完善或过失。差错事故是影响医疗、护理质量的重要因素,关系到病人疾苦和生命安危。因此,护理人员必须加强责任心,认真执行各项规章制度,严防差错事故的发生,并要加强管理,及时总结经验教训,以保证医疗护理质量。

（一）差错事故的概念

1. 医疗事故

（1）医疗事故的概念 医疗事故是指在诊疗护理工作中,因医务人员诊疗护理过失,直接造成病人死亡、残疾、组织器官功能障碍。

（2）医疗事故的分级 在临床护理工作中,主要是根据所造成的后果即根据给病人直接造成的损害程度将医疗事故划分为3级。一级事故,是指因护理过失直接造成病人死亡者;二级事故,是指直接造成病人严重残疾或严重功能障碍,导致完全丧失劳动能力或生活不能自理者;三级事故,是指损伤病人组织器官和肢体,造成病人残疾或部分功能障碍,以致部分丧失劳动力者。

（3）医疗事故的定性 医疗事故的性质是根据产生的原因来确定的,凡在诊疗护理工作中,因医务人员工作失职或违反规章制度和诊疗护理常规,发生诊疗护理错误,直接造成病人死亡、残疾、组织器官损伤导致功能障碍的后果的是责任事故。凡在诊疗护理工作中,医务人员虽然遵守了医疗护理规章和常规,但由于业务技术水平和医院设备条件的限制,发生了诊疗护理过失,直接造成病人死亡、残疾、组织器官损伤导致功能障碍的后果,为技术事故。事故的鉴定和处理必须由各级医疗事故鉴定委员会来审理。

2. 护理差错

（1）护理差错的概念 凡在护理工作中责任心不强,粗心大意,不按规章制度办事,或技术水平低而发生护理过失,对病人产生直接或间接影响,但未给病人造成死亡、残疾、组织器官损伤等严重不良后果,称为差错。

（2）护理差错的分级　根据对病人造成的不良后果的轻重,将护理差错分为一般差错和严重差错。一般差错,是指未对病人造成影响,或对病人有轻度影响但未造成不良后果的护理过失。严重差错,是指由于护理人员的失职行为或技术过失,给病人造成一定痛苦,延长了治疗时间的护理过失。

（3）护理差错的评定标准

1）一般差错标准　①各项护理工作(基础护理、重症护理、专科护理)违反操作规程,质量未达到标准要求,尚未造成不良后果。②各种护理记录不准确,医学术语不当,项目填写不全,不签全名,尚无不良影响。③标本留置不及时,尚未影响诊断治疗。④执行查对制度不认真,打错针、发错药(一般药物),未发生任何反应,无不良后果。⑤各种检查前准备未达要求,尚未影响诊断。⑥监护失误,静脉注射外渗、外漏,面积达 3 cm×3 cm 以下者。

2）严重差错标准　①执行查对制度不认真,发错药、打错针,给病人增加痛苦者。②护理不当发生Ⅱ度压疮。③实施热敷造成Ⅱ度烫伤,面积不超过体表 0.2% 者。④未进行术前准备或术前准备不合格,而致推迟手术,尚未造成严重后果。⑤抢救时执行医嘱不及时,以致影响治疗但未造成严重不良后果者。⑥监护失误,引流不畅,未及时发现,影响治疗;或各种护理记录不准确,影响诊断治疗。⑦监护失误,静脉注射外渗、外漏,面积达 3 cm×3 cm 以上或有局部坏死者。

（二）护理差错、事故的管理措施

1. 建立健全差错事故登记报告制度　各科室建立差错、事故登记本,由本人或发现者及时登记发生差错、事故的经过、原因、后果。护士长要及时汇报,并组织讨论与总结。实事求是地总结教训,接受教育。发生差错、事故后,要积极采取补救措施,以减少或消除由于事故所造成的不良影响及后果。

2. 发生严重差错或事故的各种有关记录、检查报告及造成事故的药品、器械等均应妥善保管,不得擅自涂改、销毁。

3. 组织分析　护理部应定期组织护士长分析差错、事故发生的原因,必要时向全院护理人员通告,提高护理人员的警惕性,并提出防范措施。

4. 日常护理工作中对护理人员加强责任心教育　预防发生缺陷,抓好专业训练,提高人员业务能力和技术水平;严格贯彻操作规程和各项查对制度,使操作程序化、规范化,并应注意抓好容易出现问题的薄弱和关键环节,如新调入的护士,有心理障碍的人员,节假日病人多,人际关系不协调等,使预防成为管理的内容,将"无常法"管理应用于护理工作中,做到常组织、常整顿、常清洁、常规范、常自律。

四、临床护理服务质量管理

（一）临床护理服务质量管理的概念

临床护理服务质量就是指护理的工作表现和服务效果优劣程度,是在护理过程中形成的客观表现。传统的护理质量指的是对病人的临床护理水平,即执行医嘱是否及时、准确;护理表格书写是否合格;生活护理是否到位、及时;各项规章制度贯彻落实程度;有无护理缺陷等。随着医学模式转变,促使护理工作发展更具有独立性。护理工作范围不断扩大,护理工作除了与医生协作进行诊断、治疗外,更主要的是要求护士能综合运用自然科学、社会科学、人文科学方面的知识,去帮助、指导、照顾人类保持或重新获得身体内外环境的相对平衡,以达到身心健康、精力充沛。要求护士能独立地进行护理诊断、预防和治疗人们现有的及潜在的健康问题。由此可见护理质量内涵在不断地拓宽,其中包括:①是否树立整体护理观念,把病人看做是社会的、文化的、生物的、心理的人。从病人整体需要去认识病人的健康问题,独立主动地组织护理活动,满足病人的需要。②是否以护理程序为核心规范护理工作,护理诊断是否全面、准确,措施是否落实,计划是否具有动态变化。③基础护理和专科护理实施程度、宣传教育计划落实程度。④对病人心理护理及其他服务满意程度(如环境、生活服务、服务态度)。⑤工作效率及操作水平。⑥是否有护理缺陷。

（二）临床护理服务质量管理的步骤

1.建立护理服务质量监控网络　在我国医院内护理质量监控网络一般是以护理部、科护士长、护士长三级质量控制组织为中心,全体护士参与的质量控制组织机构,并与其他与护理服务有关的各支持系统协调工作,形成一个目标明确、协调而有效的管理工作系统。也有部分医院在护理部下设质量控制(临时或常设机构)。分片或分项检查评价,负责质量控制。为了贯彻预防为主的思想,以自我监控为基础,所以多采用定期自查、互查互评的评价方式,也可采用上级检查方式逐级检查。在院外可由上级部门组成评审组,对医院护理工作进行单项或综合评价。如医院等级评审工作,护理服务工作是其中重要的评审内容。

2.制定护理服务质量评价标准　护理服务质量评价标准的制定应包括效率指标、管理指标、质量指标。

(1)标准要求　①具体(数量、程度及状况);②条件适当,有一定先进性和约束力;③简单明了,易于掌握;④易于评价具有可衡量性,结合使用定性与定量方法,力求用数据说话。可将某些定性资料转变成计数资料,如对护理服务满意的人数;也可将某些定性资料采取人工评分方法量化,可采用百分制、千分制或五分制。在打分后再区分等级,如合格与不合格,优秀、良好、一般、差等。

(2)做法　①产生标准;②确定有关的评价信息;③决定信息收集的方法、途径。各护理部门可根据需要确定一些标准。这些标准一方面可成为护理人员行为准则和规范,另一方面可作为服务质量评价标准,通过定期检查来评价护理服务效果。关于护理质量评价标准,参阅本书有关章节。

3.收集资料

(1)资料收集途径

1)建立汇报统计制度　质量管理要靠质量信息的疏通和反馈,所以质量情报工作很重要。对护理工作数量质量的统计数字应及时准确,做好日累计、月统计工作。

2)制定定量检查制度　可采用定期检查与抽查结合的方式,用检查所收集到的信息与标准对照,获得反馈信息,计算达标程度。

(2)做法　①收集信息,通过检查获得护理工作水平信息;②对照标准评价分析信

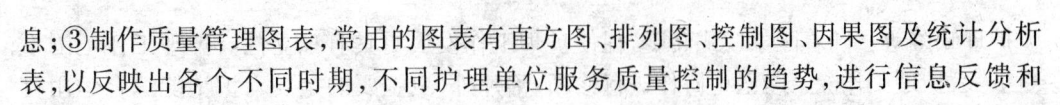

息;③制作质量管理图表,常用的图表有直方图、排列图、控制图、因果图及统计分析表,以反映出各个不同时期,不同护理单位服务质量控制的趋势,进行信息反馈和评价。

4.纠正偏差　将执行结果与标准对照后,找出差距,对评价结果进行分析,提出改进措施,以求提高护理服务工作数量与质量。

(三)临床护理服务质量管理的内容

对护理服务质量的管理,就是衡量护理服务工作目标完成的程度,衡量病人得到的护理服务的效果。其管理的内容有以下3种:

1.基础护理服务质量的管理　基础护理服务质量的管理也是要素质量管理,主要着眼于管理执行护理服务工作的基本条件,包括组织机构、设施、仪器设备以及护理人员素质。这些内容是构成护理服务质量的基本要素。①护理质量控制组织结构:可根据医院规模,设置2～3级质控组织,医院即护理部质量监控小组;基层质量控制小组,即科护士长级质量监控小组;护士长级质量监控小组,并能定期进行质量控制活动。②护理单元设施:按"综合医院评审标准"来管理。③仪器:器械设备齐全、性能完好,急救物品完好率应达100%。④护理人员数量、质量、资格应符合医院分级管理要求:职称按一定比例配备,各单位人力安排是否合适,如病房人员组成结构是否合理等。⑤环境:各护理单位是否安全、清洁、整齐、舒适、设施齐全。⑥各种规章制度制定及执行情况,有无各项工作质量标准及质量控制标准。

2.环节护理服务质量的管理　主要管理护理服务过程中各环节操作程序、管理环节等。

(1)环节护理服务质量管理的内容　主要内容包括:①开展整体护理情况,是否应用护理程序组织临床护理活动;②心理护理及健康教育数量及质量;③执行医嘱准确率、临时医嘱执行是否及时;④观察病情及治疗反应,是否动态地修改护理计划,表格记录情况;⑤是否以病人为中心,开展主动护理,病人管理情况,如生活护理、医院内感染的管理、消毒隔离等;⑥与后勤及医技部门的协调关系情况。

(2)环节护理服务质量管理常用定量指标　①护理技术操作合格率;②基础护理合格率;③特护、一级护理合格率;④各种护理表格书写合格率;⑤一人一针一管执行率;⑥常规器械消毒灭菌合格率。

3.终末护理服务质量的管理　终末护理服务质量的管理是对护理服务活动的最终效果所进行的管理。上述3种护理服务质量管理的内容是不可分割的,一般采用三者相结合来进行综合管理和评价,最终达到质量控制目的。

思 考 题

1.护理质量管理包括哪些内容?

2.护理质量管理的原则有哪些?

3.护理质量管理有哪些基本方法?

4.护理差错事故的评定标准是什么?

第九章

护理经济管理

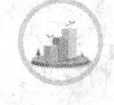

【学习目标】

◆掌握　经济管理方法在护理管理中的运用及须注意的问题；护理成本核算的方法与应用。

◆熟悉　经济管理方法的概念及特点。

◆了解　经济管理方法运用的形式。

第一节　护理管理中经济管理的方法

随着市场经济的发展,现代医院从过去单纯的医疗质量与规范管理发展成为整个医院的运行管理,医院的管理也逐步从单纯的医疗运行管理发展成为适应整个社会进步和科学发展的医院学科管理,经济方法也就成为医院管理的重要方法。

一、经济管理方法概述

(一)经济管理的概念

经济管理是指管理主体按照经济规律的客观要求,运用各种经济手段(或经济杠杆、经济政策),通过调节各种经济利益关系,以引导组织和个人的行为,保证管理目标顺利实现的方法。这里所说的各种经济手段,主要包括价格、税收、信贷、工资、利润、奖金、罚款以及经济合同等。在护理管理活动中,常用的经济方法有工资、福利、奖金、罚款等。

(二)经济管理的实质

根据各种不同的情况和条件,经济管理方法采用的具体手段和具体方法可以是多种多样的,不能简单的规定,更不能不加分析地套用。但是任何管理的经济办法,其实质是贯彻物质利益原则,从物质利益上处理好国家、集体、个人三者的经济关系,从而有效地调动多方面的积极性,去实现预期的经济目标。这是经济方法与行政方法最基本的不同点。从一定意义上说,运用经济方法就是通过各种经济手段不断调整各方面经济利益关系,把个人的、集体的和国家的利益正确地结合起来,既不损害国家利益,又能保证不断提高集体和个人的利益,从而最大限度地调动各个方面的积极性、主动性、创造性和责任感,促进经济的发展和社会的进步。

(三)经济管理方法的特点

1.利益性　经济方法是通过利益机制引导被管理者去追求某种利益,间接影响被管理者行为的一种管理方法。经济方法的运用以确认个人和组织对经济利益有追求为前提,并且只有在涉及经济利益时才发挥作用;否则,这种方法就会失灵。

2.交换性　经济方法实际上是以一定的交换为前提的。管理者运用一定的报酬手段来影响被管理者去完成所承担的任务,以达到管理目标的实现。

3.灵活性　经济方法的灵活性表现在两个方面:一方面,经济方法针对不同的管理对象,如单位、个人,可以采用不同的手段;另一方面,对于同一管理对象,在不同情况下,可以采用不同方式来进行管理,以适应形势的发展。

4.平等性　经济方法承认,被管理的组织或个人在获取自己的经济利益上是平等的。社会按照统一的价值尺度来计算和分配经济成果;各种经济手段的运用对于相同情况的被管理者起同样的效力,不允许有特殊。

二、经济管理方法运用的形式

不同的经济手段在不同的管理活动中可发挥各不相同的作用。在护理管理活动中,常用的经济方法有工资、福利、奖金、罚款等。

(一)薪酬制度

薪酬制度是组织依照法律和国家劳动政策规定的有关劳动报酬的原则和方法确定薪酬水平和薪酬关系的一系列规则和方法的总称。具体包括:薪酬形式、薪酬水平、薪酬标准、薪酬支付方法以及国家对组织劳动管理进行的规定等。

合理而富有激励的薪酬制度对医院文化起着积极的巩固和强化的作用,有利于增强医院的竞争力。医院通过薪酬制度中的绩效考核和激励制度,向员工表现医院追求的目标,有效地影响员工的行为和态度。

1.薪酬概述　薪酬是指组织根据员工在组织中所作出的贡献,包括员工在组织中实现的绩效、在工作中付出的努力、时间、学识、技能、经验与创造所付给的相应回报。这种回报,可以是金钱、物品等物质形态,也可以是晋升、休假、荣誉等非物质形态。

在我国现阶段,薪酬收入是医院员工的主要收入来源,是员工满足基本需要的重要保证,对其家庭和个人的生存状况及生活方式有着非常大的影响,也是员工自身价值的体现。同时,薪酬还涉及员工对于薪酬的心理期望和医院实际薪酬状况之间的差距问题。越来越多的员工不仅仅把薪酬看成是对工作付出的回报,更看做是医院对自己所作贡献的尊重。

薪酬对员工而言是收入,而对医院而言是一种成本支出。从医院领导层的角度来看,薪酬是吸引人才、留住人才的重要战略武器,是控制经营成本、增强竞争实力、巩固医院文化的有效手段;从员工的角度来看,薪酬具有生活保障和心理激励的重要功能。

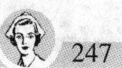

（1）薪酬的分类　通常情况下，有两大分类方法，一种分类方法是将薪酬分为经济薪酬和非经济薪酬；另一种分类方法是将薪酬分为内在薪酬和外在薪酬。经济薪酬和非经济薪酬是基于薪酬是否以金钱的形式表现出来，或者是否能够以金钱来衡量，而内在薪酬和外在薪酬是以薪酬本身对工作者所产生的激励是一种外部强化，还是一种来自内部的心理强化来作为划分依据的。经济薪酬是指可以直接或间接地用货币加以度量的薪酬形式，包括直接经济薪酬和间接经济薪酬。例如工资、薪水、奖金和红利等就属于直接经济薪酬的范畴；而组织以各种形式为员工提供的福利、保险、休假等则可纳入间接经济薪酬。非经济薪酬是指由组织提供给员工的除经济薪酬以外的各种与员工工作或工作环境相关的精神感受与物质待遇的改观，包括组织为成员创造的条件和机会，使成员个人对工作本身或对工作的物质与心理环境上的满足感，如工作的认同感、成就感、工作的挑战性等。从员工绩效考评的角度看，薪酬又可分为固定薪酬和浮动薪酬。固定薪酬一般包括基本工资、津贴和福利等；浮动薪酬主要包括奖金、佣金等短期激励和员工长期服务年金、职工股票等。

（2）医院薪酬的作用　科学的薪酬制度具有以下几个方面的作用：①吸引并留住医院的优秀人才，提升员工士气、提高医院的竞争力。医院可以通过各种优惠政策和丰厚的福利待遇来吸引并留住人才。②开发员工的潜在能力，促进在职员工充分发挥其才能和智慧。研究表明，员工的能力在没有激励和有充分激励的情况下发挥的程度相差近60%。③提高医院的效益。医院通过科学的薪酬制度吸引并留住大量的优秀人才，这些人才的潜能又在医院的激励制度下充分地发挥出来，这无疑会给医院创造良好的社会效益和经济效益。

（3）薪酬制度的管理原则

1）按劳付酬原则　按劳付酬是薪酬管理的首要原则。按劳付酬的含义是指组织对员工所从事的工作应该以劳动为尺度计算薪酬。这里的"劳"指的是劳动量，即劳动者在劳动过程中体力与脑力的消耗量，而且劳动必须有效。劳动有复杂和简单之分，在同一时间内的不同劳动，复杂劳动量大于简单劳动。因此，按劳付酬不能单纯用劳动时间或劳动产品作为计量劳动的尺度。

2）公平原则　公平是薪酬系统的基础。只有在员工认为薪酬系统是公平的前提下，才能产生认同感和满意度，才能产生薪酬的激励作用。公平原则要求组织的薪酬体系所体现的薪酬水平应与护理岗位的工作性质、工作数量与质量以及护理人员的主观判断标准结合起来。分配公平包含两层含义：客观公正性和主观公平感。护理人员的公平感受主要体现在以下五个方面：与外部其他类似医院（或类似岗位）相比较所产生的感受；护理人员对本医院薪酬系统分配机制和人才价值取向的感受；将个人所获报酬与本院其他类似岗位的报酬相比较产生的感受；对医院薪酬制度执行过程的严格性、公正性、公开性所产生的感受；对最终获得薪酬多少的感受。

3）竞争原则　薪酬的竞争性是指医院护理人员的薪酬标准在社会上和护理人才市场中具有吸引力，从而能战胜竞争对手，招聘到医院需要的护理人才，同时留住优秀护理人才。薪酬水平的高低直接决定其所能吸引到护理人才能力和技术水平的高低。而具有竞争力的薪酬系统除有较高的薪资水平和正确的价值取向外，灵活多样的薪酬结构也越来越引起管理部门的重视。

4）激励原则　薪酬的激励性是指薪酬分配要在组织内部各类工作岗位、各级职务的薪酬水准上适当拉开差距，真正体现员工的薪酬水平与其对组织的贡献大小密切相关，使组织的薪酬系统充分发挥激励作用。

5）经济原则　经济性原则是指医院在进行薪酬设计时除了考虑到本组织薪酬系统的竞争性、激励性等因素外，还必须考虑医院的运作情况，因为员工薪酬的增加就意味着组织人力成本的上升。也就是说医院在确定各级人员的薪酬标准时，要从医院的整体情况出发，考虑自身的实际承受能力、利润的合理积累等。另外，不同成本构成的医院，受到人力成本的影响强度也是不同的。对于劳动密集型的组织，员工的薪酬水平稍有提高，组织的成本就会明显增高，管理人员尤应注意。

6）合法原则　合法原则要求医院在制定薪酬制度、设计薪酬方案时要按照国家现行有关人事、劳动与社会保障政策和法律法规进行。这是任何组织都必须遵守的原则。

（4）决定护理人员薪酬的因素　按照薪酬支付的原则，一般情况下，护士薪酬水平的区别，主要取决于外界环境、护理岗位工作的类型及业绩、护士本人的基本条件、医院的支付能力、政府和组织的薪酬政策、护理人员劳动力市场等几个因素。

1）外界环境　医院与外界环境密切相关，外界各种环境对医院的运转和有效的生存都具有直接影响作用。因此医院的薪酬管理制度和体系必须掌握外在条件的实际情况，以确保设计出符合外环境的薪酬系统。外环境因素主要包括经济环境、社会环境、政治环境、科技环境等。

2）护理岗位工作的类型及业绩　医院有不同的护理岗位，由此产生不同的薪酬水平。岗位责任的大小、工作的复杂性、工作的风险程度、工作质量要求的高低、工作量的大小等因素是确定护理人员薪酬水平的基本要素。在任何医院的任何时期，护士的薪酬水平都要受到她个人业绩的影响。护理人员得到薪酬的前提条件是她们在医院付出劳动的多少及对组织贡献的大小。这种在实际工作中的表现或者说贡献大小的区别，就是导致护士薪酬水平差别的基本原因。

3）护士个人条件　第一，护士的资历和经验：护理人员在组织中工作时间的长短，也是影响薪酬水平的因素之一。工作时间长一些的护理人员得到高一些报酬的原因，主要是医院对他们过去投资的补偿，是组织减少护理人员流失率的措施，起到稳定护士队伍，降低医院护理人员流动成本的作用。护士的工作经验也对顺利完成工作任务，减少消耗，节约成本具有直接的作用，因此也是薪酬水平的考虑因素。第二，护士的技能和训练水平：高技能与高训练水平的护士的薪酬水平一定高于相对水平和技能较低护士的薪酬。这是因为除了要求高薪酬水平的护理人员工作表现要出色以外，也是组织补偿护士在学习知识和技术时所消耗的时间、体能、智慧、心理压力等直接成本，以及因学习时间长于其他护士而减少收入所造成的机会成本，如中等专业护士比攻读护理本科和硕士学位的护士学习时间短，他们先工作，先收入，但收入的起薪水平一定低于本科和硕士毕业的护士。这种对高技能高训练水平给予高报酬的做法具有激励作用，促使护士不断学习新知识、新技术，提高工作能力和劳动生产率。

4）医院经济负担能力　医院护理人员薪酬水平的高低必然是和本医院发展阶段、发

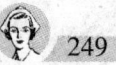

展水平、业务范围、市场占有等经济指标直接相关。如果医院薪酬负担超过其支付能力，必然给组织经营带来直接影响。不同医院、不同岗位的护理人员，薪酬水平也会有区别。

5）地区与行业间的薪酬政策　地区和医院的薪酬政策，也是医院制定薪酬方案的重要指导方针和政策依据。国家和地区的薪酬政策常涉及组织薪酬管理的重要运作方面，如工资增长的基本标准、人员提升与降级的薪酬变动标准、组织员工加班工资的发放政策、生病、假期、接受培训等特殊情况时的薪酬等。

6）护理人员劳动市场的供求状况　当市场护理人员供给不足时，医院就会提高其薪酬水平以吸引合格的护理人员填补空缺；反之，则相反。另外，地区劳动市场的不同，也会使同样条件的人员在薪酬方面有差别。

2. 医院薪酬管理的体系及理论依据

（1）医院薪酬管理的体系　医院薪酬管理的体系主要包括五大体系，即工资体系、奖励体系、福利体系、股份期权体系和激励体系。工资包括两个部分即岗位工资和津贴。津贴包括出差津贴、职务津贴等。奖励主要为奖金，也包含特别奖、分红。福利包括社会福利和医院福利这两个部分。股权认证仅限于股权制改革完善的医院。激励包括培养学习、任职使用、特殊待遇等。医院薪酬福利体系的核心是岗位工资、奖金与基本福利。

（2）医院薪酬管理体系的"3P"理论　在薪酬福利体系当中，有一个非常著名的理论依据，叫"3P"理论，就是指不同单位有3种不同的支付薪酬的方法：第一个是以岗（position）定薪，为岗位付酬。目前，我们很多医院对引进、招聘人才等开始采用这一方法。第二个是以业绩（performance）定薪，为业绩付酬。在医院里面，有些承包科室人员以及与医院签订特殊契约的人员多采取这一方法。第三个是以能力（person）来定薪，为能力付酬。这个办法在国内大多数医院也在用，我们医院确定各位员工的基本工资大都采用这些方法，当然不全面、不准确，只是一种学历、工龄等因素的薪资体现形式。

（3）医院薪酬管理价值评价的原则　医院薪酬价值评价的基本原则有3个方面，即效率优先、兼顾公平、按贡献度大小分配。这3个方面又有赖于员工能力的提高和潜能的激发。第一，效率优先：主要指医院在第一次分配或主要分配方式中要实行工效挂钩，使多劳多得，这是医院分配改革的第一原则。任何方式改革如果背离这一原则都是注定要失败的。第二，兼顾公平：主要指医院在第二次分配或次要分配方式中要调和分配差距，体现社会公平性原则，使得医院员工能逐步走向共同富裕，"水涨船才能更高"。第三，按贡献度大小分配：一方面指前两项分配时的一种激励导向；另一方面也是在医院年终分配时，要特别体现的一种分配倾斜和补充，使得"优劳优得"。上述3个方面从作用机制和对象上看，第一主要拉开了医院一、二、三线的差距；第二主要调节三、二、一线的差距；第三主要是对技术、管理骨干的倾斜。三者的平衡、协调与把握是我们医院管理者的重要基本功。医院进行薪酬价值的分配则依次以贡献大小、风险承担、工作态度、岗位责任、才能为依据。用我们相对公平的薪酬激励机制，让平庸的员工转变为普通员工或者离开，让普通员工转变为优秀员工，让优秀员工拿得更多，这就是现代医院薪酬管理的目标。

3. 护理薪酬的设计与支付

（1）护理薪酬设计　21世纪的护理人员薪酬管理不仅是医院为获得劳务所支付的

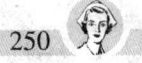

人力成本,还应该具有诱导护理人员服从、激励护士期望行为并多作贡献的多样化功能。薪酬设计的关键在于体现"对内具有公平性,对外具有竞争性"。在设计薪酬时,应结合医疗卫生机构的行业特点、医院的市场定位和承受能力考虑,寻求适当的参照点,合理确定各护理岗位薪酬的构成和额度,达到兼顾总量和个体、短期和长期、激励和约束等制约因素。科学设计薪酬的体系和制度一般经历下列步骤:工作岗位分析、工作岗位评价、薪酬调查、薪酬定位、薪酬结构设计、薪酬体系实施和修正,见图9-1。

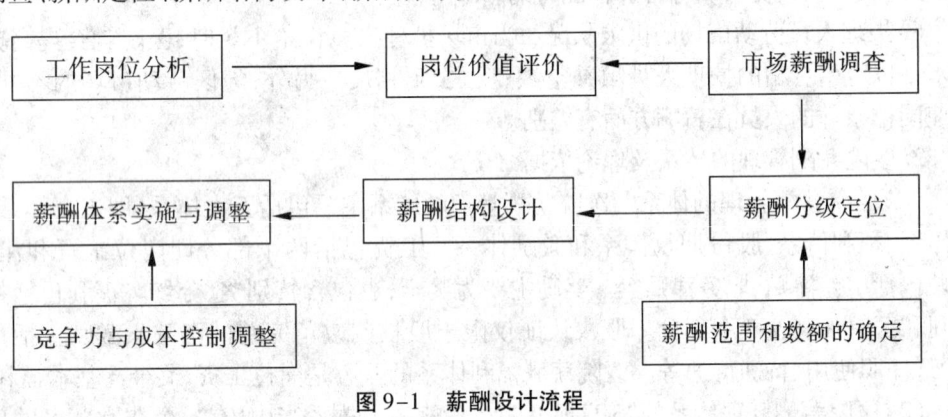

图9-1 薪酬设计流程

1)工作岗位分析 工作岗位分析是确定完成各项工作所需技能、责任和知识的系统过程,是薪酬设计的基础。医院应结合医院服务目标,对医院护理服务范围和护理工作项目进行分析,确定岗位职能和所需人员技能等,在此基础上制定护理职位(岗位)说明书,为薪酬水平确定提供依据。

2)工作岗位评价 工作岗位评价以职位说明书为依据,是确保薪酬系统达成公平性的重要手段。薪酬管理中的护理岗位评价有两个重要目的,一是比较医院内各护理职位的相对重要性,得出职位等级;二是为外部薪酬调查提供统一的职位评估标准,消除不同医院之间由于职位名称不同或职位名称相同但实际工作要求和工作内容不同所导致的职位难度差异,使不同职位之间具有可比性,为确保医院人员工资的公平性奠定基础。护理人员工作岗位评价是在确定各具体岗位内容的基础上对岗位薪酬因素进行比较、分析、衡量。岗位评价可采取排序法、职位归类法、要素计点法、要素比较法。

3)薪酬调查 重在解决薪酬的对外竞争力。对某职位的薪酬调查对确定组织内部人员薪酬时起着至关重要的作用。医院在确定护理人员工资水平时需参照劳动力市场的平均薪酬水平。医院可自己通过不同途径进行调查,也可以委托专业咨询组织进行这方面的调查。薪酬调查的对象应该是与医院有竞争关系或条件相似的医院。薪酬调查的数据包括上年度的薪资增长情况、不同薪酬结构对比、不同职位、不同级别的薪酬数据、员工奖金和福利情况、组织的长期激励措施和组织未来薪酬走势分析、有关保障、病假、休假等雇员福利的信息。只有采用相同的标准进行岗位评估,掌握真实数据,才能保证薪酬调查结果的准确性。薪酬调查的结果可反映市场现行同类人员的薪酬水平,医院可在此基础上为所有护理岗位确立起薪点,同时确定不同级别的薪酬差距。薪酬调查结果也可作为医院调整薪酬水平的依据,以此作为向医务人员解释医院薪酬政策的合理性。

4) 确定薪酬水平(薪酬定位)　在得到每一类岗位价值评估的相对系数和同行业的薪酬数据后,接下来是根据医院现状确定不同岗位的薪酬水平。在确定薪酬水平时医院既要考虑影响薪酬水平的外部因素如国家的宏观经济、通货膨胀、行业特点和行业竞争;更要考虑医院内部的相关因素:医院盈利和支付能力、人员的素质要求等是决定薪资水平的关键因素,医院所处发展阶段、人员稀缺度、招聘难度、医院的市场品牌和综合实力等也是重要的影响因素。

5) 护士薪酬结构设计　薪酬结构又被称为薪酬模式,是指在薪酬体系中,工资、奖金、福利、保险、红利、佣金等所占的比例和份额。医院薪酬结构的设计反映了医院的分配理念、分配原则和价值观,即医院根据什么原则来确定医务人员的薪酬,不同的医院有不同的价值观和分配原则,但有一条要注意,分配方式要与各医院所处发展阶段、自身行业特点和组织文化相一致。组织在确定人员工资时,要综合考虑三方面的因素:职位等级、员工个人的技能和资历以及个人绩效。在工资结构上,与之相对应的就是职位工资、技能工资和绩效工资,以此作为一个人基本工资的基础。

从某种程度上讲,设计合理的薪酬结构可能比较高的薪酬水平产生更好的效果。护士的薪酬结构是指护士薪酬各个组成项目和各项目之间的比例。护士的薪酬比例基本包含两个层面,一是薪酬和激励收益的比例,如护士获得组织提供的经济和非经济的各种项目的薪酬与组织赢利的比例;二是激励收益内部各部分的相对比例,如组织提供的护士工资、奖金、保险、带薪休假或培训等所占护士所得总薪酬的比例。

在医院护理人员薪酬结构体系中,常见的薪酬形式包括工资、奖金、福利、保险和津贴五种。不同的薪酬形式具有不同的特性,管理人员进行护理人员薪酬结构设计和确定各薪酬形式的比例时应认真分析确定,以保证护理人员薪酬系统公平性和激励作用。在上述五中薪酬形式中,基本工资具有高差异性和高刚性(差异大,变化小)。就是说,在组织中,护理人员之间的工资差异应该是明显的,而且一般是能升不能降,有较强的刚性特点。薪酬中奖金的特点则是高差异性和低刚性(差异大,变化大),如果护理人员的绩效不同,奖金就应该有较大不同。但奖金的比例并不是一成不变的,随着医院经济效益和战略目标的转变,奖金就应该不断进行调整,表现出低刚性的特点。福利是组织所有员工均可享受的利益,而且不能轻易取消,因此具有低差异性和高刚性(差异小,变化小)的特点。津贴的种类较多,在确定时应根据有关政策和医院实际情况区别对待。

6) 薪酬体系实施与控制　医院在确定护理人员调整比例时,要预先对薪酬水平做出预算。因为在医院整个的运营中,人员薪酬所占的比例占有非常重要的作用。因此管理者应做到有效控制成本。薪酬预算有利于医院在特定的时间段中使人力成本保持在一个既定的水平范围内。护理人员薪酬预算可以采用从医院的每一位护士在未来一年的薪酬预算估计数字,计算出各科室或部门所需的薪酬支出,然后汇集所有部门和岗位的预算数字,编制出医院护理人员整体的薪酬预算。从实质上讲,护理人员薪酬是对护士人力资源成本和医院护理人员需求之间进行权衡的结果。在制定和实施护理人员薪酬体系过程中,在组织内部进行及时沟通、宣传和培训,介绍医院护士薪酬制定的依据,是保证薪酬改革成功的重要因素之一。

（2）薪酬支付

1）薪酬支付时机　在任何组织内，员工的工作积极性是需要调动的，护理人员也不例外。而调动工作积极性最有效的手段之一，就是对她们良好的工作业绩给予及时的奖励。恰当的薪酬支付时机是维持护理人员工作积极性的关键，也需要管理人员进行有效把握。护理人员的特性和所在岗位不同，其适用的薪酬支付时机也不同。

第一，根据护士不同的年龄差异选择不同的支付时机：心理学研究表明，人的主观感觉会随着年龄的增长而变快，对于同一个时间单位，年轻护士会感觉很慢，而年长的护士会感觉很快，因此，对于薪酬支付来说，对年轻护士必须及时支付，无论是发放奖金，还是给予休假，给予升迁或者提名表扬都必须及时，而对年长的护士则可采取延时支付。

第二，根据护士的不同知识水平选择不同的支付时机：护士不同的知识水平、心理素质以及不同的人生观价值对于薪酬的认识和感受也不一样。对于自制力较高、工作热情较高、工作积极主动性较高、知识水平较高、职务较高的护士可以采取延时支付，因为短暂而频率过高、强度不大的奖励对她们的激励作用不是很大。而对于心理素质较差、性格内向、工作主动性不高的员工，则应该采取及时支付的手段，因为这是她们积极工作的重要动力，采取及时支付可以迅速调动她们的积极性。

第三，根据护士不同的心理反应采取不同的奖励时机：人们在社会生活中的心理状态是时常有变化的，而不同的心理状态对奖励的需要和感知也不同。一般说来，当护士情绪低落时宜采取及时奖励的薪酬支付，这样可以帮助她们摆脱心理困惑，重新赢得自信；对情绪高涨者可采取延时支付，有利于保持她们稳定的积极性。

第四，根据医院不同的需要选择不同的奖励时机：奖励时机的选择一定要根据奖励对象、激励的目标而定，有利于医院维持良好的运营状态，保证医院的和谐，促进医院的发展、留住高级人才的奖励时机都是符合医院奖励需要的。

第五，根据不同任务的性质选择不同的奖励时机：每一个医院的职位、岗位差别很大，完成任务的难度、周期性也不相同，因此薪酬支付也要因事制宜，对于有计划、有规律的工作定额，可采取规则奖励的薪酬支付，即按照任务完成的阶段给予及时的奖励；对于临时的负责性的工作任务，按任务完成时间的长短制定薪酬支付的时机。

2）薪酬的支付形式　目前我国薪酬支付主要有高弹性模式、高稳定模式和折中模式，各医院可根据本单位实际情况选择使用或在此基础上进行改良。高弹性的模式主要是根据员工近期的绩效决定其薪酬的数量。这种模式在基本工资部分，常实行绩效薪酬（如计件薪酬、销售提成薪酬等）；奖金和津贴的比重大一些，而福利、保险的比重小一些。高稳定模式主要取决于员工工龄和组织经营状况。薪酬的主要部分是基本工资，奖金的比重较小，一般根据组织的经营现状及个人薪资的一定比例发放。这种模式员工有较强的安全感，但激励功能差，如果组织人工成本增长过快会造成组织的负担过大。折中模式需要管理者根据组织的经营目标、行业工作特点，以及组织的经济效益情况合理有效进行组合搭配。这种模式既具有弹性，能激励员工不断提高工作绩效，同时具有稳定性，给员工带来安全感，使员工关注组织和个人的长远目标，是较为理想的薪酬支付形式。

为保证组织薪酬制度的实用性，组织应规定对薪酬体系进行定期调整。对于组织薪酬的调整主要包括：奖励性调整、生活指数调整、效益调整、工龄调整等。

（3）精神薪酬 现代的薪酬管理越来越重视精神薪酬,物质和精神并重,这就是目前提倡的全面薪酬制度。所谓精神薪酬,就是对护理人员精神上的一种满足和激励,让护理人员能够感觉到来自医院的温暖和关怀,比如尊重、关爱、赞美、宽容,它可以是一句赞美、一声祝福,也可能是一个细节。精神薪酬的使用不拘一格,因对象、情况的不同而不同。

常用的精神薪酬有以下几种形式:①学会倾听下属提出的建议,要微笑着倾听,并加以适当的肯定。如果员工的意见不成熟,不要盲目打断,可以在倾听完后,以探讨的态度指出问题所在。如果员工有好的建议和构想,一定不要吝于表扬,充分调动所有员工的积极性。要让员工觉得她是重要的,她受到了足够的尊重和认同,她才会全心全意地投入工作。②请员工进餐,在适当的时候或员工加班非常辛苦的时候,邀请员工一起吃饭或喝杯茶聊聊天,花费的时间和金钱是微乎其微的,但却能很好地拉近和员工的距离,让员工觉得温暖和贴心,工作自然也就更加尽心尽力。③赞美是世界上最动听的语言,一句赞美要比十句批评更管用。因为赞美可以激发员工的热情,挖掘员工的潜能。护理管理者应当重视精神薪酬的运用,你会发现你的管理会更加轻松、有效,你的团队会更加和谐。

4.工资管理在护理管理中的应用 一般来讲,基本工资具有高差异性和高刚性。就是说,在组织中,护理人员之间的工资差异应该是明显的,而且一般是能升不能降,有较强的刚性特点。因此,对基本工资的改革应予以慎重。在此,就岗位工资改革的应用举例。

案例学习

"分配制度"改革

护士10%辅助工资(以下简称辅助工资)是党和政府对护理人员的关心,对重视和稳定护理队伍起到了积极作用。但医院内护理岗位众多,工作环境及工作量大小也各不相同。而辅助工资是人人有份,平均分配,导致某些苦、累、差岗位不愿去的不良倾向,给护理管理带来困难,一定程度上影响了护理质量。某医院护理部针对此情况从2000年开始予以改革:将护士10%辅助工资从原来固定工资中拿出来作为"活工资",深入调查研究,统一思想认识;确定量化标准,进行岗位分类。按护理岗位性质、条件、风险程度的不同,本着向工作岗位苦、脏、累、差倾斜的原则,由院科两级考核,体现按劳取酬、多劳多得的分配原则重新分配。

护理人员所从事的工作是脑力加体力的复杂技术劳动,过去一直按传统的方法拿国家补贴工资,这种吃"大锅饭"的做法,虽然从某种程度上影响护理人员的工作积极性,但由于重新分配涉及部分护理人员的切身利益,故在改革分配初期,部分人员对补贴实行重新分配存在不同意见。一种意见认为,辅助工资是国家按规定发给护理人员的,凡是从事护理工作的都应拿到,如改为"活工资"拉开分配档次,会造成不安定因素。另一种意见认为,将辅助工资改为"活工资"引入激励机制,体现了按劳分配、多劳多得、兼顾公平的原则,应根据所在岗位的性质、条件及工作量发放。针对上述意见,护理部在分析调查的基础上分别召开护士长、老护士、年轻护士以及病房、门诊、医技科室及职能科室护理人员座谈会,广泛征求各方面的意见,统一思想,最后大家一致认为:多劳多得、少劳少

得、不劳不得的分配原则,有利于稳定临床一线护理人员的思想情绪。辅助工资与每个人的工作性质、条件及质量挂钩,能激励护理人员用积极的劳动去获取这部分工资,在工作条件较优越的护理岗位上,不拿这部分工资也是应该的。

辅助工资的分配应体现以提高工作效率为核心,以劳动质量为标准,在工作岗位和工作任务的基础上确定类别。量化标准的确定是根据近两年各科床位使用率、周转率、工作质量、工作数量等进行量化,按百分制计算。各量化指标所占的比例分别是床位使用率30%(0~30分);床位周转率20%(0~20分);工作质量30%(0~30分);工作数量10%(0~10分);工作性质10%(0~10分);在此基础上再定出岗位的类别,一、二、三类岗位均为临床科室,四、五类为供应室、门诊部及各功能检查、治疗等不上夜班工作较清闲的科室。

辅助工资不作为个人固定工资,随岗位调动而浮动,待离退休或调离医院时恢复。重新分配总额要控制在护理人员辅助工资总额内。一类护理岗位按护理人员编制数原辅助工资不动,再人均增加12元;二类护理岗位人均增加7元;三类护理岗位原辅助工资不动;四类护理岗位人员拿辅助工资的50%;五类护理岗位人员取消辅助工资。凡护龄满20年,并且年龄在45岁以上者,不论在任何护理岗位均保留辅助工资,但要根据出勤与工作表现,由所在科室考核发放。每月财务科按护理岗位类别及人员编制数核定补贴工资总额发给科室。再由科室根据每个人不同情况即:工作性质、工作质量、工作数量、出勤率、医纪医风等制定二次分配细则,护士长负责考核发放,护理部定期检查监督分配执行情况。在工作许可的前提下允许护理人员自选岗位,双向流动。程序为个人写出申请,科室护士长签字,报护理部批准。分配方案根据科室工作情况的变化,每年进行动态调整,使之更趋完善以保证分配制度的顺利进行。

护士辅助工资重新分配加强了护理管理,促进了护理质量的提高。这一制度的实施,强化了护理管理和考核,调动了护理管理人员的工作积极性。由于护士长掌握本科辅助工资的分配权,使考核机制有了保障,可根据每个人的工作表现奖优罚劣,责、权、利得到实质性的落实,改变了管理上脱节现象,使护理质量、服务态度、劳动纪律等项考核得到落实。同时,调动了护理人员的工作积极性。由于明确了量化标准,实现了利益的倾斜,在分配上拉开了档次,创造了人员与岗位相称、劳动与报酬相等的工作氛围,最终达到使护理人员积极向上,变"要我干"为"我要干",改进了工作态度,提高服务质量,以保证护理事业的可持续发展。护理人力资源得到充分利用,稳定了护理队伍,改革分配制度后,以前曾托关系要到门诊等清闲科室上班的护士纷纷申请要求回到临床,为临床一线增添了骨干力量。而临床一线的护理人员把精力和时间都用在为病人服务上。各科的床位使用率、周转率和护理质量,都有不同程度提高,增加了医院的社会效益和经济效益。各级护理人员心理上得到平衡,工作岗位和性质决定岗位工资的档次,对每个人的劳动价值进行公正分配,使广大护理人员认识到谁付出的辛苦多,工作质量高,贡献大,谁就应得到较高的报酬。年轻护士按岗取酬,体现自身价值,老资历护士有丰富的护理工作经验可指导临床工作,是护理队伍的骨干,也应根据实际情况取得相应报酬。护理岗位工资活化以其独特的公平性、合理性、灵活性发挥了经济杠杆的作用,公平地凭个人的劳动价值进行分配,充分体现了多劳多得的社会主义分配原则。加强劳动纪律,提高了工作效率,护士辅助工资考核分配,对护士的劳动纪律及工作效率起到了一定的约束作用,补贴与出勤挂钩,以前那种大病请假、小病大养、迟到早退、出勤不出力的现象得到了明显的改善。

辅助工资重新分配无疑是医院在护理管理方面的一次改革,同其他改革措施一样,也有不断完善的过程。在护理队伍中建立起按劳分配的新机制,调动了护理管理人员和护士的工作热情,促进了护理质量管理工作的全面深入发展,保证了医院护理事业走上可持续发展道路。证明岗位工资活化符合市场经济发展现状,发挥了其经济杠杆的作用。

案例提问:

1. 你认为此案例中运用了哪些薪酬管理原则?

2. 你认为此案例成功的原因是什么?

(二) 奖励制度

1. 奖励制度概述 医院奖励制度就是根据医院不同工作的要求,按照规定的奖励条件和奖励标准支付奖金的制度。它有奖励条件、受奖人员范围、奖金水平、奖金来源,以及奖金形式和计发奖金办法等几部分组成,是一种辅助的工资形式。

奖励也称奖金,是对员工超额劳动部分或劳动绩效突出部分所支付的奖励性报酬。奖金是激励员工的重要手段,它带有直接的物质刺激性质。奖金能够较为灵活地反映员工实际劳动差别,特别是对员工在工作过程中提高质量和效率、节约材料和经费、革新技术等方面所作的贡献,用奖金作为补充显得尤为重要。与一般意义上的工资相比,奖金的确定是以员工的贡献率为依据的,奖金的支付对象只是对医院有突出贡献的员工或团队,而传统概念上的工资的支付则是全员性的;员工(或团队)之间的奖金可有较大差距,奖金的主要功能是对员工(或团队)的激励,在医院的薪酬系统中,奖金是必不可少的组成部分。

2. 医院奖金制度的要求 为了达到奖励的根本目的,即肯定成绩,调动积极性,提高员工的工作效率,医院管理者必须制定科学的、适合本医院特点的奖金制度。否则,奖金的激励功能就会被负面效应所代替。医院奖励制度的制定具体要求如下:

(1)对奖金要有正确的认识 应视员工对医院作出贡献而"按劳取酬"应获得的报偿。使员工在获取奖金回报的同时,在精神上得到满足,在人格上更加得到尊重,通过奖励形成人人争先的局面。

(2)慎重选择适合本医院的奖励制度 在医院奖励制度的制定过程中,最好是吸收员工代表参与,使医院的奖励制度更加公平、合理。要在员工中宣传解释医院的奖励制度,使员工理解并接受,从而使其主动地参与到奖金的竞争行列。这样,奖励制度的激励功能才能充分发挥出来。

(3)以医院文化和财务资源为基础 任何奖励手段得以成功的重要因素都是与组织文化和组织的财务资源保持协调一致。一方面,应让护理人员明确,组织的期望行为和业绩是什么,即提倡什么行为,推崇什么行为,如提倡改革创新、优良的服务品质、爱岗敬业等,管理者就应对这些行为进行奖励。另一方面,医院的奖励报酬是以组织的实际财务资源为基础的,在对员工进行物质奖励的同时还应该考虑组织的生存和发展。因此,奖励方案与组织的财务资源保持一致是必须的。

（4）将奖励与出色的工作表现和业绩紧密结合　为了达到奖励调动护理人员工作积极性的作用，组织和部门的奖励应尽可能与良好的工作业绩结合起来。必须使护理人员明确并感觉到他们的所得是与自己的工作的努力程度紧密相连。同时，让管理者和护理人员都确实感到奖励是公平的，这样才能收到理想的效果。

（5）奖励制度要符合组织内外环境的发展　为了保证组织奖励制度有效地发挥作用。作为管理人员，应根据情况的变化，如工作任务要求、合理化建议、改革创新、工作效率、组织经济效益等，随时对奖励报酬的后效应进行检查、分析，并酌情进行调整，以保证奖励对个人工作业绩和组织效率的激励效果。

（6）了解护理人员对奖励的期望值　护理人员不是千篇一律的，并不是所有的人都指望同一种奖励方式。因此，奖励的设计应具有多样性，以适应不同个人的需求。要想通过奖励制度调动每一个护理人员的工作积极性，管理人员在具体执行奖励时应考虑护士个人之间的需求差别。

（7）奖励报酬应与护理人员的基本工薪保持独立　成功的奖励制度是将奖励报酬与员工的基本工资水平相互分开的。这种区分使护理人员的工作业绩与奖励的关系一目了然，从而促进护士优秀工作表现的再现。奖励报酬与基本工资分开的另一作用是，进一步强化了一分耕耘一分收获。即在下一个工作周期（如1个月），护理人员必须努力工作，才能获得下一次奖励报酬。

3. 医院奖金的种类及特点　奖励可针对个人表现、团体工作，或小组表现，或整个组织的整体表现。医院对护士个人的奖励主要取决于护士个人的工作表现和业绩，这种奖励可以是针对护士的一贯工作绩效，也可以是针对护士对组织的特殊专项贡献进行奖励。

（1）奖金的形式　主要有以下几类：①按奖励的周期性和奖励次数区分，可分为月奖、季度奖、年中奖、年终奖、一次性奖以及经常性奖等。如根据科室每月的经济效益、绩效考核结果，发放的科室人员每月的奖金；根据护理病历检查制度、消毒隔离检查制度、各项护理质量检查制度进行的每月、每季度的奖罚。②按获奖对象可分为个人奖和集体奖。例如，每年护士节评选的优秀护士以及先进护理单元。③按奖励条件的项目区分，可分为单项奖、综合奖和全优奖。单项奖是以工作中的某一项指标作为得奖条件，凡超过指标就可以得奖，如创优质服务奖、质量奖、节约奖、合理化建议奖等。单项奖简便易行，主攻方向明确，有利于加强工作中的薄弱环节，但有时不利于全面完成工作任务，因此还应有综合奖。综合奖是以工作中的几项指标作为得奖条件的奖金形式。其特点是对员工的劳动贡献、工作成绩的各个方面进行全面评价，统一计奖，重点突出，有利于全面完成工作任务。

（2）奖金的特点　①激励性、及时性：奖金与员工的工作表现和工作绩效直接相关，并不是固定不变的，也就是说，只有表现好、工作业绩优良的员工，才能获得高的奖金，所以合理的奖金制度能够充分调动员工的积极性与主动性。同时，奖金的使用不受工资发放的限制，能及时反映员工向社会提供劳动量的变化情况，奖金一般在员工提供了超额劳动或取得突出业绩后立即予以兑现，它体现的是及时激励作用。②灵活性：奖金的形式灵活多样,奖励的对象、数额、获奖人数均可随工作的变化而变化。③单一性:只反映员工某方面的实际工作效果的差别。④荣誉性:不仅是对员工的物质奖励,还有精神激励的作用。

4.奖金管理在护理管理中的应用 新形势下,护理管理者如何利用奖金的二次分配这个经济杠杆做到科学、公平、公正、合理,充分发挥每一位护理人员的积极性、创造性和责任感,是应当引起每一位护理管理者重视的。

案例学习

护理部在护士奖金分配中的调控作用

奖金是社会主义市场经济下按劳分配的一种补充形式,是医院奖给以科室为单位的护士群体的报酬。群体综合奖金如何在个体之间进行合理分配,是近年来医院探讨的热门话题,为寻求合理的分配方式,尽量体现公平、公正的原则,某市医院护理部于2004年对全院临床一线护士的奖金进行了调控。

根据各临床科室护理工作的难易程度、风险大小、心理压力程度,并结合本院实际情况由院长办公室、经济管理办公室及护理部确立不同的基础系数,泌尿外科、骨科、中医科、手术室、急诊科为0.80(手术室、急诊科虽属于工作忙、风险高的科室,但提成比例较一般临床科室高,急诊科在功能建设方面是临时中转站的作用为主,无留观病人,白班护士基本没有承担护理工作,随着业务的发展,系数随时进行调整);肝肾内科、内分泌科、普通外科、颈胸外科为1.20;肿瘤科、妇产科、呼吸科、消化科为1.40;心血管内科、神经外科为1.60;小儿科、ICU、神经内科为1.80。

根据实际情况,由院办公室、经济管理办公室及护理部在基础系数上设立激励系数。①晚夜班系数:45岁以上参加晚夜班的护士在基础系数上加0.2,不参加晚夜班的护士在基础系数上减0.1;45岁以下参加晚夜班的护士在基础系数上加0.1,45岁以下不参加晚夜班的护士在基础系数上减0.2。②带教老师、消毒员、质量控制员在基础系数上加0.05。③各科室护士长每月应根据对护士的质量考核情况进行量化计算。

根据医院办公会讨论决定的按医生与护士职称、工龄、职务所得系数,由财务科核算各科室医生与护士的奖金数属第一次分配。在此基础上,由财务科核算出各科室护士在15%群体奖金中所占的奖金数,由护理部按各科室第二次分配设置的不同奖金系数,即基础系数,核算出每个系数的金额数。具体计算方法如下:

单位系数的奖金数=全院护士15%的奖金总额/全院各科室系数总和

各科室应得奖金数=各科室系数总和×单位系数的奖金数

根据护理部对各科室的护理质量考核情况进行奖罚,然后递交财务科,由各科室护士长领取剩余85%的奖金和第二次分配后应得奖金数,根据分配原则中的激励系数分配到个人。

调控的结果表现在以下几个方面:

1.提高了护士的待遇 在奖金二次分配方案实施前,小儿科、ICU、神经内科、心血管内科、神经外科、肿瘤科、妇产科等科室的护士因得不到相应的回报而思想不稳定,不利于专科护理的发展。奖金二次分配方案实施后,护士的思想得到了稳定,体现了自身价值。

2.促进了护理科研、教学工作,提高了护理管理水平　在奖金二次分配方案实施前,护理部在进行人员调配方面存在一定困难,护士不愿意从事工作难度大、危重病人多、风险高,且奖金又相对较少的科室工作。很多护士不愿承担教学、消毒员、质量控制员等工作。实施奖金二次分配方案后,护士安心工作,减轻了护理部的工作压力和负担,将时间和精力放在护理管理方面。护士积极争做带教老师、消毒员、质量控制员,协助护士长开展工作,使医院的科研、教学及管理水平得到了提高。

奖金二次分配方法简单、容易掌握、计算方便、相对公平合理、公开透明,减少了过去奖金分配中存在的不合理现象。同时,奖金二次分配方案体现向夜班倾斜的特点,调动了护士上晚夜班的积极性,维护了她们的身心健康,解决了其不愿上晚夜班的矛盾。经调查,50%的护士自愿上晚夜班,有些护士甚至愿意长期承担晚夜班工作。

案例点评:在现有条件下,绝大多数医院科室奖金与科室经济效益挂钩,但由于现有的收费项目不合理,以及科室病种、压力、风险等不同,造成收入与护士的劳动付出不相符,护理部在现行体制下对全院临床一线护士的奖金进行了二次分配,体现了对内相对公平原则,对护理队伍的稳定和整体发展起到了积极的作用。

(三)福利制度

1.医院福利概述

(1)医院福利　医院福利是指医院为员工提供的除工资与奖金之外的一切其他待遇。福利的形式可以是金钱与实物,但更多的则是以服务机会与特殊权利等形式体现。福利与工资、奖金的区别在于它的确定不是以员工对医院的贡献大小为依据。

(2)福利的作用　医院的高福利可以吸引人才、留住人才,提高员工的士气,解决员工的后顾之忧,提高员工的工作生活质量,进而提高医院的效益。有时高福利甚至比高工资更具有吸引力。一方面每个人都不是孤立地生活在社会上,都有一定的社会关系,如父母、子女等,员工不仅希望自己的工作生活有保障,也希望自己的家人有保障;另一方面,任何人都希望在工作的同时,其健康和安全也得到保障,因而员工十分看重医院的福利。

2.医院福利的类型　医院福利根据其制定依据的不同可以划分为两大类,即法定福利和医院补充福利。

(1)法定福利　法定福利是根据国家的政策、法律和法规,所有医院必须为员工提供的基本福利,包括社会保险和法定带薪假日等。其中社会保险是主要内容,包括:医疗保险、养老保险、失业保险、工伤保险以及生育保险等。

1)医疗保险　是指医院按国家有关规定为员工患病治疗时提供的经济帮助。医疗保险是法定福利中最重要的一种,医院必须为每一位正式员工提供相应的医疗保险,为员工的健康提供保障。

2)养老保险　是指员工达到国家规定的年龄、工龄而退休,或者因工、因病而完全丧失劳动能力后,为保障其生活,由国家或医院向其提供的经济帮助。退休费(即养老金)、医疗费、生活困难补助等是养老保险的主要形式。

3)失业保险　是指为了使员工在失业期间有基本的生存保障和培训再就业机会,医院按国家有关规定为失业员工购买的保险。

4)工伤保险 是指员工由于工伤或其他意外事故受伤或致残,暂时或永久丧失劳动能力后,为了减轻员工在治疗、护理及生活等方面的负担,医院按国家规定为其提供的经济帮助。

5)生育保险 是指为保证女职工在生育期间的生活与健康,医院所提供的一切待遇。产假、产期工资待遇等是生育保险的主要形式。

6)住房公积金 是指国家机关、国有企业、城镇集体企业、外商投资企业、城镇私营企业及其他城镇企业、事业单位、民办非企业单位、社会团体及其在职职工缴存的长期住房储金。住房公积金由两部分组成,一是职工个人每月按规定从工资中扣缴的部分,二是单位每月按规定为职工个人缴存的部分。

7)法定带薪假日 按照2007年国务院颁布的《全国年节及纪念日放假办法》,全年法定节假日为11天带薪假日。

(2)医院补充福利 医院补充福利是指医院根据员工的需要以及医院自身的财力和发展需要,提供给员工的福利。从支付的对象看,可分为全员性福利和只供特殊群体享受的特种福利。全员性福利是平均的,医院的每一位员工都有权享有,而特种福利只限于个别人员享有。特种福利有特殊人才福利(如享有轿车、住房、出差的高级别待遇等)和特困福利(又叫特困补助,如伤残补助、重病补助等)。

1)住房福利 是指医院为了使员工有一个较好的生活居住环境而提供给员工的一种福利。医院为员工提供住房福利的方式有:按月给员工提供住房补贴;医院建造、购买住房,然后低价出租、出售给员工;为员工购房提供贷款担保等。

2)交通福利 是指医院为员工上下班提供交通便利。医院提供交通福利的方式有:医院派专车接送员工上下班;按月为员工提供一定数额的交通补贴;为员工报销交通费用等。

3)饮食福利 包括免费提供午餐、防暑降温饮料,或每月给予一定的餐费补助等。

4)教育培训福利 包括为员工创造条件脱产进修、参加短期培训等。如有的医院规定主管护师、科室护理骨干、护士长每年有一次外出参加相关护理知识培训班的机会。另外,有的医院为了提高护士学历层次以适应各方面发展的需要,鼓励护士利用自己的业余时间去参加各种学历教育,还给予全部或部分报销学习费用。

5)有偿假期又称带薪休假 是指员工利用工作时间处理工作之外的事务或休息,并享受工作时间的正常待遇。有偿假期主要有:病假、产假、公休假、节日假、年休假、探亲假等。

6)员工困难补助 是指医院为生活困难的员工提供的一种经济帮助。员工困难补助包括定期补助和临时补助两种。

7)医疗保健福利 包括免费为员工进行定期的例行体检,或打预防针等。

8)文化旅游福利 包括提供文娱体育设施、组织员工集体参加旅游等。

9)其他福利 如咨询性服务,免费提供法律咨询和员工心理健康咨询等;保护性服务,如平等就业权利保护(反性别、年龄歧视等)。

3.教育培训福利在护理管理中的作用 随着知识经济和信息社会的来临,人才竞争的激烈,人们接受再次教育的欲望也就更加强烈,而培训是提升自我素质行之有效的途径。因此,越来越多的员工将培训机会视为很好的福利,越来越多的医院也将开展员工培训,鼓励员工不断学习,不断提高自身技能作为一项福利项目。因此,培训福利日益受欢迎。上海贝尔总裁谢贝尔说"在我们整个福利架构中,培训是重中之重,我们在此可谓不遗余力"。

员工培训是指组织有计划地实施有助于员工学习与工作相关能力提高的活动。组织采用各种方式对员工进行有目的、有计划的培养和训练,其目的是使员工不断地更新、开拓技能,改进员工的动机、态度和行为,使其适应新的要求,更加完美地胜任现职工作或担任更高级别的职务,从而促进组织效率的提高和组织目标的实现。医院员工培训不仅激发员工工作的积极性和创造性,从而改善医院的工作质量和构建高效的工作绩效系统;使员工的知识和技能明显地提高,工作态度得到显著改善,由此提高效益获得竞争优势;使员工的工作能力提高,为其取得好的工作绩效提供了可能,也为员工提供了更多晋升机会;在现代医院中,员工的工作目的更重要的是为了自我实现的需要,培训不断教给员工新的知识与技能,使其适应或能接受挑战性的工作与任务,实现自我成长,这不仅使员工在物质上得到满足,而且使员工有精神上的成就感,从而较好地满足员工自我价值实现的需要。护理管理者应充分利用教育培训,不断提高护理人员的素质和能力,发挥激励作用,促进护理事业的发展。

三、经济方法在护理管理中运用需注意的问题

经济方法是各项管理活动的重要方法,在稳定护理队伍、提高护理质量等方面有着不同于其他管理方法的独特作用。但是,任何方法都有其特定的功能、特定的使用范围和特定使用限度。因此,在实际运用中要进行具体分析,做到合理使用。在护理管理活动中运用经济方法应注意以下几个问题。

(一)要注意经济方法应用的范围和强度

1. 要注意经济方法应用的范围　由经济方法的利益性可知,经济方法的运用必须要以经济利益关系的存在和人们对物质利益的追求为前提;否则,就会失败。虽然经济方法是一有效的管理方法,但是也不能任何事情都利用经济方法而忽略其他方法。

2. 要注意经济方法应用的强度　临床中经常有护士长利用罚款对工作中出现护理缺点和差错的护士进行惩罚,以求减少护理缺点和差错的发生,这时罚款就必须要有一定的强度,因为如果所罚款额不足触动当事人一定的经济利益,这种经济手段就起不到应有的作用。同时不能以罚款代替其他管理方法,过分依赖罚款的作用,就会招致护士的不满和反对,同样也达不到管理的目的。

(二)要注意经济方法与其他方法的综合使用

经济方法虽然是一种重要的管理方法,有着多方面的意义,但也有一定的局限性。因为人们的需求不可能仅仅有物质利益,决定人们行为积极性的也并非只有对经济利益的追求,如果单纯运用经济方法,易导致讨价还价、"一切向钱看"的不良倾向,助长本位主义、个人主义思想。因此,在管理中经济方法还要与其他管理方法,如行政方法、教育方法、法律方法等结合使用,才能发挥更加有效的作用。

1. 经济方法与行政方法相结合 有利于将个人利益、集体利益与国家利益真正联系起来，把群众与领导拧成一股绳，使各项工作既有统一的目的，又能灵活地进行；既能坚持正确的方向，又能充分发挥活力，促使管理目标更快地实现。

2. 经济方法与教育方法相结合 管理发展史表明，虽然教育的方法不是万能的，但缺少教育的管理也是不行的。因为人们在任何一个社会组织中，除了谋求一定的物质利益、社会归属、自我价值的实现之外，还有自身成长、自我完善的需求。这些方面的要求是报酬、职位所不能满足的。对员工进行教育，是提高管理效率、增强组织凝聚力、调动员工积极性的重要方法。如思想政治工作、企业文化建设、工作岗位培训、对员工的感情投资等都是行之有效的教育方法。

（三）要注意经济方法的综合运用和不断完善

既要发挥各种经济杠杆的作用，更要重视整体上的协调配合。如果忽视综合运用，孤立地运用单一杠杆，往往不能取得预期的效果。例如，价格杠杆对生产和消费同时有方向相反的调节作用。提高价格可以促进生产，却抑制消费。但在经济生活中有些产品具有特殊的性质，因而，仅凭单一的价格杠杆就难以奏效，必须综合运用一组杠杆。

案例：一个薪酬难题

近几年，某二级甲等医院神经内科病房招聘到并培养了工作能力强的高年资护理人员6名充实到护理队伍中。在过去的一年里，先后有4人辞职离开了医院，这些离开医院的护理人员都富有临床经验并具有竞争性，她们离开医院的主要原因是科室护理工作太累：基础护理量大、老年危重卧床病人多，压力大，但在薪酬上不能体现她们的劳动价值。现在科室使用的护理人员多数为缺乏经验的护士。这种情况使病房护士长很担心科室的护理工作质量。

案例思考：

1. 你可以根据哪些薪酬原则向人事科、护理部提出关于高年资护士薪酬标准的合理化建议？

2. 作为护理部主任，你可以采取哪些措施改变神经内科护士结构现状？

第二节 护理成本核算

医院向社会提供医疗服务的过程，也是医院各种资源消耗的过程，医疗成本费用也随之产生。近年来，随着医疗市场竞争日趋激烈，医疗成本急剧增加，人们对医疗、护理服务质量的要求也日益提高，使医院必须按照卫生经济规律调整经营策略，以适应医疗服务市场的新环境。成本核算是提高医疗卫生单位经济管理水平的重要手段，实施有效的成本核算与控制，可以降低成本，提高效率，以实现用比较低廉的费用向社会提供优质、高效的医疗卫生服务，从而提高医院的社会效益和经济效益。

一、护理成本概述

(一)基本概念

1.成本　成本是指生产过程中生产资料和劳动消耗。在医疗卫生领域,成本是指在服务过程中所消耗的直接成本和间接成本的总和。

2.费用　费用是指在一定时期内由于医疗服务活动所发生的现金流出或其他资产的消耗,是医院在业务开展过程中发生的各种耗费。

(二)护理成本

1.护理成本　护理成本是指医疗单位在护理服务过程中所消耗的物质资料价值和必要劳动价值的货币表现,或者是指在给病人提供诊疗、监护、防治、基础护理技术及服务过程中的物化劳动和活劳动消耗。物化劳动是指物质资料的消耗,活劳动是指脑力和体力劳动的消耗,货币价值是指产出的劳动成果用货币表示其价值。

卫生经济评价要求将护理成本划分为两部分即直接护理成本和间接护理成本,是与护理服务直接相关的卫生资源直接消耗,如护理人员的工资和护理消耗材料。间接护理成本并不与护理工作直接相关,但是为护理服务的提供起必要的支持作用。如物资资料消耗所转移的价值,包括房屋、医疗设备折旧等劳动资料和医院为进行护理业务活动所开支的各项管理费用、培训费用。

2.标准护理成本　标准护理成本一般是指在社会平均劳动生产率和生产规模基础上执行医疗护理服务应当实现的成本。它是作为控制成本开支、评价实际成本、衡量工作效率的依据和尺度的一种目标成本。制定标准护理成本的目的,主要是为了事先编制预算,作为预算期内努力实现的成本目标,始终控制实际发生的经济业务,揭示实际成本与标准成本的差异和原因,保证预期成本目标的实现,事后通过成本差异分析,评价和考核工作业绩。分以下3种:

(1)基本的标准成本　即以某一年的成本为基础制定出来的标准成本。这种标准成本反映正常经营状态下发生的成本,一经制定,可使各期成本有一个共同比较的基础。但是,这只能说明过去,不能适应未来的要求,因而难以在当前经营中直接发挥作用,这种成本较少采用。

(2)理想的标准成本　即在最理想的工作条件下,以医疗技术经营管理处于最佳状态为基础制定的成本,这种标准成本建立在无故障、无失误、无浪费的基础上,只有工作效率最高的部门和人员在最佳状态,尽最大努力才能实现。因此,条件过于苛刻,而且按其所揭示的成本差异也不具实际意义,难以进行日常的成本控制。

(3)现实的标准成本　即在现有正常技术条件和经营状况下,经过努力可以达到的标准成本。这种标准成本考虑到客观影响因素,所揭示的成本差异代表了正常状态下出现的偏差,体现了先进性与现实性的统一,具有实际意义。

(三)护理成本分类

1.按成本与服务量的关系分类　可分为固定成本、变动成本和混合成本。

(1)固定成本　有些成本总额在一定时期和一定医疗服务范围内,不受服务量增减变化的影响而保持不变关系,称为固定成本。如固定资产折旧费、固定工资等在一定时期及一定业务量范围内,其总额不随工作量的变动而变动,但当服务量增加时,每单位的固定成本减少。

(2)变动成本 有些成本总额与业务量增加呈正比例关系,称为变动成本。包括卫生材料费、低值易耗品等。

(3)混合成本 有些成本总额随医疗服务量变动而变动,但不保持正比例关系,这种兼有固定成本和变动成本特性的成本称为混合成本。混合成本又可分为3类。①半变动成本:由基数(固定成本)和可变部分(变动成本)组成。如心电监护仪,机器折旧与维修费属于固定成本,心电监护纸、电极片等的耗费取决于病人监护的时间,具有变动成本的性质。②半固定成本:又称阶梯式变动成本。在一定业务量范围内成本总额是一定的,随服务量增加呈跳跃式阶梯增加。然后在新的一定业务量范围内,成本总额在新水平上保持不变,直到另一次飞跃。如一个护理单元有5名护士,随着护理服务量的增加,就需要更多的护理时数,在一定的限度内原有护士可以承受,但当超过一定限度就需要增加护理人员。③延期变动成本:该成本总额在一定工作量范围内保持不变,到工作量超过预定服务量时,它随超出服务量的增加而增加,如加班工资等。

2.按成本的计入方法分类 可分为直接成本和间接成本。

(1)直接成本 是指在护理服务过程中耗费的可依据凭证直接计入护理成本的费用,如工资、卫生材料费、低值易耗品费等。

(2)间接成本 是指在护理服务过程中无法直接计入某护理服务项目而需经过合理分摊进行分配的成本,如行政管理、人员培训、后勤辅助部门的费用等。

3.按成本的计入范围分类 可分为完全成本和不完全成本。

(1)完全成本 是指在医疗护理服务活动中消耗的所有成本。

(2)不完全成本 是指在医疗护理服务活动中所计入的部分成本。

4.按成本的可控性分类 可分为可控成本和不可控成本。

(1)可控成本 是指某个部门或某个人的责任范围能够直接加以控制的成本。其特征是可准确测量及自行调节。如药品费、卫生材料费。

(2)不可控成本 是指不是一个部门或个人在责任范围内能够控制的成本。如固定资产折旧费及大修理费。

5.按成本在经营决策中的属性分类 可分为机会成本、边际成本和沉没成本。

(1)机会成本 指某项资源未得到充分利用而放弃掉的机会所带来的成本,在卫生决策中选择了一种方案,必然放弃其他一些方案,在被放弃的方案中,最好的一个方案的效益,就是所选择方案的机会成本。机会成本并非实际支出,不计入账册,只是在评价和决策时作为参考依据。

(2)边际成本 指增加一单位的产量所要增加的成本量,即总成本对应于总产量的变化率。

(3)沉没成本 指过去的规划已支付的成本,与目前要进行的决策无关。

(四)其他的成本分类方法

按成本与医疗活动及收入关系分类如下:

1.医院总成本和科室成本 医院总成本是指医院在提供医疗服务过程中所消耗的费用总和,由院财务按会计科目进行账务处理。科室成本是指医院内部科室在提供医疗服务过程中所消耗的费用。

2.医疗项目成本和病种医疗成本 医疗项目成本是指医疗服务过程中为病人提供的某一医疗技术服务项目所消耗的费用,是计算科室、病种成本和制定服务项目价格标准的基础。病种医疗成本是指治疗某一种类疾病所消耗的费用,是病种质量管理的重要评价指标。某一病种医疗成本是诊断、治疗、护理该病种的各服务项目成本的总和。

3.门诊人次成本和床日成本 门诊人次成本指在门诊部治疗病人每人次的医疗支出和所有的耗费。床日成本是指住院部病人平均每人每床的医疗服务耗费。

二、护理成本核算

(一)护理成本核算的作用

护理成本核算是制定合理护理价格、衡量护理服务效益和合理配置人力资源的基础,是降低医疗、护理成本的前提。只有通过成本核算,才能更清楚地了解到护理在为病人提供医疗服务过程中时间消耗的人力、物力和财力,提出最有效、最经济的治疗护理方案,达到降低医疗费用,减轻病人经济负担的目的。护理成本核算同时也是成本管理的基础,只有在护理成本核算的基础上,才能逐步形成护理成本预测、成本计划、成本控制、成本考核与成本分析的科学管理体系。

(二)护理成本核算的原则

1.实际成本原则 成本核算应是按实际发生额计算的实际成本,不得以估计成本、计划成本代替。

2.分期核算原则 指对各会计期内的医疗服务消耗进行计算,以对各期的消耗情况进行分析,找出不合理消耗的原因。一般可选择月、季、年进行。同一项成本,会计期内核算的支出、收入和起止日期应一致。

3.一致性原则 成本核算中各种费用的计价方法、固定资产折旧方法、间接费用分摊方法等应在各医疗机构间或某一机构的不同会计期内保持一致,一般不得任意改变,以使结果具有可比性。

4.权责发生制原则 凡是本期应列支的成本,不论是否支付都应列入本期。对应由本期和以后各期负担的费用,应按一定标准分配计入本期和以后各期。本期尚未支付但应由本期负担的费用,应当预提计入本期。只有这样,才能正确计算各期的成本与损益。

5.科学性原则 成本核算中运用的大量数据资料,其来源必须真实可靠,以原始凭证为依据,资料应正确完整。

6.分摊原则 根据成本测算的目的,实施不同的分摊方法。

(三)护理成本核算的内容

1.护理人力成本 主要包括各级护理人员的工资、奖金、补贴、福利、培训等。

2.材料成本 主要指护理过程中消耗的卫生材料和低值易耗品的消费。

3.设备成本 固定资产折旧及设备维修费。

4.药品成本 护理过程中使用的药品费用。

5.作业费 公务费、卫生业务费、供应消毒费、洗涤费等。

6.行政管理费。

7.教学及研究费。

(四)护理成本核算程序与方法

1.基本程序

(1)建立护理成本核算的组织机构 医院要正确认识护理成本核算工作,为护理成本核算创造条件,建立统一的领导机构,建立完善的核算系统,建立成本核算制度。

(2)健全成本核算的基础工作 评估固定资产折旧,清查物资,建立台账,做好原始记录和规范管理工作。

(3)确定成本核算对象 成本核算对象是指直接护理费用和间接护理费用的归属对象,是为计算成本而确定的各类费用归集的范围。成本计算期是指归集费用的期限,一般以会计报告期作为成本计算期。

(4)成本费用的归集与分配 费用的归集是指按成本项目明细进行归集汇总,凡属直接费用,应按照成本核算对象分别各个项目直接归集;凡属共同费用,应先按费用要素进行归集,再按一定的分配系数将费用归集如各成本项目中。费用的分配是指在成本核算期末,对间接费用按受益原则,采用恰当的分配标准分配给各类成本计算对象的过程。

2.护理成本核算方法 医院会计制度没有统一规定医疗服务成本计算的方法,如分批法、分类法、定期成本法、标准成本法和变动成本法。医院要对医疗服务进行总成本、单位成本、项目成本、科室成本、单病种成本以及日均成本、人均成本的核算。具体到护理成本方法有以下几种:

(1)项目法 项目法是以护理项目为单位,归集费用与分配费用来核算成本的方法,如对一级护理中更换床单、口腔护理、预防压疮护理成本的核算。项目法与护理收费有直接关系。制定计算护理项目成本可以为制定和调整护理收费标准提供可靠的依据,也可以为国家调整对医院的补贴提供可靠依据。但是项目法不能反映每一疾病的护理成本,不能反映不同严重程度疾病的护理成本。

(2)床日成本核算 床日成本核算是将护理费用的核算包含在平均的床日成本中,护理成本与住院时间直接相关。床日所包含的服务内容虽有一定的差别,但一般常规性服务项目都包含在内,如化验检查、一般治疗、病人生活费等都不能另收费。床日成本法并未考虑护理等级及病人的特殊要求,通常包括了非护理性工作。床日成本法的另一缺点是不能反映病人具体的资源消耗情况,且将病人整个住院期间每天的费用当做均等的。实际上随着病情变化,每阶段的护理投入资源的密集性是不同的。

(3)相对严重度测算法 将病人的严重程度与利用护理资源的情况相联系的成本核算方法,如 Hall、Linda、Doran 等人的研究,将病人的复杂性分为 5 类并赋予相应的分值(无并发症 1 分,并发症与慢性病风险因素相关 2 分,存在严重风险 3 分,高度复杂性 4 分,并发症与该病种多并发症无关 9 分),据此决定需要何种护理专业人员、多少护理时间等。

(4)病人分类法 以病人分类系统为基础测算护理需求或工作量的成本核算方法,

根据病人的病情程度判定护理需要,计算护理时数,确定护理成本和收费标准。病人分类法通常包括两种:一是原型分类,如我国医院采用的分级护理;二是因素型分类法,台湾徐南丽根据病人需要及护理过程将护理成本内容分为 32 项。包括基本需要、病人病情评估、基本护理及治疗需求、饮食与排便、清洁翻身活动等六大项。

(5)病种分类法　病种分类法是以病种为成本计算对象,归集与分配费用,计算出每一病种所需护理照顾成本的方法。按病种服务收费是将全部的病种按诊断、手术项目、住院时间、并发症和病人的年龄、性别分成 467 个病种组,对同一病种组的任何病人,无论实际住院费用是多少,均按统一的标准对医院补偿。

(6)综合法　即计算机辅助法,是指结合病人分类法及病种分类法分类,应用计算机技术建立相应护理需求的标准实施护理,来决定某组病人的护理成本。美国新的付费体系实施,卫生机构将护理从固定支出中分离,将病人分成 4 类,从常规到不间断护理,利用这 4 种分类来监测护理生产力。

(五)护理成本-效益分析

1. 成本与收费的比较分析　成本与收费的比较研究可以为评价医院医疗服务的效益、制定合理收费标准、理顺医院补偿机制提供可靠的依据。

2. 实际成本与标准成本的比较分析　通过实际成本与标准成本的比较研究,一方面可以帮助护理管理人员找出差距,提高管理水平;另一方面由于实际成本其实是包含了部分资源浪费(或不足)的成本,标准成本较之更具有合理性,通过两者的比较研究,可以反映由于护理服务中的不合理因素给社会增加的经济负担(或人群健康的损害)。

3. 成本内部构成分析　可以将成本按不同的方法分解成不同的组成部分。分析成本内部各组成部分的特点、比例及其对总成本的影响等。

4. 量本利分析　服务量、成本与收益之间存在着一定的内在联系,运用经济学方法,可以分析既定产量下的最低成本组合、既定成本曲线下的保本服务量和最佳服务量。

5. 护理成本效益分析　成本效益分析是比较单个或多个护理方案与其他干预所消耗的全部资源成本价值和由此产生的结果值(效益)的一种方法。目前常用的指标包括贴现率、内部收益率、成本效率比率等。其特点是用货币表示护理干预的效果,以完成护理资源配置经济效益、护理技术经济效益、护理管理经济效益的分析。

6. 护理成本效果分析　成本效果分析是评价护理规划方案经济效果的一种方法。经济效果不仅研究护理措施或规划的成本,同时也研究护理措施或规划的效果。成本效果分析用于不宜用货币表示的护理服务结果。成本效果分析评价指标包括 3 种:中间健康问题临床效果指标,如血糖降低指标;最终健康问题临床效果指标,如压疮发生率;生命数量指标,如存活率,其特点是用临床生物医学指标衡量护理效果。

7. 护理成本效用分析　成本效用分析是成本效果分析发展的特例,通常对同一健康问题的不同防治方案的成本效果进行比较。其特点是选用人工指标评价护理效用,不仅重视生命时间的延长,更重视生命质量的效果。

(六)护理成本控制

护理成本控制是按照既定的成本目标,对构成成本的一切耗费进行严格的计算、考

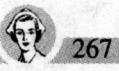

核和监督,及时揭示偏差,并采取有效措施,纠正不利差异,发展有利差异,使成本被限制在预定的目标范围内的管理方法。成本控制是现代成本管理工作的重要环节,是落实成本目标、实现成本计划的有力保证。

1. 成本控制的基本程序

(1)制定成本控制标准　成本控制标准是用来评价工作完成效果与效率的尺度,以此作为检查、衡量、评价实际成本水平的成本目标。成本控制标准的制定,是运用一定的技术经济方法,预测未来成本水平及其变动趋势,在预测、分析多个成本方案的基础上,选择最佳的成本方案,形成一定会计期间的成本计划。成本计划主要是明确全院各科室部门的成本控制标准及实现成本目标的主要措施。

(2)执行成本控制标准　根据成本计划确定的目标成本来审核费用开支和资源的利用,监督成本的发生和形成。同时,通过贯彻落实有关经济管理的各项规章制度,尤其是严格成本管理制度,来加强成本的控制工作。

(3)修订成本差异　根据成本计划预定的目标成本作为成本控制的尺度,与实际发生的费用进行分析比较来计算成本差异。通过分析成本差异的程度、发生的原因和责任,进一步提出修订成本标准的建议和加强成本管理的有效措施。在实施成本控制过程中需要不断修正成本差异,努力实现成本目标。

(4)评估成本控制绩效　在一定的成本计划期内,根据成本计划预定的成本目标,执行过程中成本差异的修正情况,对成本控制的绩效进行综合考核,评估执行的效果,总结成功的经验,研究改进方法,为下一期的成本控制提供可靠的依据。

2. 成本控制方法　成本控制主要是运用医院管理会计的技术方法,充分发挥现代管理技术来实现经营管理的成本目标。目标成本是指根据分析,预测在一定时期内可望实现的预期成本,是医院制订的成本计划中确定的成本目标,是实际成本支出的控制标准。目标成本控制方法可以与医院目标管理相结合,使目标成本成为全院目标体系的一项指标,其控制方法纳入全院目标管理的总体方案之中,故这一方法也称为成本目标管理。

(1)确定目标成本的方法

1)根据医院的目标收益,确定目标成本　以医院总收入预算额减去目标收益额即为目标成本。用公式表示:

$$医院目标总成本 = 医院总收入 - 目标收益$$

$$医疗服务项目目标成本 = 服务项目价格 \times 预期服务量 - 目标收益$$

2)根据会计资料确定目标成本　医院保存的会计资料,经过分类、归集、核算,得出的历史成本可作为目标成本。也可以根据同类医院、同类服务项目的时间成本计算,在这种情况下计算目标成本,必须注意它们的可比性,如有变动,应加以调整后再作计算。在计算时,如果预计服务量和实际服务量相差很大,可以把成本分解为变动成本和固定成本后,再按下列公式计算:

$$医院成本 = 固定成本总额 + 单位变动成本×服务量$$

3）根据降低成本的任务,确定目标成本　目标成本可以是某一些较先进的、经过努力可以达到的成本标准;也可以是其他医院同类成本的先进成本,或医院历史上最低成本;还可以是根据医疗服务量的扩大,各项费用消耗定额的降低,以及劳动生产率的提高、平均工作的提高、管理成本的节约等情况确定的计划成本、预算成本、定额成本和标准成本。

（2）分解目标成本　目标成本确定后要进行分解层层落实到各科室、部门和个人。目标成本的分解,一定要有利于明确经济责任和加强成本控制,使全院各科室、部门和个人都了解计划期内费用消耗的控制任务,使目标成本成为每个科室和个人的责任成本。同时要区分不属于各科室、部门和个人责任范围内的成本,以免职责不清。在落实目标成本时,各科室、部门和个人要制定保证落实措施,这样才能使目标成本层层分解,层层落实到位。

（3）目标成本控制手段　在明确目标成本、分解目标成本过程中必须对目标成本进行控制,这是成本控制的关键。目标成本本身起不了控制作用,只有运用一定的控制手段,才能对超标准、超定额、不合理或不合法的费用开支加以控制。对于不同性质的成本费用项目,要采用不同手段来进行控制。

（4）控制成本的措施

1）人力成本方面　严格劳动纪律,科学规范各项工作流程,做到科学编配、合理排班,结合人员的业务水平、工作能力进行搭配班次,以提高工作效率,保证工作质量,促使护理成本产生高效、低耗的效果,从而达到提高效益的目的。合理使用人才,做好不同职称、不同学历护理人员分级分类使用,以最大限度地发挥每个护理人员的积极性。

2）物力成本方面　建立请领、定期清点、使用登记、交接制度,实行零库存,严格控制直接服务所用药品、医用材料、各种低值易耗品的丢失、过期、损坏等浪费现象发生。对仪器设备做到专管共用、定期检查、维修和保养,提高设备的利用率。

3）实行零缺陷管理　提倡一次把事情做对、做好,减少护理缺陷、差错、事故的发生,防范护患纠纷,这是控制成本最为经济的途径。

4）严格控制管理费用　各管理部门按月制定支出控制指标,严格执行,压缩不必要开支和非生产性开支,禁止一切铺张浪费的行为等。

三、护理成本核算现状和发展趋势

（一）我国护理成本研究现状

20 世纪 80 年代后期我国医院开始探讨医疗服务项目成本的核算方法,并先后就门诊服务、住院床位和部分化验、检查、特殊检查项目进行了成本核算及按病种收费的研究,但并未开展护理成本核算的相关研究。我国护理成本研究开始于20 世纪90 年代,初期文献多为理论上的探讨,21 世纪后,我国的护理经济学研究文献逐年增多,除理论上的探讨外,还进行了直接人工成本核算的研究和部分项目成本的核算研究。2002 年,在入世后的第一个国际护士节出版了国内第一本护理经济学专著——《护理经济学概论》。

虽然我国经济研究起步较晚,但在短短几年内各类护理人员(护理教育者、护理管理者、护理研究者等)已意识到护理价值需屈从于全球经济一体化,对护理人力资源、护理成本、护理服务效益等方面进行探索,已取得初步成效。

(二)国外护理成本研究现状

国外,在以美国为代表的发达国家中,医院早已实行护理成本核算,并与同期护理收入相配比,核算护理业务的损益。护理经济学方面的研究力度不断加大,范围不断拓展,方法不断完善。

20世纪50年代,以美国为代表的发达国家率先开始研究护理成本概念与护理成本的构成。20世纪70年代,主要进行护理成本核算方法的研究,以不同的病人分类系统进行护理工作量的测量和护理成本核算,确定护理人力成本、易耗品的计算、医疗设备成本管理、护理时数的标准化和直接的护理成本。20世纪80年代随着美国诊断相关组分类系统的研究,护理成本核算亦进行了大量的相关调查和研究,认为护理是医院的主要成本因素,探讨了护理成本分类、行为类型、分配方法,护理服务的成本价格和价值以及护理成本与收益、财务计划的关系形成了一套护理成本核算模式,护理成本核算的范围还扩大到社区、护理院和家庭护理等方面的费用分析,护理服务已重在实施成本管理战略。90年代,随着高级护理实践的快速发展,护理管理面临的挑战是在提供高质量护理的基础上,对护理成本进行测算和管理。医院信息系统的开发使管理者能够确认为单病人提供照顾的实际成本。护理经济学的研究范围也更为全面,内容更为深入,手段更为多样:一是注重成本效益研究和不同工作量测算系统下成本的比较研究,如Gardner通过4年研究,证明责任制护理较小组护理节约成本6.5%;二是用于医院发展的经济学评价,指导决策,如对病人健康教育的成本测算,老年重症护理单元的建立的分析;三是在不同护理方式下各类病人康复的成本比较,如癌症晚期病人家庭护理成本分析。英国的研究表明,护理人员与其他专业技术人员共同为病人提供护理,能够降低成本并促进康复。进入21世纪,护理成本研究与临床护理进展的结合更为紧密,用于评价新的护理管理模式,如评价医院内糖尿病专家的护理服务,评价临床路径对康复进程的影响。护理管理者对成本管理采取越来越积极的态度,并提出学校教育阶段与岗前培训应增加成本控制内容等。

(三)我国护理成本研究的发展趋势

1. 建立护理成本核算模式,确定护理成本核算内容　只有建立科学化、规范化、标准化的成本核算体系,才能更全面、正确地核算和监督护理过程所发生的劳动消耗。护理成本项目的确定和界定是目前必要和必须进行的工作。科学而有实用的具体成本核算方法还有待在实践中探索。护理成本核算模式的建立将在理论和实践上填补现行医疗会计制度空白,改变医院成本核算的现状。

2. 建立护理成本核算体系,提高护理管理效率和效益　护理成本的核算与护理工作量的测量密不可分,直接护理时间和间接护理时间的确定、护理人力资源配置都与病人分类相关。目前,我国缺乏一个与成本核算相适应的规范、标准的病人分类系统,按病人对护理需求的多少进行分类,按点数计算护理时数。只有将护理成本核算与病人分类系统相结合,与医院信息系统和护理信息系统相结合,对护理经营信息实行动态管理,辅助决策,才能适应医院发展和卫生发展的需要,时时掌握护理成本变化,进行护理人力生产力测算,有效地进行人力资源调配,提高护理管理的效率和效益。

3. 为制定合理的收费标准提供依据,体现护理劳动价值 我国目前的护理收费标准与护理成本差距较大,这种价格与价值的背离,阻碍了护理服务的提供,阻碍了护理质量的提高,也在一定程度上阻碍了护理事业的发展。只有通过成本研究和单项成本分析,才能明确成本构成,按护理工作的实际耗费,按护理工作的价值并与医疗保险给付方式结合,制定护理服务收费标准,使护理成为收益中心而不是成本中心。

4. 开展护理成本-效益分析,丰富护理管理手段 护理成本-效益分析的基本内容是求出某种护理方法的投入成本与期望产出之间的关系,可以帮助管理者判定组织的花费所产生的利益是否大于基金的投资成本。成本-效益分析作为一种研究方法,可以不受管理体制的束缚,护理管理部门及护理管理研究人员可以根据研究需要选择不同的评价方法,准确反映护理成本投入和产出及护理生产力的高低,为科学决策提供有力的依据。

5. 制定有效的成本管理对策,提高护理管理水平 我国护理成本研究起步较晚,成本管理手段存在缺陷,临床护理管理者对成本管理停留在管钱、管物上,缺乏科学方法。有效的成本管理,一是编制护理预算,将有限的资源适当地分配给预期的或计划中的各项活动。二是开展护理服务的成本核算,提高病人得到的护理照顾的质量。三是进行护理成本-效益分析,计算护理投入与期望值产出之比,帮助管理者判定医院花费所产生的利益,是否大于基金的投资成本。四是开发应用护理管理系统,进行实时动态成本监测与控制,利用有限的资源提供高质量的护理服务。

思 考 题

1. 何谓经济方法?
2. 经济方法运用的形式有哪些?
3. 在护理管理中运用经济管理时需要注意哪些问题?
4. 何谓护理成本? 何谓护理成本核算?
5. 护理成本核算的方法有哪些?

第十章

护理管理与法学

【学习目标】

◆ 掌握　卫生法的基本原则;护理工作中潜在的法律问题;用法规规范护理行为。

◆ 熟悉　法的概念、职能与特征;卫生法的概念、特征。

◆ 了解　相关的卫生、护理法规。

随着我国普法工作的不断深入及法制建设的日益发展和健全,人们的法制观念和维权意识也逐渐增强。由于医药卫生行业是具有风险性的服务,因此,要求护理人员不仅要学习专业知识,还要熟知有关法律知识和法规制度,学会用法制手段约束、调整、规范各种护理活动和保护自己。

第一节　法学的基本知识

法学是随着法的出现而出现的。自从社会上有了法,特别是有了成文法以后,也就有了法学。

法学是社会科学中一门特殊的学科,研究"法"这一特定社会现象及其规律。法学肯定法律对于社会的制约和调整。从而,法学成为教育全体人民遵纪守法,具有特殊的价值。

法学思想最早渊源于春秋战国时期的法家哲学思想。法学一词,中国秦代以前的"刑名法术之学"或"刑名之学",汉代以后的"律学",都是论述以刑罚为主的法律问题的学说。在西方,古代拉丁语中的 jurisprudentia,原意是法律的知识或法律的技术。古罗马法学家乌尔比安(Ulpianus)对"法学"(古代拉丁语中的 jurisprudentia)一词的定义是:人和神的事务的概念,正义和非正义之学。至于法学(即法律科学,science of law)一词,到了近代才广泛流行于西方各国,在中国的使用是 19 世纪末西方文化传入后开始的。

现代的法学,是指研究法律的科学,即是研究法这一特定社会现象及其发展规律的社会科学,又称法律学或法律科学。其研究对象包括法的产生、本质、特征、形式、发展、作用、制定和实施,以及与其他社会现象的关系等一系列问题。

一、法的概念、职能与特征

(一)法的概念

《俱舍论》卷一称"能持自相故名为法"。这是传统的解释,意即凡具有质的规定性,并为人们所认识的一切事物和现象,就称为法。人类社会一切类型的法都具有共同本质:法是统治阶级意志的体现。

法是由国家制定或认可,并由国家强制力保证实施、反映着统治阶级意志的规范系统。它通过规定权利和义务的方式来规范人们的行为,用以保护有利于统治阶级的社会关系和社会秩序。法是阶级社会上层建筑的组成部分。从本质上看,法是统治阶级意志的体现;从形式上看,法是国家意志的体现,具有普遍约束力和调整人们行为规范的作用。

(二)法的职能与特征

1.法的职能　法的职能,即法律的作用。法律的作用是指法律对社会生活的影响,包括法律调整的影响和法的思想影响。法律的作用可以分为法律的规范作用和法律的社会作用。法律调整的影响强调法律对于社会成员行为的影响;法律的思想影响指通过规范、指引人们的行为而产生的对人们思想的影响。法律的规范作用强调法律对于具体人、具体事的指引、评价、预测、强制和教育的作用。

法律的社会作用从宏观角度、从整个社会运行的角度去判断法律的影响。

(1)法律的规范作用　法律的规范作用是指法律作为一种特殊的行为规则,对主体的意志行为发生影响,从而对主体的行为具有的指引、评价、预测、强制和教育的作用。

法律的指引作用是指法律通过规定主体在法律上的权利和义务以及违反这些规定的制裁,来指引人们的行为。一般有三种指引方式:第一,规定积极行为的义务;第二,授予主体权利;第三,禁止主体为一定的行为。

法律的评价作用是指法是一种带有价值判断的行为规则,是衡量人们行为是否合法的标准。法律的评价作用既可以评价他人的行为,也可以评价本人的行为。

法律的预测作用是指根据规范人们可以预测即将作出的行为的后果,即主体可以事先预计自己或他人的行为及其法律后果,也可以预知国家对某种行为的态度。

法律的强制作用是指法对各种违法行为可以实施制裁,以达到预防违法犯罪的目的。

法律的教育作用是指通过法的颁布和实施产生的思想影响作用。

(2)法律的社会作用　法律的社会作用是指法律具有维护一定阶级统治和执行一定社会公共事务的作用。主要表现在以下几个方面:

1)法律在政治方面　①确认和维护统治阶级在政治上、经济上的统治地位,镇压被统治阶级的反抗;②调整和解决统治阶级内部的矛盾和纠纷以及与同盟者的关系;③保护主体的合法行为和合法权益;④制裁一切违法犯罪行为;⑤开展与世界各国的交往。

2)法律在经济方面的作用　①确立和维护有利于统治阶级的基本经济制度;②维护

社会经济秩序;③促进社会生产力的发展;④法律对社会生产力的促进作用是有条件的,这个条件就是统治阶级的利益、意志要与社会发展的客观要求相一致,以及立法者能够正确地认识和运用客观规律。

3)法律在执行社会公共事务方面的作用　执行社会公共事务不仅能够满足统治阶级的阶级统治要求,同时也能促使整个社会的发展,对于被统治阶级同样有利,具有全球性、全民性的特征。即:对一切有关全社会的公共事务进行管理,从而保证人类共同的存在和发展。主要作用有:发展生产;管理和发展文化、教育、科学、技术、人口、公共卫生等事业;保护环境;利用和保护自然资源等。法律执行社会公共事务方面的作用不仅是统治阶级的要求,而且是社会存在和发展的客观要求。

4)法律的阶级统治作用与法律的社会公共作用具有内在的统一性　即:法律阶级统治作用以社会公共作用为基础,法律的社会公共作用的执行又必须服从阶级统治的需要,以巩固阶级统治为目的。

2.法的特征　法与其他社会行为规范相比,具有以下特征:

(1)社会性　法不是一般的规范,而是一种社会规范。其特点在于它所调整的是人们之间的相互关系(社会关系)或交互行为,在这一点上,法作为社会规范,不同于思维规范、语言规范,也不同于技术规范。

法作为社会规范,像道德规范、宗教规范一样,具有规范性。所谓法的规范性,是指法所具有的规定人们的行为模式、指导人们行为的性质。它表现在:法律规范规定了人们的一般行为模式、从而为人们的交互行为提供一个模型、标准或方向。

(2)国家意志性　国家的存在是法存在的前提条件。一切法的产生,大体上都是通过制定和认可这两种途径。所谓法的制定,就是国家立法机关按照法定程序创制规范性文件的活动。通过这种方式产生的法称为制定法或成文法,即具有一定文字表现形式的规范性文件,如中国的各种法律(宪法、刑法、民法通则)即属此类。所谓法的认可,是指国家通过一定的方式承认其他社会规范(道德、宗教、风俗、习惯等)具有法律效力的活动。法的认可主要有两种方式:

1)明示认可　即在规范性文件中明确规定哪些已有的道德或习惯等规范具有法律上的效力,这种认可的规范往往构成规范性文件的内容。

2)默示认可　即国家没有明文规定哪些社会规范是法律,而是通过法院判决时援引的方式承认它们的实际法律效力。以这种方式存在的法,往往是通行于一定地区、一定民族之间的习惯法,如经国家认可的家法族规、村落规约(乡规民约)、行业(行会)规范等。

"法由国家制定或认可"还意味着:体现国家意志的法具有统一性和权威性。也就是说,一个国家只能有一个总的法律体系,而且该法律体系内部各规范之间不能相互矛盾。法的表现形式可能是多种多样的(如成文法和不成文法),但这只是形式上的差别。不能因为这种形式差别,而认为一个国家并存二元或多元的法。从体现国家意志的角度讲,法总是一元的。

(3)国家强制性　一切社会规范都具有强制性,都有其保证实施的社会力量。所谓强制性,就是指各种社会规范所具有的、借助一定的社会力量强迫人们遵守的性质。例

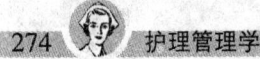

如,道德规范主要依靠社会舆论、传统习惯以及人们的内心确信等来加以维持,违反道德规范不仅要受到社会舆论直接或间接地蔑视和批评,承受相应的道德责任和道德制裁,而且也将受到自我良心的谴责,由此而在一定程度和一定范围内制约着人们的行为。宗教规范的实施主要是通过精神强制的方式,但也必须依靠清规戒律、惩罚制度来保证教徒的遵守。

法不同于其他社会规范,它具有特殊的强制性,即国家强制性。法是以国家强制力为后盾,由国家强制力保证实施的。在此意义上,所谓法的国家强制性就是指法依靠国家强制力保证实施、强迫人们遵守的性质。也就是说,不管人们的主观愿望如何,人们都必须遵守法律,否则将招致国家强制力的干涉,受到相应的法律制裁。国家的强制力是法的实施的最后的保障手段。

(4)普遍性　任何社会规范都是有约束力的。所谓约束力,就是指规范的效力。法与其他社会规范相比较,其约束力有自己的特点,表现在范围不同和形式不同。法的约束力与法的强制性是相关联的,以国家强制力为后盾,以相应的法律制裁措施来保证。

在此意义上,法具有普遍性。所谓法的普遍性,也称"法的普遍适用性","法的概括性",就是指法作为一般的行为规范在国家权力管辖范围内具有普遍适用的效力和特性。具体而言,它包含两方面的内容:其一,法的效力对象的广泛性,在一国范围之内,任何人的合法行为都无一例外地受法的保护;任何人的违法行为,也都无一例外地受法的制裁。法不是为特别保护个别人的利益而制定,也不是为特别约束个别人的行为而设立。其二,法的效力的重复性。这是指法对人们的行为有反复适用的效力。在同样的情况下,法可以反复适用,而不仅适用一次。

法具有普遍性,在国家权力管辖范围内普遍有效,是从法的属性上来讲的。就一个国家的具体法律的效力而言,则呈现出不同的情况,不可一概而论。有些法律是在全国范围内生效的(如宪法、民法、刑法),有些则是在部分地区或仅对特定主体生效(如地方性法规、军事法规)。而那些经国家认可的习惯法,其适用范围则可能更为有限。因此,不能将法的普遍性作片面的理解。

(5)程序性　法是强调程序、规定程序和实行程序的规范。也可以说,法是一个程序制度化的体系或制度化解决问题的程序。程序是社会制度化的最重要的基石,程序性也是法的一个重要特征。

说法律具有程序性,其理由在于:一方面,法律在本质上要求实现程序化;另一方面,程序的独特性质和功能也为保障法律之效率和权威提供了条件。在一定意义上可以说,法治发展的程度,事实上取决于一个国家法律制度程序化的程度及对法律程序的遵守和服从的状态。一个没有程序或不严格遵守和服从程序的国家,就不会是一个法治(法制)国家。

通过以上对法的外在特征的分析,我们看到:法是一种特殊的社会规范,即具有规范性、国家意志性、国家强制性、普遍性和程序性的社会规范或行为规范。从结构上看,法这种社会规范又是一个由各具体的法律规范(规则)所构成的相互联系的整体(体系),其内容规定的主要是人们相互交往的行为模式,即人们的法律权利和法律义务。法通过权利与义务的规定来调整一定的社会关系,维护一定的社会秩序。

二、卫生法的概述

(一)卫生法的概念

卫生法(health law)是指在调整和保护人体生命健康活动中形成的各种社会关系的法律规范的总称,是由国家制定或认可,并由国家强制力保证实施的。

狭义的卫生法,指由全国人民代表大会及其常务委员会所制定并通过的各种卫生法律。广义的卫生法,不仅包括上述各种卫生法律,还包括宪法和其他部门法律中有关卫生的内容,以及国家机关制定颁布的、从属于卫生法律的普通有效的法规和规章制度,例如卫生条例、规则、标准、章程等。

(二)卫生法的特征

1. 以保护公民生命健康权为根本宗旨。
2. 广泛性和综合性。
3. 调节手段的多样性。
4. 科学性和技术规范性。
5. 社会共同性。

(三)卫生法的基本原则

1. 保护人体生命健康的原则 每个公民都依法享有改善卫生条件,获得基本医疗保健的权利。卫生法的制定和实施都要从广大人民群众的健康利益出发,把维护人体健康作为卫生法的最高宗旨,使每个公民都依法享有改善卫生条件,获得基本医疗保健的权利,以增进身体健康。

2. 预防为主的原则 预防为主是我国卫生工作根本方针,也是卫生立法及执法必须遵循的一条重要原则。医疗卫生机构应做到有病治病,无病防病,防治结合,重在预防。

3. 依靠科技进步的原则 依靠科技的进步,保障公民的生命健康安全。

4. 中西医协调发展的原则 中国传统医学(包括各民族医药学)有着数千年历史,是中国各族人民在长期同疾病作斗争中总结出的丰富经验;而西方医学是随着现代科学技术发展起来的,是现代科学的重要组成部分,在医疗卫生事业中我们不仅要认真学习和运用西方医学,努力发展和提高现代医学科技水平,同时也要继承和发展祖国的医药学遗产。卫生法将中西医协调发展作为一项基本原则,从立法上予以规范,适用上予以保障,使中国传统医学和西方医学在对疾病的诊疗护理中协调发展,共同造福人类。

5. 动员全社会参与的原则 通过各种渠道,动员全社会参与到卫生工作中来。

6. 国家卫生监督的原则 卫生行政部门和法律授权承担公共卫生事务管理的组织,对管辖范围内的社会组织和个人贯彻执行国家卫生法律、法规、规章的情况,要予以检查督导,坚持依法办事,严格执法,同一切违反卫生法的行为作斗争。卫生法对各级各类卫生监督机构的设置、任务、职责、管理、监督程序,以及对违法者的处罚种类、裁量标准、处罚程序及执法文书等一系列问题作了明确规定,要求卫生监督人员准确适用法律,严格依法办事。

第二节　护理管理中法规的应用

护理职业活动与人的健康和生命直接相关,认真贯彻执行与护理有关的法律法规,是护理人员从业的首要条件,按照法律法规进行护理服务的规范管理,是护理管理者必须遵守的基本原则。

一、相关的卫生、护理法规

(一)《医疗机构管理条例》

《医疗机构管理条例》,中华人民共和国国务院第 149 号颁布,1994 年 9 月 1 日起施行。《医疗机构管理条例》是我国医疗机构管理法律体系的主干,是纲领性法规。它明确规定我国医疗机构管理的基本内容,医疗机构必须遵守的规范,以及违反有关规定的法律责任。目前,卫生部已制定和发布与《医疗机构管理条例》相配套的规章和规范性文件有:《医疗机构管理条例实施细则》、《医疗机构设置规划指导原则》、《医疗机构基本标准》、《医疗机构监督管理行政处罚程序》、《医疗机构评审办法》、《医疗机构评审标准》、《医疗机构评审委员会章程》和《医疗机构诊疗科目》、《中外合资、合作医疗机构管理办法》、《医疗机构评价指南(试行)》等。

此条例中规定"医疗机构工作人员上岗工作,必须佩戴载有本人姓名、职务或者职称的标牌","发生重大灾害、事故、疾病流行或者其他意外情况时,医疗机构及其卫生技术人员必须服从县级以上人民政府卫生行政部门的调遣"等。

(二)《中华人民共和国护士管理办法》

《中华人民共和国护士管理办法》,中华人民共和国卫生部部长令第 31 号公布,1994 年 1 月 1 日起施行。《中华人民共和国护士管理办法》中明确指出要发展护理事业,促进护理学科发展,护士的劳动受全社会的尊重,护士的执业权利受法律保护,任何单位和个人不得侵犯。各省、自治区、直辖市,根据《中华人民共和国护士管理办法》的授权,结合当地的实际情况,制定并发布了细则。

《中华人民共和国护士管理办法》规定的法律制度包括护士资格考试制度、护士注册制度、护士执业管理制度和护士执业监督处罚制度。如"护士的执业权利受法律保护,护士劳动受全社会尊重。""凡申请护士执业者必须通过卫生部统一执业考试,取得《中华人民共和国护士执业证书》。""护士注册的有效期为二年。未经护士执业注册者不得从事护士工作。""执业护士违反了医疗护理规章制度和技术规范,或拒不履行护士义务者,由卫生行政部门视情节予以警告、责令改正、中止注册直至取消注册。""非法阻挠护士依法执业或侵犯护士人身权利的,由护士所在单位提请公安机关予以治安行政处罚;情节严重、触犯刑律的,提交司法机关依法追究其刑事责任。"

(三)《护士条例》

《护士条例》,中华人民共和国国务院第 206 次常务会议通过,自 2008 年 5 月 12 日起施行。《护士条例》中所称的护士,是指经执业注册取得护士执业证书,依照本条例规定从事护理活动,履行保护生命、减轻痛苦、增进健康职责的卫生技术人员。该条例规定,护士人格尊严、人身安全不受侵犯。护士依法履行职责,受法律保护,全社会应当尊重护士,以及护士的权利、义务。护士执业,应当经执业注册取得护士执业证书。护士执业注册有效期为5年。另外该条例还规定,护士在执业活动中,发现患者病情危急,应当立即通知医师;在紧急情况下为抢救垂危患者生命,应当先行实施必要的紧急救护。护士发现医嘱违反法律、法规、规章或者诊疗技术规范规定的,应当及时向开具医嘱的医师提出;必要时,应当向该医师所在科室的负责人或者医疗卫生机构负责医疗服务管理的人员报告等。具体内容见附录。

(四)《中华人民共和国执业医师法》

《中华人民共和国执业医师法》规定:医师应当具备良好的职业道德和医疗执业水平,发扬人道主义精神,履行防病治病、救死扶伤,保护人民健康的神圣职责。医师经注册后,可以在医疗、预防、保健机构中按照注册的执业地点、执业类别、执业范围执业,从事相应的医疗、预防、保健业务。未经医师注册取得执业证书,不得从事医师执业活动。申请个体行医的执业医师,须经注册后在医疗、预防、保健机构中执业满五年,并按照国家有关规定办理审批手续;未经批准,不得行医。

(五)《医疗事故处理条例》

《医疗事故处理条例》,中华人民共和国国务院第351号颁布,2002年9月1日起施行。按照《医疗事故处理条例》规定:医疗事故的定义是指医疗机构及其医务人员在医疗活动中,违反医疗卫生管理法律、行政法规、部门规章和诊疗护理规范、常规,过失造成病人人身损害的事故。医疗机构及其医务人员在医疗活动中,必须严格遵守医疗卫生管理法律、行政法规、部门规章和诊疗护理规范、常规,恪守医疗服务职业道德。

此条例共分七章,其主要内容有:第一章总则包含了立法的宗旨和立法的依据;医疗事故的概念;处理医疗事故的原则;医疗事故分级的内容。第二章主要规定了医疗机构及其医务人员在医疗活动中应遵守的法律、行政规范、部门规章、规范等;规定了医疗机构对医务人员进行培训和教育;设立医疗服务质量监控部门或防范医疗事故发生的规定;提出了病历资料书写、保管、复印、封存及相关证据保存的具体要求;规定了发生医疗事故或者医疗事故争议的报告制度;规定了尸体存放、处理和尸检的具体时限和要求。第三章医疗事故的技术鉴定,是条例的重要部分,共15条,主要包括医疗事故技术鉴定程序的启动方式;医疗事故技术鉴定机构的设置;建立承担医疗事故技术鉴定工作的专家库及专家库人员的条件;参加医疗事故鉴定工作专家的产生方法;专家鉴定组人员的专业组成原则;医疗事故技术鉴定实行回避制度;医疗事故技术鉴定所需材料的收集与提供;医疗事故技术鉴定的期限;医疗事故技术鉴定书应当写明的主要内容;推定为医疗事故的情形;不属于医疗事故的情形;鉴定费支付办法。第四章,医疗事故的行政处理与监督,共11条,具体规定了卫生行政部门处理医疗事故的内容和程序,以及卫生行政部门对医疗机构的监督。第五章,医疗事故的赔偿,共7条,主要规定了医疗事故赔偿等民事责任争议解决的三条途径:双方协商解决,向卫生行政部门提出调解申请,直接向人民法院提起民事诉讼。还明确了医疗事故赔偿原则,赔偿的项目和标准及赔偿方式。第六章,罚则,共7条,对违反条例规定的行政法律义务的行为规定了一系列的行政处罚。第七章,附则,明确了医疗机构的概念、非法行医的处理以及军队医疗机构医疗事故处理依据。

(六)《消毒管理办法》

《消毒管理办法》,中华人民共和国卫生部1987年8月18日颁布,1987年9月18日实施。《消毒管理办法》是为了使医疗卫生人员牢固树立消毒隔离观念,严格执行消毒灭菌常规。办法中规定"医疗卫生人员必须接受消毒灭菌技术培训,掌握消毒知识。伸入组织、器官的医疗用品必须达到灭菌。接触皮肤、黏膜的器械和用品要达到消毒。各种注射、穿刺、采血器具必须一用一灭菌。凡一次性使用的医疗卫生用品,用后必须及时回收,由单位集中进行无害化处理或销毁"等。

(七)《医院废物处理条例》

《医院废物处理条例》,中华人民共和国国务院第十次常务会议通过,2003年6月16日起施行。医疗废物(medical waste)是指医疗卫生机构在医疗、预防、保健以及其他相关活动中产生的具有直接或者间接感染性、毒性以及其他危害性的废物。《医院废物处理条例》是为了加强医疗废物的安全管理,防止疾病传播,保护环境,保障人体健康。其主要内容有:医疗废物的概念;医疗废物的存放、转移和集中处置要求;医疗机构对医疗废物的管理要求;卫生行政部门的监督管理职责;以及未执行本条例的法律责任。

(八)其他相关的法律法规

包括《中华人民共和国传染病防治法》、《医疗器械管理条例》等。

二、护理工作中潜在的法律问题

案例1　某患者,男,50岁,因心绞痛住某医院心内科治疗,经过一段时间的治疗病情好转,行动自如。医生认为患者可以出院,但是没有开出院证。这天下午,患者执意要出院,值班护士在劝说无效后,为了阻止其离开,就将患者的衣物没收,引起患者的强烈不满,发生护患纠纷。

案例2　某患者,女,76岁。咳嗽、憋气及发热2个月入院。初步诊断为慢性支气管炎并发感染,肺心病及肺气肿。入院后由护士甲为其静脉输液。护士甲在患者右臂肘上3 cm处扎上止血带,当完成静脉穿刺固定针头后,由于患者的衣袖滑下来将止血带盖住,因此忘记解下止血带。随后护士甲要去给自己的孩子喂奶,于是转交护理员乙继续完成医嘱。乙先静脉推注药液,然后接上输液管进行补液。在输液过程中,患者多次提出"手臂疼及滴速太慢"等,乙认为疼痛是由于四环素刺激静脉所致,并且解释说:"因为病情的原因,静脉点滴的速度不宜过快。"经过6 h,输完了500 mL液体,由护士丙取下输液针头,发现局部轻度肿胀,以为是少量液体外渗所致,未予处理。静脉穿刺9个半小时后,因患者局部疼痛而做热敷时,家属才发现止血带还扎着,于是立即解下来并报告护理员乙,乙查看后嘱继续热敷,但并未报告医生。止血带松解后4 h,护理员乙发现病人右前臂掌侧有2 cm×2 cm水疱两个,误认为是热敷引起的烫伤,仍未报告和处理。又过了6

小时,右前臂高度肿胀,水泡增多而且手背发紫,护理员乙才向医生和院长报告。院长组织会诊决定转上级医院,因未联系到救护车暂行对症处理。两天后,病人右前臂远端2/3已呈紫色,只好乘拖拉机送往上级医院。为等待家属意见,转院后第三天行右上臂中下1/3截肢术。术后伤口愈合良好。但因病人年老体弱加上中毒感染引起心、肾功能衰竭,于术后一周死亡。经医疗事故鉴定委员会鉴定,结论为一级医疗责任事故。

处理:①护士甲给予行政降职处分;②护理员乙给予行政记过处分;③院长给予行政警告处分;④将本次事故通报本地区各县医院;⑤免去病人全部住院费,并给家属一次性补偿5 000元。

案例提醒我们,护理人员在熟知国家法律法规的同时,还要明白护理工作中存在的与法律相关的潜在性问题,以便自觉地用法律指导自己的行为,提高护理服务质量,同时用法律来保护自己合法的权益。在护理工作中,须引起护理人员注意的与法律相关的潜在性问题主要有以下几个方面:

(一)侵权行为与犯罪

在医院里,侵权行为是指医护人员对病人的权利进行侵害导致病人利益受损的行为。侵权行为主要涉及侵犯自由权、侵犯生命健康权、侵犯隐私权。侵权行为情节轻者,可通过民事方式,如调解、赔礼、赔物及赔款等来解决,情节严重者则构成犯罪,要承担刑事责任。

护士在护理活动中,应重视病人权利,防止侵权行为与犯罪的发生。如病人有自由权,护士以治疗的名义,非法拘禁或以其他形式限制和剥夺病人的自由,属于侵权行为。案例1中,护士的行为说明在现代医疗服务领域,部分医务人员会有这样的念头,即病人是我的治疗护理对象,是我的管理对象,我所做的都是为了病人好,因此,就不必考虑病人本身的价值观,甚至可以剥夺病人的某些权利。之所以会出现这样的情况,是因为医护人员并没有把病人视为与其他人尤其是与医护人员的地位平等,护士最直接的目的是把病人护理好,特别是把病人管理好。这也是许多患者对医护人员产生不满及某些医疗纠纷产生的原因。如果由于不当的约束造成病人死亡的,就是犯罪,将依法受到惩处。

《刑法》第335条规定:医务人员由于严重不负责任造成就诊人员死亡或者严重损害就诊人身体健康处三年有期徒刑或拘役。护士执业时,错误使用医疗器械,不按操作规程办事,造成病人身体受损;护士执业时,使用恶性语言和不良行为,损害病人利益,都侵犯了公民的生命健康权。《中华人民共和国护士管理办法》第四章第42条规定,护士执业时,得悉病人的隐私,不得泄露;护士执业时,应遵守职业道德,保密,执行护理规章制度,为病人提供优质服务。

(二)失职行为与渎职罪

过失,是指行为人由于疏忽大意和过于自信的两种心理状态所造成的危害结果。过失与故意的属性根本不同,医疗事故属于过失,不是故意。因技术水平和经验不足造成的技术过失,与疏忽大意和过于自信过失有所不同。疏忽大意是指不专心致志地履行职责,因一时粗心或遗忘而造成客观上的过失行为。在医疗事故的发生中,根据行为人相应职称和岗位责任制要求,应当预见到和可以预见到自己的行为可能造成对病员的危害结果,因为疏忽大意而未能预见到,或对于危害病员生命、健康的不当做法,应当做到有效的防范,因为疏忽大意而未能做到,致使危害发生。如不执行或不正确执行规章制度和履行职责,对危重病员推诿、拒治;对病史采集、病员检查、处理漫不经心,马虎草率;或擅离职守;或遇到不能胜任的技术操作,既不请示,也不请人帮助,一味蛮干;或擅自做无指征和有禁忌证的手术和检查等,而造成了对病员的危害结果。

在护理工作中,护士的疏忽不一定每次都造成严重后果,因而也不会追究其道德或法律责任,但如果不能因此吸取教训,而重复出现不良行为,终究是会酿成大错的。例如,一个护士,由于疏忽,病人按了信号灯几次而未予理睬,假如病人按铃,仅仅是因为烦闷,那么护士的疏忽大意未造成病人身体上的损害,因此不负法律责任;假如病人按铃是为了求救治,但护士却忽略了病人的呼救信号,导致病人病情加重,甚至死亡,那么护士就要负法律责任。

护理活动中,不认真执行消毒、隔离制度和无菌操作规程,使病人发生的交叉感染;由于查对不严格或查对错误,不遵守操作规程,以致打错针、发错药,如果病人因此而死亡,则护士会被起诉,须追究其渎职罪。案例2中,护士甲对本该由自己完成的输液任务交给并无输液知识和经验的护理员乙去完成,是对工作不负责任的一种表现。

违犯护士职业道德要求,如为戒酒、戒毒者提供酒或毒品是严重渎职行为。窃取病区毒麻限制药品,如哌替啶、吗啡等,或自己使用成瘾,视为吸毒;贩卖捞取钱财构成贩毒罪,也将受到法律严惩。

(三)临床护理记录不规范

病历是法律性文件,而临床护理记录则是病历中不可缺少的一部分。护理记录是患者在医院接受医疗或护理过程的记录,不仅是检查衡量护理质量的重要资料,也是医生观察诊疗效果、调整治疗方案的重要依据。同时护理记录也是一个重要的法律证据,《医疗事故处理条例》第十条涉及护理记录,"患者有权复印或复制其门诊病历、住院志、体温单、医嘱单、化验单、医疗影像检查资料、特殊检查同意书、手术同意书、手术及麻醉记录单、病理资料、护理记录及国务院卫生行政部门规定的其他病历资料"的规定,将护理记录确定为病人有权复印、复制的客观资料,即可作为护患双方举证的依据,第一次在法规中明确了护理记录是病历的重要组成部分。所以,护理记录书写的规范与否,既能反映护理质量的高低,也为医疗护理纠纷的处理提供有力证据。不认真记录,或漏记、错记等均可能导致误诊、误治、引起医疗纠纷。临床护理记录本身也可以成为法庭上的证据,若与病人发生了医疗纠纷或与某刑事犯罪有关,此时的护理记录,则成为判断医疗纠纷性质的重要依据,或成为侦破某刑事案件的重要线索。因此,在诉讼之前对原始记录进行添删或随意篡改,都是非法的。

(四)执行医嘱的合法性

案例3 患儿王某,男,4岁,因误服5 mL的炉甘石洗剂到某医院急诊科就诊。急诊医生准备25%硫酸镁20 mL导泻,但是却将口服误写成静脉注射。治疗护士接到医嘱心想:"25%硫酸镁能静脉注射吗?似乎不能,但是又拿不准。"又想:"反正是医嘱,执行医嘱是护士的职责。"于是,将25%硫酸镁20 mL给患儿静脉注射,致使患儿死于高血镁的呼吸麻痹。

医嘱是医生根据病人病情的需要,拟定的书面治疗方案,由医护人员共同完成。医嘱单是医生直接开写医嘱所用,也是护士对病人施行诊断和治疗措施的依据。对于护士来说执行医嘱是护理工作重要的一部分,治疗、护理及检查都是通过护士来传达到病人身上而达到康复的目的。在一般情况下,护理人员应一丝不苟地执行医嘱,随意篡改或无故不执行医嘱都属于违规行为。但如发现医嘱有明显的错误,则有权拒绝执行,并向医生提出质疑和申辩;反之,若明知该医嘱可能给病人造成损害,酿成严重后果,仍照旧执行,护理人员将与医生共同承担所引起的法律责任。案例 3 中,医生开出"25% 硫酸镁 20 mL 静脉注射"的错误遗嘱,而护士却按医嘱执行了,结果造成病人死亡,那么即使该护士纯属机械性执行医嘱,也应负法律责任,因为护士应具有硫酸镁正确使用方法的专业知识;如果事先知道,却没有拒绝,则犯了渎职罪。

(五)麻醉药品与物品管理

"麻醉药品"主要指的是哌替啶、吗啡类药物。临床上只用于晚期癌症或术后镇痛等。护理人员若利用自己的权利将这些药品提供给一些不法分子倒卖或吸毒者自用,则这些行为事实上已构成了参与贩毒、吸毒罪。因此,护理管理者应严格抓好这类药品管理制度的贯彻执行,并经常向有条件接触这类药品的护理人员进行法律教育。

另外,护理人员还负责保管、使用各种贵重药品、医疗用品、办公用品等,如占为己有,情节严重者,可被起诉犯盗窃公共财产罪。

(六)护生的法律身份问题

护生是正在学习护理专业的学生。护生在临床护理活动中不具备独立操作的资格,按法律的含义,其必须在执业护士的严密监督和指导下为病人实施护理操作,特别是侵入性操作。在执业护士的指导下,护生因操作不当给病人造成损害,除本人负责外,带教护士要负法律责任。但如果未经带教护士批准,擅自独立操作造成了病人的损害,那么护生同样也要承担法律责任。

(七)职业伤害

在为病人治疗和护理过程中,护士几乎都是与病人零距离的接触。由于工作的特殊性,护理人员面临着多种职业危害,如生物性危害、化学性危害、物理性危害、心理社会性危害等,其中艾滋病、乙肝、丙肝感染是生物性职业危害的主要种类。我国卫生部制定了《医务人员艾滋病病毒职业暴露防护工作指导原则(试行)》等职业防护的文件,以保护医务人员的执业安全。人身伤害也是护士的职业伤害之一,《中华人民共和国护士管理办法》第四章第 26 条规定,护士在执业时人身权利和职业权利受法律保护。任何阻挠护士职业行为和侵犯护士人身权利的行为,将追究其刑事责任。因此,护理管理者要意识到护士面对的职业危害,加强教育,提高护士的防护意识,增加护士的防护知识,为护士提供必要的防护用具、药品和设备,对发生意外伤害的情况采取及时有效的处理措施。

(八)职业保险

职业保险是指从业者通过定期向保险公司交纳保险费,使其一旦在职业保险范围内突然发生责任事故时,由保险公司承担对受损害者的赔偿。目前世界上大多数国家的护士几乎都参加这种职业责任保险。

职业保险的好处在于：①保险公司可在政策范围内为其提供法定代理人，以避免其受法庭审判的影响或减轻法庭的判决。②保险公司可在败诉以后为其支付巨额赔偿金，使其不致因此而造成经济上的损失。③因受损害者能得到及时合适的经济补偿，而减轻自己在道义上的负罪感，较快达到心理平衡。

因此，参加职业保险可被认为是对护士自身利益的一种保护，它虽然并不摆脱护士在护理纠纷或事故中的法律责任，但实际上却可在一定程度上抵消其为该责任所要付出的代价。同时，在职业范围内，护士对他的病人负有道义上的责任，决不能因护理的错误而造成病人经济损失，参加职业保险也可以为病人提供这样一种保护。

三、用法规规范护理行为

法是护士的共同行为准则，护理行为不得违反国家的法律、法规及规章制度。护理法规及其他有关的法律法规对护理工作的行为活动有决定性意义。作为护理管理者，要熟知法律条文，用法规来规范自己的行为，自觉遵守规章制度和操作常规，警惕在实际工作中潜在的法律问题，预防为主，力求保护好医患双方的权益。

(一)依法执业

《中华人民共和国护士管理办法》第四章第 42 条规定护士未经注册，不得从事护理工作。持有《中华人民共和国护士执业证书》未经注册从事护士工作的，由所在地护士注册机关责令其停止护士工作，限期补办注册手续。护理人员在毕业后到取得护士执业证书期间，只能在注册护士的指导下做一些辅助性的护理工作，而不能独立上岗，否则被视为无证上岗、非法执业。为了病人的安全，同时也为了保护尚未取得护士执业证书或未经注册的护士，护理管理者不能以任何理由安排他们独立上岗。

(二)尊重患者的生命健康权

生命权是指患者在患病期间所享有的生存权。即使患者出现心脏、呼吸、脑电波暂停等情况而未进入不可逆丧失其功能阶段时，其生命权都是不可忽视的。《医疗机构管理条例》第 31 条规定："医疗机构对危重病人应当立即抢救"；1998 年颁布的《中华人民共和国执业医师法》第 24 条明文规定："对急危患者，医师应采取紧急措施进行诊疗；不得拒绝急救处置"。

健康权是指患者恢复健康和增进健康的权益。患者有权按程序要求医务人员为其解除病痛、恢复健康，有权享受基本医疗保健服务。患者的健康权不仅是生理方面的，而且包括心理健康权益。因此，在日常护理工作中，护士要承担预防保健工作，宣传防病治病知识，进行康复指导，开展健康教育、提供卫生咨询。

(三)规范操作

护士在执业过程中，必须遵守职业道德和医疗护理工作的规章制度以及技术规范。例如，在给患者进行静脉输液时，一定要在无菌技术操作原则的指导下，按照正规的操作流程进行操作，切记"慎独"，认真检查药液质量，穿刺前排尽管内气体，穿刺时不能造成污染等。案例 2 是一起以违反诊疗护理规范、常规为主要原因的医疗责任事故。案中的护士甲严重违反静脉输液技术操作规程,在完成静脉穿刺之后,未能及时松解止血带,是造成病人肢体坏死及全身中毒感染致死的主要原因。所以护士甲应承担主要责任。护理员乙由于技术水平和医学知识有限,对于病人在输液过程中出现的"手臂痛"等现象不能正确理解,未能想到其不正常的疼痛有可能是因血液回流障碍所致,因而也就没有想到去查看一下,未对此事引起注意,未向医生报告此事,使病人延误治疗时间。所以护理员乙也应对此案负责。

同时,要规范书写,制定护理记录单书写质量标准。通过建立护理记录单书写质量标准,增强护士的法律意识,使其主动学习,增强责任心,主动巡视病人,工作完成后立即记录,以保证记录内容及时、真实。

(四)正确处理口头医嘱

一般情况下,医师不得下口头医嘱。因抢救急危重患者或手术时需要下达口头医嘱时,护士应当复诵一遍,经医生核对无误后方能执行。抢救结束后,医师应当即刻据实补记医嘱。在非紧急情况下,护士有责任和义务督促医生下医嘱。曾经有过这样一则报道,某医院有一急腹症病人到急诊科就诊,护士接诊后通知了医生,而此时医生正在下棋,便说了一句"先肌注一支度冷丁",半小时后病人死亡。病人家属把医院告上了法庭,这时医生不承认下过口头医嘱,而这位护士则由于没有证据证明自己是遵医嘱用药,换回的是法律的制裁。医生的做法可能会让大家感到深恶痛绝,但是最重要的是工作态度的不严谨和制度的不完善让这位护士成了不负责任医生的替罪羊。临床护理工作中,只有严谨的工作态度和一丝不苟的精神才会保护自己。有的护士感觉硬要医生下临时医嘱不好意思,反正等会儿补上。正是有了这种想法,才使得上述事件中的护士付出了惨痛的代价。

(五)尊重患者的知情同意权和隐私权

知情同意权是指病人对医务人员给予自己的诊治护理方法,包括诊治护理方案,实施诊治护理的有效率、成功率、并发症、所承担的风险和某些可能发生的不可预测的后果等信息有获悉的权利。护士在对患者进行护理工作时,一定要做好解释说明工作,使患者了解该项操作的目的及自己应作如何准备、如何配合等,保证护理工作的顺利开展。

隐私保护权是病人享有的私人信息和私生活依法受到保护,不被他人非法侵犯、知悉、搜集、利用和公开的一种人格权。受到保护的病人隐私,主要包括病人为诊疗疾病而告知医护人员的某些不愿让他人观察和接触的身体部位、生理特征、心理活动以及与公众无利害关系的"过失"行为等。护士在执业中,应明确哪些是病人的隐私,真正的关心、爱护病人,保护病人的隐私不受侵犯。

案例4 2002年2月27日晚,某县村民刘某在家中因一氧化碳中毒昏迷,次日被送到县人民医院抢救治疗。在医务人员的救治下,刘某于当日上午11时苏醒,病情得到好转,脱离危险。当天晚上9时,刘某已经可以暂时停药、停氧。看到刘某已经完全清醒,刘某亲属主动要求出院。该院同意刘某出院,但当时未与刘某及其亲属办理相关手续,并且未告知有关注意事项。

3月23日,刘某出现反应迟钝、头痛等症状,先后到市中心人民医院等地治疗,诊断为中毒性脑病。刘某被法医鉴定为伤残一级。

　　刘某的亲属认为,县医院违反医疗护理常规,过早地让病人出院是引起中毒性脑病后遗症的原因。而医院认为,对刘某的抢救治疗,医院尽了最大努力。按照医疗常规处置并无不当。刘某中毒性脑病,是由于原告自行中断治疗及休养不当造成的,医院不应承担任何责任。由于双方协商不成,刘某遂一纸诉状将县人民医院告上法庭,要求该院赔偿33万余元。

　　一审法院审理后认为,医院提交的病历,记录了要求原告刘某住院治疗的内容,原告无充足的证据加以推翻。遂驳回刘某的诉讼请求。刘某不服,开始申诉。

　　几年后,县法院再审此案。该院审理后认为,根据相关规定,对不宜出院的病员,应进行劝阻;坚持要出院的,应履行相关报批手续,并告知病人病情危害性。县人民医院仅以病历记录举证,证据不能证明其履行了告知义务,应承担过错责任。而病人的亲属明知病人未痊愈,强行要求回家,滞延了后续治疗,与造成病人伤残的严重后果也有直接因果关系,也应承担相应民事责任。最后,法院判决县人民医院因未尽到告知义务,承担一半的责任,赔偿病人3万9千多元。

思 考 题

1. 什么是法? 法的职能是什么?
2. 法有哪些特征?
3. 什么是卫生法?
4. 相关的卫生、护理法规有哪些?
5. 护理工作中潜在的法律问题有哪些? 如何用法规规范护理行为?

附录一　医疗事故处理条例

第一章　总　则

第一条　为了正确处理医疗事故,保护患者和医疗机构及其医务人员的合法权益,维护医疗秩序,保障医疗安全,促进医学科学的发展,制定本条例。

第二条　本条例所称医疗事故,是指医疗机构及其医务人员在医疗活动中,违反医疗卫生管理法律、行政法规、部门规章和诊疗护理规范、常规,过失造成患者人身损害的事故。

第三条　处理医疗事故,应当遵循公开、公平、公正、及时、便民的原则,坚持实事求是的科学态度,做到事实清楚、定性准确、责任明确、处理恰当。

第四条　根据对患者人身造成的损害程度,医疗事故分为四级:

一级医疗事故:造成患者死亡、重度残疾的;

二级医疗事故:造成患者中度残疾、器官组织损伤导致严重功能障碍的;

三级医疗事故:造成患者轻度残疾、器官组织损伤导致一般功能障碍的;

四级医疗事故:造成患者明显人身损害的其他后果的。

具体分级标准由国务院卫生行政部门制定。

第二章　医疗事故的预防与处置

第五条　医疗机构及其医务人员在医疗活动中,必须严格遵守医疗卫生管理法律、行政法规、部门规章和诊疗护理规范、常规,恪守医疗服务职业道德。

第六条　医疗机构应当对其医务人员进行医疗卫生管理法律、行政法规、部门规章和诊疗护理规范、常规的培训和医疗服务职业道德教育。

第七条　医疗机构应当设置医疗服务质量监控部门或者配备专(兼)职人员,具体负责监督本医疗机构的医务人员的医疗服务工作,检查医务人员执业情况,接受患者对医疗服务的投诉,向其提供咨询服务。

第八条　医疗机构应当按照国务院卫生行政部门规定的要求,书写并妥善保管病历资料。

因抢救急危患者,未能及时书写病历的,有关医务人员应当在抢救结束后 6 小时内据实补记,并加以注明。

第九条　严禁涂改、伪造、隐匿、销毁或者抢夺病历资料。

第十条　患者有权复印或者复制其门诊病历、住院志、体温单、医嘱单、化验单(检验报告)、医学影像检查资料、特殊检查同意书、手术同意书、手术及麻醉记录单、病理资料、护理记录以及国务院卫生行政部门规定的其他病历资料。

患者依照前款规定要求复印或者复制病历资料的,医疗机构应当提供复印或者复制服务并在复印或者复制的病历资料上加盖证明印记。复印或者复制病历资料时,应当有患者在场。

医疗机构应患者的要求,为其复印或者复制病历资料,可以按照规定收取工本费。具体收费标准由省、自治区、直辖市人民政府价格主管部门会同同级卫生行政部门规定。

第十一条　在医疗活动中,医疗机构及其医务人员应当将患者的病情、医疗措施、医疗风险等如实告知患者,及时解答其咨询;但是,应当避免对患者产生不利后果。

第十二条　医疗机构应当制定防范、处理医疗事故的预案,预防医疗事故的发生,减轻医疗事故的损害。

第十三条　医务人员在医疗活动中发生或者发现医疗事故、可能引起医疗事故的医疗过失行为或者发生医疗事故争议的,应当立即向所在科室负责人报告,科室负责人应当及时向本医疗机构负责医疗服务质量监控的部门或者专(兼)职人员报告;负责医疗服务质量监控的部门或者专(兼)职人员接到报告后,应当立即进行调查、核实,将有关情况如实向本医疗机构的负责人报告,并向患者通报、解释。

第十四条　发生医疗事故的,医疗机构应当按照规定向所在地卫生行政部门报告。

发生下列重大医疗过失行为的,医疗机构应当在 12 小时内向所在地卫生行政部门报告:

(一)导致患者死亡或者可能为二级以上的医疗事故;

(二)导致 3 人以上人身损害后果;

(三)国务院卫生行政部门和省、自治区、直辖市人民政府卫生行政部门规定的其他情形。

第十五条　发生或者发现医疗过失行为,医疗机构及其医务人员应当立即采取有效措施,避免或者减轻对患者身体健康的损害,防止损害扩大。

第十六条　发生医疗事故争议时,死亡病例讨论记录、疑难病例讨论记录、上级医师查房记录、会诊意见、病程记录应当在医患双方在场的情况下封存和启封。封存的病历资料可以是复印件,由医疗机构保管。

第十七条　疑似输液、输血、注射、药物等引起不良后果的,医患双方应当共同对现场实物进行封存和启封,封存的现场实物由医疗机构保管;需要检验的,应当由双方共同指定的、依法具有检验资格的检验机构进行检验;双方无法共同指定时,由卫生行政部门指定。

疑似输血引起不良后果,需要对血液进行封存保留的,医疗机构应当通知提供该血液的采供血机构派员到场。

第十八条　患者死亡,医患双方当事人不能确定死因或者对死因有异议的,应当在患者死亡后 48 小时内进行尸检;具备尸体冻存条件的,可以延长至 7 日。尸检应当经死者近亲属同意并签字。

尸检应当由按照国家有关规定取得相应资格的机构和病理解剖专业技术人员进行。承担尸检任务的机构和病理解剖专业技术人员有进行尸检的义务。

医疗事故争议双方当事人可以请法医病理学人员参加尸检,也可以委派代表观察尸检过程。拒绝或者拖延尸检,超过规定时间,影响对死因判定的,由拒绝或者拖延的一方承担责任。

第十九条　患者在医疗机构内死亡的,尸体应当立即移放太平间。死者尸体存放时间一般不得超过2周。逾期不处理的尸体,经医疗机构所在地卫生行政部门批准,并报经同级公安部门备案后,由医疗机构按照规定进行处理

第三章　医疗事故的技术鉴定

第二十条　卫生行政部门接到医疗机构关于重大医疗过失行为的报告或者医疗事故争议当事人要求处理医疗事故争议的申请后,对需要进行医疗事故技术鉴定的,应当交由负责医疗事故技术鉴定工作的医学会组织鉴定;医患双方协商解决医疗事故争议,需要进行医疗事故技术鉴定的,由双方当事人共同委托负责医疗事故技术鉴定工作的医学会组织鉴定。

第二十一条　设区的市级地方医学会和省、自治区、直辖市直接管辖的县(市)地方医学会负责组织首次医疗事故技术鉴定工作。省、自治区、直辖市地方医学会负责组织再次鉴定工作。

必要时,中华医学会可以组织疑难、复杂并在全国有重大影响的医疗事故争议的技术鉴定工作。

第二十二条　当事人对首次医疗事故技术鉴定结论不服的,可以自收到首次鉴定结论之日起15日内向医疗机构所在地卫生行政部门提出再次鉴定的申请。

第二十三条　负责组织医疗事故技术鉴定工作的医学会应当建立专家库。

专家库由具备下列条件的医疗卫生专业技术人员组成:

(一)有良好的业务素质和执业品德;

(二)受聘于医疗卫生机构或者医学教学、科研机构并担任相应专业高级技术职务3年以上。

符合前款第(一)项规定条件并具备高级技术任职资格的法医可以受聘进入专家库。

负责组织医疗事故技术鉴定工作的医学会依照本条例规定聘请医疗卫生专业技术人员和法医进入专家库,可以不受行政区域的限制。

第二十四条　医疗事故技术鉴定,由负责组织医疗事故技术鉴定工作的医学会组织专家鉴定组进行。

参加医疗事故技术鉴定的相关专业的专家,由医患双方在医学会主持下从专家库中随机抽取。在特殊情况下,医学会根据医疗事故技术鉴定工作的需要,可以组织医患双方在其他医学会建立的专家库中随机抽取相关专业的专家参加鉴定或者函件咨询。

符合本条例第二十三条规定条件的医疗卫生专业技术人员和法医有义务受聘进入专家库,并承担医疗事故技术鉴定工作。

第二十五条　专家鉴定组进行医疗事故技术鉴定,实行合议制。专家鉴定组人数为单数,涉及的主要学科的专家一般不得少于鉴定组成员的二分之一;涉及死因、伤残等级鉴定的,并应当从专家库中随机抽取法医参加专家鉴定组。

第二十六条　专家鉴定组成员有下列情形之一的,应当回避,当事人也可以以口头或者书面的方式申请其回避:

（一）是医疗事故争议当事人或者当事人的近亲属的；

（二）与医疗事故争议有利害关系的；

（三）与医疗事故争议当事人有其他关系，可能影响公正鉴定的。

第二十七条　专家鉴定组依照医疗卫生管理法律、行政法规、部门规章和诊疗护理规范、常规，运用医学科学原理和专业知识，独立进行医疗事故技术鉴定，对医疗事故进行鉴别和判定，为处理医疗事故争议提供医学依据。

任何单位或者个人不得干扰医疗事故技术鉴定工作，不得威胁、利诱、辱骂、殴打专家鉴定组成员。

专家鉴定组成员不得接受双方当事人的财物或者其他利益。

第二十八条　负责组织医疗事故技术鉴定工作的医学会应当自受理医疗事故技术鉴定之日起 5 日内通知医疗事故争议双方当事人提交进行医疗事故技术鉴定所需的材料。

当事人应当自收到医学会的通知之日起 10 日内提交有关医疗事故技术鉴定的材料、书面陈述及答辩。医疗机构提交的有关医疗事故技术鉴定的材料应当包括下列内容：

（一）住院患者的病程记录、死亡病例讨论记录、疑难病例讨论记录、会诊意见、上级医师查房记录等病历资料原件；

（二）住院患者的住院志、体温单、医嘱单、化验单（检验报告）、医学影像检查资料、特殊检查同意书、手术同意书、手术及麻醉记录单、病理资料、护理记录等病历资料原件；

（三）抢救急危患者，在规定时间内补记的病历资料原件；

（四）封存保留的输液、注射用物品和血液、药物等实物，或者依法具有检验资格的检验机构对这些物品、实物作出的检验报告；

（五）与医疗事故技术鉴定有关的其他材料。

在医疗机构建有病历档案的门诊、急诊患者，其病历资料由医疗机构提供；没有在医疗机构建立病历档案的，由患者提供。

医患双方应当依照本条例的规定提交相关材料。医疗机构无正当理由未依照本条例的规定如实提供相关材料，导致医疗事故技术鉴定不能进行的，应当承担责任。

第二十九条　负责组织医疗事故技术鉴定工作的医学会应当自接到当事人提交的有关医疗事故技术鉴定的材料、书面陈述及答辩之日起 45 日内组织鉴定并出具医疗事故技术鉴定书。

负责组织医疗事故技术鉴定工作的医学会可以向双方当事人调查取证。

第三十条　专家鉴定组应当认真审查双方当事人提交的材料，听取双方当事人的陈述及答辩并进行核实。

双方当事人应当按照本条例的规定如实提交进行医疗事故技术鉴定所需要的材料，并积极配合调查。当事人任何一方不予配合，影响医疗事故技术鉴定的，由不予配合的一方承担责任。

第三十一条　专家鉴定组应当在事实清楚、证据确凿的基础上，综合分析患者的病情和个体差异，作出鉴定结论，并制作医疗事故技术鉴定书。鉴定结论以专家鉴定组成员的过半数通过。鉴定过程应当如实记载。

医疗事故技术鉴定书应当包括下列主要内容：

（一）双方当事人的基本情况及要求；

（二）当事人提交的材料和负责组织医疗事故技术鉴定工作的医学会的调查材料；

（三）对鉴定过程的说明；

（四）医疗行为是否违反医疗卫生管理法律、行政法规、部门规章和诊疗护理规范、常规；

（五）医疗过失行为与人身损害后果之间是否存在因果关系；

（六）医疗过失行为在医疗事故损害后果中的责任程度；

（七）医疗事故等级；

（八）对医疗事故患者的医疗护理医学建议。

第三十二条 医疗事故技术鉴定办法由国务院卫生行政部门制定。

第三十三条 有下列情形之一的，不属于医疗事故：

（一）在紧急情况下为抢救垂危患者生命而采取紧急医学措施造成不良后果的；

（二）在医疗活动中由于患者病情异常或者患者体质特殊而发生医疗意外的；

（三）在现有医学科学技术条件下，发生无法预料或者不能防范的不良后果的；

（四）无过错输血感染造成不良后果的；

（五）因患方原因延误诊疗导致不良后果的；

（六）因不可抗力造成不良后果的。

第三十四条 医疗事故技术鉴定，可以收取鉴定费用。经鉴定，属于医疗事故的，鉴定费用由医疗机构支付；不属于医疗事故的，鉴定费用由提出医疗事故处理申请的一方支付。鉴定费用标准由省、自治区、直辖市人民政府价格主管部门会同同级财政部门、卫生行政部门规定。

第四章 医疗事故的行政处理与监督

第三十五条 卫生行政部门应当依照本条例和有关法律、行政法规、部门规章的规定，对发生医疗事故的医疗机构和医务人员作出行政处理。

第三十六条 卫生行政部门接到医疗机构关于重大医疗过失行为的报告后，除责令医疗机构及时采取必要的医疗救治措施，防止损害后果扩大外，应当组织调查，判定是否属于医疗事故；对不能判定是否属于医疗事故的，应当依照本条例的有关规定交由负责医疗事故技术鉴定工作的医学会组织鉴定。

第三十七条 发生医疗事故争议，当事人申请卫生行政部门处理的，应当提出书面申请。申请书应当载明申请人的基本情况、有关事实、具体请求及理由等。

当事人自知道或者应当知道其身体健康受到损害之日起1年内，可以向卫生行政部门提出医疗事故争议处理申请。

第三十八条 发生医疗事故争议，当事人申请卫生行政部门处理的，由医疗机构所在地的县级人民政府卫生行政部门受理。医疗机构所在地是直辖市的，由医疗机构所在地的区、县人民政府卫生行政部门受理。

有下列情形之一的,县级人民政府卫生行政部门应当自接到医疗机构的报告或者当事人提出医疗事故争议处理申请之日起7日内移送上一级人民政府卫生行政部门处理:

(一)患者死亡;

(二)可能为二级以上的医疗事故;

(三)国务院卫生行政部门和省、自治区、直辖市人民政府卫生行政部门规定的其他情形。

第三十九条　卫生行政部门应当自收到医疗事故争议处理申请之日起10日内进行审查,作出是否受理的决定。对符合本条例规定,予以受理,需要进行医疗事故技术鉴定的,应当自作出受理决定之日起5日内将有关材料交由负责医疗事故技术鉴定工作的医学会组织鉴定并书面通知申请人;对不符合本条例规定,不予受理的,应当书面通知申请人并说明理由。

当事人对首次医疗事故技术鉴定结论有异议,申请再次鉴定的,卫生行政部门应当自收到申请之日起7日内交由省、自治区、直辖市地方医学会组织再次鉴定。

第四十条　当事人既向卫生行政部门提出医疗事故争议处理申请,又向人民法院提起诉讼的,卫生行政部门不予受理;卫生行政部门已经受理的,应当终止处理。

第四十一条　卫生行政部门收到负责组织医疗事故技术鉴定工作的医学会出具的医疗事故技术鉴定书后,应当对参加鉴定的人员资格和专业类别、鉴定程序进行审核;必要时,可以组织调查,听取医疗事故争议双方当事人的意见。

第四十二条　卫生行政部门经审核,对符合本条例规定作出的医疗事故技术鉴定结论,应当作为对发生医疗事故的医疗机构和医务人员作出行政处理以及进行医疗事故赔偿调解的依据;经审核,发现医疗事故技术鉴定不符合本条例规定的,应当要求重新鉴定。

第四十三条　医疗事故争议由双方当事人自行协商解决的,医疗机构应当自协商解决之日起7日内向所在地卫生行政部门作出书面报告,并附具协议书。

第四十四条　医疗事故争议经人民法院调解或者判决解决的,医疗机构应当自收到生效的人民法院的调解书或者判决书之日起7日内向所在地卫生行政部门作出书面报告,并附具调解书或者判决书。

第四十五条　县级以上地方人民政府卫生行政部门应当按照规定逐级将当地发生的医疗事故以及依法对发生医疗事故的医疗机构和医务人员作出行政处理的情况,上报国务院卫生行政部门。

第五章　医疗事故的赔偿

第四十六条　发生医疗事故的赔偿等民事责任争议,医患双方可以协商解决;不愿意协商或者协商不成的,当事人可以向卫生行政部门提出调解申请,也可以直接向人民法院提起民事诉讼。

第四十七条　双方当事人协商解决医疗事故的赔偿等民事责任争议的,应当制作协议书。协议书应当载明双方当事人的基本情况和医疗事故的原因、双方当事人共同认定的医疗事故等级以及协商确定的赔偿数额等,并由双方当事人在协议书上签名。

第四十八条 已确定为医疗事故的,卫生行政部门应医疗事故争议双方当事人请求,可以进行医疗事故赔偿调解。调解时,应当遵循当事人双方自愿原则,并应当依据本条例的规定计算赔偿数额。

经调解,双方当事人就赔偿数额达成协议的,制作调解书,双方当事人应当履行;调解不成或者经调解达成协议后一方反悔的,卫生行政部门不再调解。

第四十九条 医疗事故赔偿,应当考虑下列因素,确定具体赔偿数额:

(一)医疗事故等级;

(二)医疗过失行为在医疗事故损害后果中的责任程度;

(三)医疗事故损害后果与患者原有疾病状况之间的关系。

不属于医疗事故的,医疗机构不承担赔偿责任。

第五十条 医疗事故赔偿,按照下列项目和标准计算:

(一)医疗费:按照医疗事故对患者造成的人身损害进行治疗所发生的医疗费用计算,凭据支付,但不包括原发病医疗费用。结案后确实需要继续治疗的,按照基本医疗费用支付。

(二)误工费:患者有固定收入的,按照本人因误工减少的固定收入计算,对收入高于医疗事故发生地上一年度职工年平均工资3倍以上的,按照3倍计算;无固定收入的,按照医疗事故发生地上一年度职工年平均工资计算。

(三)住院伙食补助费:按照医疗事故发生地国家机关一般工作人员的出差伙食补助标准计算。

(四)陪护费:患者住院期间需要专人陪护的,按照医疗事故发生地上一年度职工年平均工资计算。

(五)残疾生活补助费:根据伤残等级,按照医疗事故发生地居民年平均生活费计算,自定残之月起最长赔偿30年;但是,60周岁以上的,不超过15年;70周岁以上的,不超过5年。

(六)残疾用具费:因残疾需要配置补偿功能器具的,凭医疗机构证明,按照普及型器具的费用计算。

(七)丧葬费:按照医疗事故发生地规定的丧葬费补助标准计算。

(八)被扶养人生活费:以死者生前或者残疾者丧失劳动能力前实际扶养且没有劳动能力的人为限,按照其户籍所在地或者居所地居民最低生活保障标准计算。对不满16周岁的,扶养到16周岁。对年满16周岁但无劳动能力的,扶养20年;但是,60周岁以上的,不超过15年;70周岁以上的,不超过5年。

(九)交通费:按照患者实际必需的交通费用计算,凭据支付。

(十)住宿费:按照医疗事故发生地国家机关一般工作人员的出差住宿补助标准计算,凭据支付。

(十一)精神损害抚慰金:按照医疗事故发生地居民年平均生活费计算。造成患者死亡的,赔偿年限最长不超过6年;造成患者残疾的,赔偿年限最长不超过3年。

第五十一条 参加医疗事故处理的患者近亲属所需交通费、误工费、住宿费,参照本条例第五十条的有关规定计算,计算费用的人数不超过2人。

医疗事故造成患者死亡的,参加丧葬活动的患者的配偶和直系亲属所需交通费、误工费、住宿费,参照本条例第五十条的有关规定计算,计算费用的人数不超过 2 人。

第五十二条　医疗事故赔偿费用,实行一次性结算,由承担医疗事故责任的医疗机构支付。

第六章　罚　则

第五十三条　卫生行政部门的工作人员在处理医疗事故过程中违反本条例的规定,利用职务上的便利收受他人财物或者其他利益,滥用职权,玩忽职守,或者发现违法行为不予查处,造成严重后果的,依照刑法关于受贿罪、滥用职权罪、玩忽职守罪或者其他有关罪的规定,依法追究刑事责任;尚不够刑事处罚的,依法给予降级或者撤职的行政处分。

第五十四条　卫生行政部门违反本条例的规定,有下列情形之一的,由上级卫生行政部门给予警告并责令限期改正;情节严重的,对负有责任的主管人员和其他直接责任人员依法给予行政处分:

(一)接到医疗机构关于重大医疗过失行为的报告后,未及时组织调查的;

(二)接到医疗事故争议处理申请后,未在规定时间内审查或者移送上一级人民政府卫生行政部门处理的;

(三)未将应当进行医疗事故技术鉴定的重大医疗过失行为或者医疗事故争议移交医学会组织鉴定的;

(四)未按照规定逐级将当地发生的医疗事故以及依法对发生医疗事故的医疗机构和医务人员的行政处理情况上报的;

(五)未依照本条例规定审核医疗事故技术鉴定书的。

第五十五条　医疗机构发生医疗事故的,由卫生行政部门根据医疗事故等级和情节,给予警告;情节严重的,责令限期停业整顿直至由原发证部门吊销执业许可证,对负有责任的医务人员依照刑法关于医疗事故罪的规定,依法追究刑事责任;尚不够刑事处罚的,依法给予行政处分或者纪律处分。

对发生医疗事故的有关医务人员,除依照前款处罚外,卫生行政部门并可以责令暂停 6 个月以上 1 年以下执业活动;情节严重的,吊销其执业证书。

第五十六条　医疗机构违反本条例的规定,有下列情形之一的,由卫生行政部门责令改正;情节严重的,对负有责任的主管人员和其他直接责任人员依法给予行政处分或者纪律处分:

(一)未如实告知患者病情、医疗措施和医疗风险的;

(二)没有正当理由,拒绝为患者提供复印或者复制病历资料服务的;

(三)未按照国务院卫生行政部门规定的要求书写和妥善保管病历资料的;

(四)未在规定时间内补记抢救工作病历内容的;

(五)未按照本条例的规定封存、保管和启封病历资料和实物的;

(六)未设置医疗服务质量监控部门或者配备专(兼)职人员的;

(七)未制定有关医疗事故防范和处理预案的;

（八）未在规定时间内向卫生行政部门报告重大医疗过失行为的；

（九）未按照本条例的规定向卫生行政部门报告医疗事故的；

（十）未按照规定进行尸检和保存、处理尸体的。

第五十七条　参加医疗事故技术鉴定工作的人员违反本条例的规定，接受申请鉴定双方或者一方当事人的财物或者其他利益，出具虚假医疗事故技术鉴定书，造成严重后果的，依照刑法关于受贿罪的规定，依法追究刑事责任；尚不够刑事处罚的，由原发证部门吊销其执业证书或者资格证书。

第五十八条　医疗机构或者其他有关机构违反本条例的规定，有下列情形之一的，由卫生行政部门责令改正，给予警告；对负有责任的主管人员和其他直接责任人员依法给予行政处分或者纪律处分；情节严重的，由原发证部门吊销其执业证书或者资格证书：

（一）承担尸检任务的机构没有正当理由，拒绝进行尸检的；

（二）涂改、伪造、隐匿、销毁病历资料的。

第五十九条　以医疗事故为由，寻衅滋事、抢夺病历资料，扰乱医疗机构正常医疗秩序和医疗事故技术鉴定工作，依照刑法关于扰乱社会秩序罪的规定，依法追究刑事责任；尚不够刑事处罚的，依法给予治安管理处罚。

第七章　附　则

第六十条　本条例所称医疗机构，是指依照《医疗机构管理条例》的规定取得《医疗机构执业许可证》的机构。

县级以上城市从事计划生育技术服务的机构依照《计划生育技术服务管理条例》的规定开展与计划生育有关的临床医疗服务，发生的计划生育技术服务事故，依照本条例的有关规定处理；但是，其中不属于医疗机构的县级以上城市从事计划生育技术服务的机构发生的计划生育技术服务事故，由计划生育行政部门行使依照本条例有关规定由卫生行政部门承担的受理、交由负责医疗事故技术鉴定工作的医学会组织鉴定和赔偿调解的职能；对发生计划生育技术服务事故的该机构及其有关责任人员，依法进行处理。

第六十一条　非法行医，造成患者人身损害，不属于医疗事故，触犯刑律的，依法追究刑事责任；有关赔偿，由受害人直接向人民法院提起诉讼。

第六十二条　军队医疗机构的医疗事故处理办法，由中国人民解放军卫生主管部门会同国务院卫生行政部门依据本条例制定。

第六十三条　本条例自 2002 年 9 月 1 日起施行。1987 年 6 月 29 日国务院发布的《医疗事故处理办法》同时废止。本条例施行前已经处理结案的医疗事故争议，不再重新处理。

附录二　护士条例

第一章　总　则

第一条　为了维护护士的合法权益,规范护理行为,促进护理事业发展,保障医疗安全和人体健康,制定本条例。

第二条　本条例所称护士,是指经执业注册取得护士执业证书,依照本条例规定从事护理活动,履行保护生命、减轻痛苦、增进健康职责的卫生技术人员。

第三条　护士人格尊严、人身安全不受侵犯。护士依法履行职责,受法律保护。

全社会应当尊重护士。

第四条　国务院有关部门、县级以上地方人民政府及其有关部门以及乡(镇)人民政府应当采取措施,改善护士的工作条件,保障护士待遇,加强护士队伍建设,促进护理事业健康发展。

国务院有关部门和县级以上地方人民政府应当采取措施,鼓励护士到农村、基层医疗卫生机构工作。

第五条　国务院卫生主管部门负责全国的护士监督管理工作。

县级以上地方人民政府卫生主管部门负责本行政区域的护士监督管理工作。

第六条　国务院有关部门对在护理工作中作出杰出贡献的护士,应当授予全国卫生系统先进工作者荣誉称号或者颁发白求恩奖章,受到表彰、奖励的护士享受省部级劳动模范、先进工作者待遇;对长期从事护理工作的护士应当颁发荣誉证书。具体办法由国务院有关部门制定。

县级以上地方人民政府及其有关部门对本行政区域内作出突出贡献的护士,按照省、自治区、直辖市人民政府的有关规定给予表彰、奖励。

第二章　执业注册

第七条　护士执业,应当经执业注册取得护士执业证书。

申请护士执业注册,应当具备下列条件:

(一)具有完全民事行为能力;

(二)在中等职业学校、高等学校完成国务院教育主管部门和国务院卫生主管部门规定的普通全日制 3 年以上的护理、助产专业课程学习,包括在教学、综合医院完成 8 个月以上护理临床实习,并取得相应学历证书;

(三)通过国务院卫生主管部门组织的护士执业资格考试;

(四)符合国务院卫生主管部门规定的健康标准。

护士执业注册申请,应当自通过护士执业资格考试之日起 3 年内提出;逾期提出申请的,除应当具备前款第(一)项、第(二)项和第(四)项规定条件外,还应当在符合国务院卫生主管部门规定条件的医疗卫生机构接受 3 个月临床护理培训并考核合格。

护士执业资格考试办法由国务院卫生主管部门会同国务院人事部门制定。

第八条　申请护士执业注册的,应当向拟执业地省、自治区、直辖市人民政府卫生主管部门提出申请。收到申请的卫生主管部门应当自收到申请之日起 20 个工作日内做出决定,对具备本条例规定条件的,准予注册,并发给护士执业证书;对不具备本条例规定条件的,不予注册,并书面说明理由。

护士执业注册有效期为 5 年。

第九条　护士在其执业注册有效期内变更执业地点的,应当向拟执业地省、自治区、直辖市人民政府卫生主管部门报告。收到报告的卫生主管部门应当自收到报告之日起 7 个工作日内为其办理变更手续。护士跨省、自治区、直辖市变更执业地点的,收到报告的卫生主管部门还应当向其原执业地省、自治区、直辖市人民政府卫生主管部门通报。

第十条　护士执业注册有效期届满需要继续执业的,应当在护士执业注册有效期届满前 30 日向执业地省、自治区、直辖市人民政府卫生主管部门申请延续注册。收到申请的卫生主管部门对具备本条例规定条件的,准予延续,延续执业注册有效期为 5 年;对不具备本条例规定条件的,不予延续,并书面说明理由。

护士有行政许可法规定的应当予以注销执业注册情形的,原注册部门应当依照行政许可法的规定注销其执业注册。

第十一条　县级以上地方人民政府卫生主管部门应当建立本行政区域的护士执业良好记录和不良记录,并将该记录记入护士执业信息系统。

护士执业良好记录包括护士受到的表彰、奖励以及完成政府指令性任务的情况等内容。护士执业不良记录包括护士因违反本条例以及其他卫生管理法律、法规、规章或者诊疗技术规范的规定受到行政处罚、处分的情况等内容。

第三章　权利和义务

第十二条　护士执业,有按照国家有关规定获取工资报酬、享受福利待遇、参加社会保险的权利。任何单位或者个人不得克扣护士工资,降低或者取消护士福利等待遇。

第十三条　护士执业,有获得与其所从事的护理工作相适应的卫生防护、医疗保健服务的权利。从事直接接触有毒有害物质、有感染传染病危险工作的护士,有依照有关法律、行政法规的规定接受职业健康监护的权利;患职业病的,有依照有关法律、行政法规的规定获得赔偿的权利。

第十四条　护士有按照国家有关规定获得与本人业务能力和学术水平相应的专业技术职务、职称的权利;有参加专业培训、从事学术研究和交流、参加行业协会和专业学术团体的权利。

第十五条　护士有获得疾病诊疗、护理相关信息的权利和其他与履行护理职责相关的权利,可以对医疗卫生机构和卫生主管部门的工作提出意见和建议。

第十六条　护士执业,应当遵守法律、法规、规章和诊疗技术规范的规定。

第十七条　护士在执业活动中,发现患者病情危急,应当立即通知医师;在紧急情况下为抢救垂危患者生命,应当先行实施必要的紧急救护。

护士发现医嘱违反法律、法规、规章或者诊疗技术规范规定的,应当及时向开具医嘱的医师提出;必要时,应当向该医师所在科室的负责人或者医疗卫生机构负责医疗服务管理的人员报告。

第十八条　护士应当尊重、关心、爱护患者,保护患者的隐私。

第十九条　护士有义务参与公共卫生和疾病预防控制工作。发生自然灾害、公共卫生事件等严重威胁公众生命健康的突发事件,护士应当服从县级以上人民政府卫生主管部门或者所在医疗卫生机构的安排,参加医疗救护。

第四章　医疗卫生机构的职责

第二十条　医疗卫生机构配备护士的数量不得低于国务院卫生主管部门规定的护士配备标准。

第二十一条　医疗卫生机构不得允许下列人员在本机构从事诊疗技术规范规定的护理活动:

(一)未取得护士执业证书的人员;

(二)未依照本条例第九条的规定办理执业地点变更手续的护士;

(三)护士执业注册有效期届满未延续执业注册的护士。

在教学、综合医院进行护理临床实习的人员应当在护士指导下开展有关工作。

第二十二条　医疗卫生机构应当为护士提供卫生防护用品,并采取有效的卫生防护措施和医疗保健措施。

第二十三条　医疗卫生机构应当执行国家有关工资、福利待遇等规定,按照国家有关规定为在本机构从事护理工作的护士足额缴纳社会保险费用,保障护士的合法权益。

对在艰苦边远地区工作,或者从事直接接触有毒有害物质、有感染传染病危险工作的护士,所在医疗卫生机构应当按照国家有关规定给予津贴。

第二十四条　医疗卫生机构应当制定、实施本机构护士在职培训计划,并保证护士接受培训。

护士培训应当注重新知识、新技术的应用;根据临床专科护理发展和专科护理岗位的需要,开展对护士的专科护理培训。

第二十五条　医疗卫生机构应当按照国务院卫生主管部门的规定,设置专门机构或者配备专(兼)职人员负责护理管理工作。

第二十六条　医疗卫生机构应当建立护士岗位责任制并进行监督检查。

护士因不履行职责或者违反职业道德受到投诉的,其所在医疗卫生机构应当进行调查。经查证属实的,医疗卫生机构应当对护士做出处理,并将调查处理情况告知投诉人。

第五章　法律责任

第二十七条　卫生主管部门的工作人员未依照本条例规定履行职责,在护士监督管理工作中滥用职权、徇私舞弊,或者有其他失职、渎职行为的,依法给予处分;构成犯罪的,依法追究刑事责任。

第二十八条　医疗卫生机构有下列情形之一的,由县级以上地方人民政府卫生主管部门依据职责分工责令限期改正,给予警告;逾期不改正的,根据国务院卫生主管部门规定的护士配备标准和在医疗卫生机构合法执业的护士数量核减其诊疗科目,或者暂停其6个月以上1年以下执业活动;国家举办的医疗卫生机构有下列情形之一、情节严重的,还应当对负有责任的主管人员和其他直接责任人员依法给予处分:

(一)违反本条例规定,护士的配备数量低于国务院卫生主管部门规定的护士配备标准的;

(二)允许未取得护士执业证书的人员或者允许未依照本条例规定办理执业地点变更手续、延续执业注册有效期的护士在本机构从事诊疗技术规范规定的护理活动的。

第二十九条　医疗卫生机构有下列情形之一的,依照有关法律、行政法规的规定给予处罚;国家举办的医疗卫生机构有下列情形之一、情节严重的,还应当对负有责任的主管人员和其他直接责任人员依法给予处分:

(一)未执行国家有关工资、福利待遇等规定的;

(二)对在本机构从事护理工作的护士,未按照国家有关规定足额缴纳社会保险费用的;

(三)未为护士提供卫生防护用品,或者未采取有效的卫生防护措施、医疗保健措施的;

(四)对在艰苦边远地区工作,或者从事直接接触有毒有害物质、有感染传染病危险工作的护士,未按照国家有关规定给予津贴的。

第三十条　医疗卫生机构有下列情形之一的,由县级以上地方人民政府卫生主管部门依据职责分工责令限期改正,给予警告:

(一)未制定、实施本机构护士在职培训计划或者未保证护士接受培训的;

(二)未依照本条例规定履行护士管理职责的。

第三十一条　护士在执业活动中有下列情形之一的,由县级以上地方人民政府卫生主管部门依据职责分工责令改正,给予警告;情节严重的,暂停其6个月以上1年以下执业活动,直至由原发证部门吊销其护士执业证书:

(一)发现患者病情危急未立即通知医师的;

(二)发现医嘱违反法律、法规、规章或者诊疗技术规范的规定,未依照本条例第十七条的规定提出或者报告的;

(三)泄露患者隐私的;

(四)发生自然灾害、公共卫生事件等严重威胁公众生命健康的突发事件,不服从安排参加医疗救护的。

护士在执业活动中造成医疗事故的,依照医疗事故处理的有关规定承担法律责任。

第三十二条　护士被吊销执业证书的,自执业证书被吊销之日起2年内不得申请执业注册。

第三十三条　扰乱医疗秩序,阻碍护士依法开展执业活动,侮辱、威胁、殴打护士,或者有其他侵犯护士合法权益行为的,由公安机关依照治安管理处罚法的规定给予处罚;构成犯罪的,依法追究刑事责任。

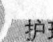

第六章 附 则

第三十四条 本条例施行前按照国家有关规定已经取得护士执业证书或者护理专业技术职称、从事护理活动的人员，经执业地省、自治区、直辖市人民政府卫生主管部门审核合格，换领护士执业证书。

本条例施行前，尚未达到护士配备标准的医疗卫生机构，应当按照国务院卫生主管部门规定的实施步骤，自本条例施行之日起3年内达到护士配备标准。

第三十五条 本条例自2008年5月12日起施行。

附录三　护理专业高级技术职务任职资格申报、评审条件

一、申报条件

（一）拥护党的路线、方针和政策，坚持四项基本原则，遵纪守法，具有良好的职业道德和敬业精神。

（二）身体健康，能全面履行岗位职责。

（三）任现职以来（近5年）年度及任期考核均为合格以上。

（四）外语水平符合国家和省外语考试的有关政策规定。

（五）护理专业须取得执业护士资格并经执业注册。

（六）有下基层医疗机构工作任务的专业，申报人应当按有关规定完成下基层工作任务。

（七）申报评审副主任护师、主任护师任职资格者，学历和任职年限分别符合以下要求：

1. 取得博士学位，担任管护师专业技术职务2年以上；

2. 研究生毕业并取得硕士学位，担任主管护师专业技术职务4年以上；

3. 大学本科毕业，担任主管护师专业技术职务5年以上；

4. 所在医院符合床位和设岗要求的，可分别申报副主任护师、主任护师。

（八）关于申报护理专业主任护师人员的学历要求

从2010年起，申报卫生和计划生育系列（专业）护理专业主任护师的人员，需具备护理专业大学本科毕业及以上学历，担任副主任护师5年以上，且所在医院符合床位和设岗要求。对于不符合学历要求但业绩特别突出的人员，可以破格申报，破格条件参照豫人职［2007］17号文件中主任医（药、技）师、主任中医师破格评审条件执行。

二、评审条件

（一）副主任护师任职资格评审条件

1. 系统掌握本专业的基础理论知识，熟悉与本专业相关学科的理论知识，了解本专业国内外现状和发展趋势，不断吸取新理论、新知识、新技术，并用于医疗实践。

2. 具有较丰富的临床和技术工作经验，能熟练进行本专业各种疾病的治疗护理工作，熟练处理急诊和危重病人的抢救工作，熟练掌握各种诊断治疗的操作技术，能解决本专业复杂疑难的技术问题。任现职期间，平均每年参加临床（技术）工作不少于40周，兼职的管理人员平均每年参加临床（技术）工作不少于15周。工作能力及工作量符合《河南省卫生高级专业技术职务业务工作能力及工作量要求》。

3. 具有指导下级、进修护士的能力。能主持门诊病例及病房查房讨论，每年讲授专题课至少2次。有带教2名护师的经历。

4.有一定的科研能力,掌握科研选题、课题设计及研究方法;能结合临床(技术)实践提出课题,开展科研工作,并进行课题总结。

5.具备下列3条中的1条。

(1)在中国科学技术协会主管且中华医学会主办的中华学术期刊上发表本专业有较高学术水平的论文2篇,限独著或第一作者。

(2)在省属医疗卫生单位工作的人员,须有省级以上CN学术刊物上发表本专业有较高学术水平的论文5篇以上,均限独著或第一作者,其中至少有3篇是发表在国家级学术期刊或国内核心学术期刊上。

在省辖市属医疗卫生单位工作的人员,须有省级以上CN学术刊物上发表本专业有较高学术水平的论文5篇以上,均限独著或第一作者,其中至少有1篇是发表在国家级学术期刊或国内核心学术期刊上。在县(市)属医疗卫生单位工作的人员,须有省级以上CN学术刊物上发表本专业有较高学术水平的论文3篇以上,均限独著或第一作者。

在乡镇卫生院工作的卫生专业技术人员,须有省级以上CN学术刊物上发表本专业学术论文1篇以上,限独著或第一作者(含省级学术会议上大会宣读的论文)。

(3)同时具备下列条件者:

①在省属医疗卫生单位工作的人员,须有省级以上CN学术刊物上发表本专业有较高学术水平的论文4篇以上,均限独著或第一作者,其中至少有2篇是发表在国家级学术期刊或国内核心学术期刊上。

在省辖市属医疗卫生单位工作的人员,须有省级以上CN学术刊物上发表本专业有较高学术水平的论文3篇以上,均限独著或第一作者,其中至少有1篇是发表在国家级学术期刊或国内核心学术期刊上。

在县(市)属医疗卫生单位工作的人员,须有省级以上CN学术刊物上发表本专业有较高学术水平的论文3篇以上,其中2篇独著或第一作者,其余限前2名。

②获本专业省辖市(厅)级三等以上科技进步奖、科技成果奖(限前7名)。

(二)主任护师任职资格评审条件

1.精通本专业的系统理论知识,并在本专业某一方面有较深造诣。熟悉与本专业相关学科的理论知识,掌握本专业国内外现状及最新发展趋势,不断吸取新理论、新知识、新技术,并用于医疗实践。

2.具有丰富的临床和技术工作经验,能熟练进行本专业各种疾病的诊断治疗工作,熟练处理急诊和危重症的抢救工作,熟练掌握各种诊断治疗的操作技术,能解决本专业复杂疑难的重大技术问题。任副高级职务期间,平均每年参加临床(技术)工作不少于35周,兼职的管理人员平均每年参加临床(技术)工作不少于12周。工作能力及工作量符合《河南省卫生高级专业技术职务业务工作能力及工作量要求》。

3.能够指导和组织本专业的全面业务技术工作,具有较强的带教和培养本专业中、高级专门人才的能力。每年为下级或进修护士讲授专题课至少3次。有带教2名主管护士的经历。

4.具有追踪本专业先进水平及独立承担科研工作的能力,能根据本专业的发展提出课题,并有课题设计、组织和总结的能力。

5.具备下列 3 条中的 1 条：

(1)在中国科学技术协会主管且中华医学会主办的中华学术期刊上发表本专业有较高学术水平的论文 3 篇，限独著或第一作者。

(2)在省属医疗卫生单位工作的人员，须有省级以上 CN 学术刊物上发表本专业有较高学术水平的论文 6 篇以上，均限独著或第一作者，其中至少有 4 篇是发表在国家级学术期刊或国内核心学术期刊上。

在省辖市以下医疗卫生单位工作的人员，须有省级以上 CN 学术刊物上发表本专业有较高学术水平的论文 6 篇以上，均限独著或第一作者，其中至少有 1 篇是发表在国家级学术期刊或国内核心学术期刊上。

(3)同时具备下列条件中的 2 条以上(其中第①条为必备条件)。

①在省属医疗卫生单位工作的人员，须有省级以上 CN 学术刊物上发表本专业有较高学术水平的论文 5 篇以上，均限独著或第一作者，其中至少有 3 篇是发表在国家级学术期刊或国内核心学术期刊上。在省辖市以下医疗卫生单位工作的人员，须有省级以上 CN 学术刊物上发表本专业有较高学术水平的论文 4 篇以上，均限独著或第一作者，其中至少有 1 篇是发表在国家级学术期刊或国内核心学术期刊上。

②正式出版过本专业有较高价值的专著(编委以上，本人编写有关章节，字数 3 万字以上。在省级医疗卫生单位工作的人员限副主编以上，字数 5 万字以上)。

③获本专业省辖市(厅)级二等以上科技进步奖、科技成果奖(限前 5 名)，或省级三等以上科技进步奖(限前 7 名)。

三、附则

一、本条件规定的申报条件和评审条件应同时具备，论文、科研成果、著作等业绩均应为任现职以来取得的。二、本条件所称"以上""以下"均含本级。三、所提供的学术刊物必须是公开发行，有 CN 刊号(不含增刊、专刊、特刊、论文集等)；个案报道、综述、科普性文章和篇幅短小的论文摘要等不作为评审论文对待。四、科研成果需提供鉴定材料和证书；著作需提供有关编写内容、字数的证明，著作不含论文汇编、习题集、手册类、诊疗常规等。五、发生医疗事故者，经相应医疗事故鉴定委员会鉴定后 3 年内不能申报高一级专业技术职务任职资格。六、国家级学术期刊是指国家一级学会(中华医学会、中华预防医学会、中国药学会、中华护理学会、中华中医药学会、中国中西医结合学会、中国针灸学会、中国康复医学会)主管、主办的，卫生部、国家中医药管理局、国家食品药品监督管理局主管、主办的医学专业学术期刊。七、机关、学校及厂矿等企事业所属医疗卫生单位的级别划分标准原则是：设在县(市)地域内(不含省辖市所属的区)少于 150 张床位(含150 张床位)的按县属医疗卫生单位对待，多于 150 张床位的按省辖市属医疗卫生单位对待。设在省辖市内的按其主管部门的隶属关系和级别确定。

参考文献

［1］成翼娟. 护理管理学. 北京：人民卫生出版社,2000.

［2］赵炳华. 现代护理管理. 北京：北京医科大学出版社,1995.

［3］贾书章,赵应文. 组织行为学. 武汉：武汉理工大学出版社,2006.

［4］曾旗,胡延松. 管理学原理. 武汉：武汉理工大学出版社,2006.

［5］张文昌. 现代管理学. 济南：山东人民出版社,2003.

［6］刘平娥. 护理管理. 北京：高等教育出版社,2004.

［7］顾海. 现代医院管理学. 北京：中国医药科技出版社,2003.

［8］申俊龙. 新编医院管理教程. 北京：科学出版社,2005.

［9］曹荣桂. 医院管理学. 北京：人民卫生出版社,2003.

［10］郭跃进. 管理学. 3 版. 北京：经济管理出版社,2005.

［11］娄凤兰,王惠珍,徐淑秀. 护理管理学. 北京：人民军医出版社,2004.

［12］杨英华. 护理管理学. 北京：人民卫生出版社,2004.

［13］张培珺. 现代护理管理学. 北京：北京医科大学出版社,2001.

［14］潘韶山,孙方敏,黄始振. 现代护理管理学. 北京：科学技术文献出版社,2001.

［15］陈传明,周小虎. 管理学. 北京：清华大学出版社,2003.

［16］王俊柳,邓二林. 管理学教程. 北京：清华大学出版社,2003.

［17］崔生祥,周鸿,魏想明,等. 管理学. 武汉：武汉理工大学出版社,2005.

［18］王敏,郭丽华. 现代企业管理手册. 北京：中国人事出版社;2002.

［19］曹荣桂,林菊英. 医院管理学. 护理管理分册. 北京：人民卫生出版社,2003.

［20］曹荣桂,王环增. 医院管理学. 人力资源管理分册. 北京：人民卫生出版社,2003.

［21］黄任民,张燕. 薪酬制度与薪酬管理. 北京：中国劳动社会保障出版社,2006.

教材意见反馈卡

　　尊敬的老师:感谢您阅读本书! 为了了解您的需求,为您提供更好的服务,请您在百忙之中填写下面的表格并寄给我们(也可传真或电子邮件给我们)。我们将在每年底,从回函中抽取 100 名,赠送我社出版的优秀图书。多谢合作!

书名:　　　　　　　　　　书号:　　　　　　　　作者:

是否采用:　□ 作为教材　　　□ 作为参考　　　□ 不会采用

对本书的评价:

　　内容如何

　　需改进之处

本课程目前正使用的教材:

　　书名:　　　　　　　　　作者:　　　　　　　出版社:

　　评价

对相关课程的教材建设意见以及您有无编写计划:

其他要求(教材、教辅、电子教案):

评价人:＿＿＿＿＿＿＿＿＿＿＿

性别:＿＿＿＿＿＿出生年月:＿＿＿＿＿＿＿＿　E-mail:＿＿＿＿＿＿＿＿＿＿

单位(院/系/教研室):＿＿＿＿＿＿＿＿＿＿＿＿＿职称/职务:＿＿＿＿＿＿＿

通信地址:＿＿＿＿＿＿＿＿＿＿＿＿＿＿＿＿＿邮编:＿＿＿＿＿＿＿

办公电话:＿＿＿＿＿＿＿　宅电:＿＿＿＿＿＿＿　手机:＿＿＿＿＿＿＿

联系我们:

郑州大学出版社　李龙传

电话:0371-6665 8414,136 1383 5721,135 2343 6521;E-mail:lilongchuan6@126.com;ltk_@163.com

欢迎登录郑州大学出版社网站:http://www.zzup.cn